薛雪研究文集

吴门医派代表医家研究文集（下集）

苏州市中医医院
苏州市吴门医派研究院
／组编／

总主编 ／ 徐俊华　葛惠男

执行总主编 ／ 欧阳八四

主编 ／ 欧阳八四　马　莉　马奇翰　仲　伟

主审 ／ 俞志高　金庆江

上海科学技术出版社

图书在版编目（ＣＩＰ）数据

薛雪研究文集 / 欧阳八四等主编. -- 上海 : 上海
科学技术出版社，2023.4
（吴门医派代表医家研究文集 / 徐俊华，葛惠男总
主编. 下集）
ISBN 978-7-5478-6117-2

Ⅰ. ①薛… Ⅱ. ①欧… Ⅲ. ①中医流派－学术思想－
中国－清代－文集 Ⅳ. ①R-092

中国国家版本馆CIP数据核字(2023)第062272号

吴门医派代表医家研究文集(下集)

薛雪研究文集

主编 欧阳八四 马 莉 马奇翰 仲 伟

上海世纪出版(集团)有限公司
上海 科 学 技 术 出 版 社 出版、发行
(上海市闵行区号景路 159 弄 A 座 9F - 10F)
邮政编码 201101 www.sstp.cn
上海中华印刷有限公司印刷
开本 787×1092 1/16 印张 24.5
字数 300 千字
2023 年 4 月第 1 版 2023 年 4 月第 1 次印刷
ISBN 978 - 7 - 5478 - 6117 - 2/R · 2727
定价: 99.00 元

薛雪研究文集

内容提要

薛雪，字生白，自号一瓢、扫叶山人、槐云道人、磨剑道人，晚年又自署牧牛老叟，以字行，清长洲（今属江苏苏州）人，家居南园俞家桥。薛雪"少时嗜音韵，键户读书"，妻"以女红佐薪"，居小楼上，卧起其中，"不下者十年"。多年的苦读使薛氏通古博今，以儒自居，既擅诗词，又工八法。薛雪两征鸿博不就，母多病，遂究心医学，博览群书，见出人上，治疗每奏奇效。与叶天士先生齐名，尤擅长于湿热病诊治，虽自言"不屑以医自见"，但医名日隆，终成一代名医。《清史稿》称其"于医时有独见，断人生死不爽，疗治多异迹"。有一人十年久痢，雪诊之曰："脉来数而细，此肾伤，群医作脾胃病滞，谬矣。"投熟地、归身、补骨脂、五味子、菟丝子等药，十余剂而愈。

薛氏以医术立世，其用药处方，自成一格，不同凡响，犹如神授。"开口便成天上书，下手不用人间药。"故往往妙手回春、药到病除。其声名远播，享誉大江南北乃至天下九州。"九州传姓氏，百鬼避声名。"本书辑录了当代学者关于吴门医派代表医家薛雪的研究文献，以生平著述辑要、医学思想研究、临床证治探讨、疾病诊治应用为纲要，共收集相关研究文献84篇，评述薛雪生平及其遗存著作，阐述其对湿温病的病因、感受途径、发病特点、证治分类、治则方药等论述，探讨其临床诊治及处方遣药特点，以冀全面反映当代学者对薛雪学术思想的研究全貌。

本书可供中医临床工作者、中医文献研究人员、中医院校师生及中医爱好者参考阅读。

丛书编委会

倪
序

"宁可架上药生尘,但愿世间人无恙。"受儒学的影响,自古以来中国的医生都怀有一种普济苍生、泽被后世的博大胸怀。"进则救世,退则救民"者,是也;"不为良相,宁为良医"者,是也;"大医精诚"者,是也;"作为医师,宜兴悲悯,当先识药,宜先虚怀,勿责厚报"者,是也。

苏州位于长江中下游,古称吴都、吴中、吴下、吴会等,四季分明,气候温和,物产丰饶,宋时就有"苏湖熟,天下足"的美誉,"上有天堂,下有苏杭"的谚语也不胫而走。苏州的中医向称"吴医",源自清乾嘉年间吴中名医唐大烈所著的《吴医汇讲》,这本被称为现代医学杂志滥觞的著作,汇聚了当时吴中地区 40 余位医家的百余篇文稿,共 11 卷,从此"吴医"始为天下人周知。

所谓"济世之道莫大乎医,去疾之功莫先乎药",吴中经济欣欣向荣,苏州的中医药也随之得到了快速发展,成为吴文化重要的组成部分。3 000 多年前,"泰伯奔吴"开创了吴地的历史,也开始了吴中医学的萌芽;1 400 多年前,精通医术的苏州僧人奔赴日本传授汉方医学及针灸技术,开始了吴医乃至中医学的对外交流。同时期吴地第一位御医的出现,成为"吴中多御医"的开端;1 000 多年前,吴中现存第一本医学著作的问世,拉开了"吴医多著述"的序幕,而"宋代世医第一家"苏州葛氏世医的出现,由此世家医学成为吴中医学一道亮丽的风景线;800 多年前,历史长河中掠过中医学重要医学流派——吴门医派的倩影,从此开创了吴门医派千年的传承历史;300 多年前,一部《温热论》宣告了温病学说的创立,将吴门医派推向了发展的高峰;100 多年前,西学东渐,中西医纷争,吴门医派发出了历史的呐喊，继续着前行的步伐；10 年前，苏州市中医医院的整体搬迁，实现了吴门医派主阵地、主战场的跨越式发展；2019 年，机构改革，苏州市卫生健康委员会加挂苏州市中医药管理局牌子，健全了中医药管理体制机制，进一步推动中医药事业的发展。

从以下一组数据不难看出苏州市中医药事业的发展：截至 2020 年末，全市中医类医疗机构 393 个，较上年增加 86 个，增长 28.01%，占全市医疗机构总数的 10.56%。目前全市共有中医医院 9 家，中西医结合医院 4 家，中医类门诊部 39 个，中医诊所 341 个，按标准建成中医馆 105 家、中医阁 268 家。全市中医类医院实有床位 6 641 张，较上年增加 387 张，增长 6.19%，占全市医院实有床位总数的 10.95%。全市中医药人员数达 6 433 人，较上年增加 780 人，增长 13.80%，其中中医类别执业（助理）医师 5 232 人，占全市执业（助理）医师总数 14.72%。全市中医类医院总诊疗人次数 930.77 万，较上年增长 5.21%，占全市医院总诊疗人次 18.72%；全市中医类医院入院人数 24.79 万，较上年增长 3.91%，占全市医院总入院人数 14.97%。

千年传承，百年激荡，十年跨越，吴门医派走过了不平凡的发展之路。"吴中多名医，吴医多著述，温病学说倡自吴医"，凝聚着吴门医派不断探索与创新的灵魂。当今时代，国家将振兴传统文化提高到战略层面，中医药学是中国古代科学的瑰宝，是打开中华文明宝库的钥匙，也将是中华文化伟大复兴的先行者。"要深入发掘中医药宝库中的精华，推进产学研一体化，推进中医药产业化、现代化，让中医药走向世界。""要遵循中医药发展规律，传承精华，守正创新。"习近平总书记为中医药事业的传承发展指明了方向。

中医药无论是对疾病的预防，对重大疾病的防治，还是对慢性疾病的康复，都有其独特的优势，我国对肆虐全球的新型冠状病毒肺炎全面介入中医药诊疗并取得良好效果就是最生动的实践。如何落实习近平总书记对中医药事业传承发展的指示精神，继承好、利用好、发展好中医药，深入发掘中医药宝库中的精华,在建设健康中国、实现中国梦的伟大征程中谱写新的篇章,是历史赋予每个中医人的使命,也是未来对中医人的期盼。吴门医派作为中医学术流派中影响广泛的一支重要力量,更需要在其中发挥应有的作用。《苏州市传承发展吴门医派特色实施方案》是苏州市人民政府的政策举措,《2020年苏州市中医药工作要点》是苏州市卫生健康委员会和苏州市中医药管理局的具体方案。为此,苏州市中医医院、苏州市吴门医派研究院组织相关专家编写"吴门医派代表医家研究文集",汇聚当代学者对吴门医派代表医家的研究成果,总结他们的学术思想、临证经验,对发扬光大吴中医学、传承发展吴门医派不无裨益。

苏州市中医药管理局副局长　倪川明

2020 年 12 月

徐序

　　苏州是吴门医派的发源地，3 000多年前"泰伯奔吴"创建的勾吴之国，开启了吴地的中医药历史。2 500多年前"阖闾大城"建成后的风雨洗炼，孕育了吴中物华天宝、人杰地灵的江南福地。"君到姑苏见，人家尽枕河。古宫闲地少，水巷小桥多。"道尽了姑苏的雅致。苏州的魅力，既在于她浩瀚江湖、小桥流水的自然风情，更在于其灵动融合、创新致远的人文精神。

　　作为吴文化重要组成部分的吴门医派，肇始于元末明初的戴思恭。戴思恭"学纯粹而识臻远"，是他将金元四大家之一朱丹溪的医学思想带到了吴地，又因王仲光、盛寅等将朱氏医学"本土化"，之后吴地王履、薛己、吴有性、倪维德、缪希雍、张璐、叶桂、薛雪、周扬俊、徐大椿等众多医家先后崛起，真正形成了"吴中多名医，吴医多著述"的吴中医学繁荣景象，终成"吴中医学甲天下"之高度。

　　吴门医派有着丰富的学术内涵，以葛可久、缪希雍等为代表的吴门杂病流派，以张璐、柯琴等为代表的吴门伤寒学派，以叶桂、吴有性等为代表的吴门温病学派，以薛己、王维德等为代表的吴门外科学派，在中医学的历史长河中闪耀着熠熠光辉。尤其是温病学说，从王履的"温病不得混称伤寒"，到吴有性的"戾气致病"，直至叶桂的"卫气营血"辨证，300多年的不断临床实践、理论升华，彰显了吴中医家探索真理、求真创新的务实精神，使温病学说成为中医的经典。时至今日，在防治新型冠状病毒肺炎等重大疫病中，温病学说的理论仍有重要的指导意义。

　　目前，国家将振兴传统文化提高到战略层面，文化自信是一种力量，而且是"更基本、更深沉、更持久的力量"。中医药的底蕴是文化，作为中国传统文化的重要组成部分，"中医药学是中国古代科学的瑰宝，也是打开中华文明宝库的钥匙"。党的十八大以来，以习近平同志为核心的党中央把中医药工作摆在更加突出的位置，不仅通过了《中华人民共和国中医药法》，还发布了《中医药发展战略规划纲要（2016—2030 年）》《关于促进中医药传承创新发展的意见》等多项政策文件。在 2019 年召开的全国中医药大会期间，习近平总书记对中医药工作作出重要指示，强调"要遵循中医药发展规律，传承精华，守正创新""推动中医药事业和产业高质量发展"，为继承好、利用好、发展好中医药指明了方向。

在中医药面临天时、地利、人和的发展大背景下，苏州市人民政府围绕"吴门医派"在理论、专病、专药、文化上的特色优势，颁布了《苏州市传承发展吴门医派特色实施方案》。苏州市卫生健康委员会和苏州市中医药管理局制定了《2020 年苏州市中医药工作要点》，以健康苏州建设为统领，不断深化中医药改革，传承发展吴门医派特色，发挥中医药防病治病的特色优势，进一步健全中医药服务体系，提升中医药服务能力和质量，推动中医药事业高质量发展。

苏州市中医医院是吴门医派传承与发展的主阵地、主战场，名医辈出，黄一峰、奚凤霖、汪达成、蔡景高、任光荣等先辈作为国家级名中医给我们留下了大量珍贵的遗存，龚正丰、何焕荣等国家名医工作室依旧在为吴门医派人才培养、学科建设呕心沥血，葛惠男、姜宏、许小凤等一批新生代省名中医也正在为吴门医派传承发展辛勤耕耘。多年来，医院始终将传承创新发展吴门医派作为工作的重点，国医大师团队的引进、名医名科计划的推进、吴门医派进修学院的开设、院内师承导师制的建立、传承工作室的建设、中医药博物馆的开放等，守住"中医药发展规律"这个"正"，让岐黄基因薪火相传，在新形势下创吴门医派理论之新、技术之新、方法之新、方药之新。

中医药需要创新，创新是中医药的活力所在，创新的基础是传承。"重视中医药经典医籍研读及挖掘，全面系统继承历代各家学术理论、流派及学说，不断弘扬当代名老中医药专家学术思想和临床诊疗经验，挖掘民间诊疗技术和方药，推进中医药文化传承与发展"，是《"健康中国2030"规划纲要》给出的推进中医药继承创新的任务。习近平总书记2020年6月2日在专家学者座谈会上的讲话也明确指出"要加强古典医籍精华的梳理和挖掘"。因此，为更好地弘扬吴门医派，苏州市中医医院、苏州市吴门医派研究院组织专家编写"吴门医派代表医家研究文集"丛书，选取薛己、吴有性、喻昌、张璐、叶桂、缪希雍、李中梓、尤怡、薛雪、徐大椿、柯琴十一位代表性医家，撷取当代学者对他们学术的研究成果，汇集成卷，分上、下集出版，意在发皇古义，融会新知，传承吴门医派学术精华，为造福人类健康奉献精彩。

苏州市中医医院

苏州市吴门医派研究院

院长　徐俊华

2020 年 12 月

薛雪研究文集

前言

　　苏州是吴门医派的发祥地,历史上人文荟萃,名医辈出。从周代至今,有记录的名医千余家,其学术成就独树一帜,形成了颇具特色的吴门医派。吴中医家以儒医、御医、世医居多,有较深的文字功底和编撰能力,善于著述,善于总结前人经验及个人行医心得。特别是那些知识广博的儒医,他们的天文、地理、博物、哲学等其他学科的知识丰富,完善了医学理论,有利于中医学的进一步发展。20 世纪 80 年代,卫生部下达全国中医古籍整理计划,吴医古籍就占全部古籍的十分之一。

　　苏州是温病学派的发源地,清中叶叶桂《温热论》的问世,更确立了以苏州为中心的温病学派的学术地位,从而形成了"吴中多名医,吴医多著述,温病学说倡自吴医"的三大特点。这是吴医的精华所在,也是"吴中医学甲天下"的由来。吴门医派作为吴地文化中的一枝奇葩,中医药文化优势明显,历史遗存丰富,文化积淀厚实,在中国医学史上有重要地位。

　　明清两代,吴中名医辈出,著述洋洋,成就了吴中医学的辉煌。其中医名显著者有薛己、倪维德、王安道、缪希雍、吴有性、李中梓、喻昌、张璐、叶桂、薛雪、柯琴、周扬俊、徐大椿、尤怡、王洪绪、陆九芝、曹沧洲等,吴门医派代表性医家大多出自明清两代。

　　为了传承吴门医家的临床诊疗特色,彰显吴中医学的学术内涵,学以致用,提升当下临证能力,我们选择薛己、吴有性、叶桂、缪希雍等十一位吴门医派代表医家,汇聚当代学者对这些医家的研究成果,编著"吴门医派代表医家研究文集"丛书,分上、下集出版。以下列出这些代表医家的简要生平及学术主张。

丛书上集医家：

薛己（1487—1559），字新甫，号立斋，明代吴郡（今江苏苏州）人，名医薛铠子。薛己性敏颖异，读书过目成诵，尤殚精方书，内、外、妇、幼、本草之学，无所不通。精十三科要旨，皆一理。先精疡科，后以内科得名。宗王冰"壮水之主，以制阳光，益火之源，以消阴翳"之说，喜用八味、六味，直补真阴真阳。薛己一生所著颇丰，医著类有：《内科摘要》《外科发挥》《外科枢要》《外科心法》《外科经验方》《疬疡机要》《女科撮要》《保婴撮要》《口齿类要》《正体类要》《本草约言》等。校注类著作有：陈自明的《妇人大全良方》和《外科精要》、王纶的《明医杂著》、钱乙的《小儿药证直诀》、陈文中的《小儿痘疹方论》、倪维德的《原机启微》、胡元庆的《痈疽神妙灸经》、佚名氏的《保婴金镜录》等。

吴有性（1582—约1652），字又可，明末清初年间姑苏洞庭东山（今江苏苏州吴中区东山镇）人。吴有性是吴门医派温病学说形成时期的代表医家，所著《温疫论》对瘟疫的病因、证候、传变、诊断及治疗等均有独到的创见，堪称我国医学史上第一部瘟疫学专著，基本形成了中医学瘟疫辨证论治框架，对后世温病学家产生了极其深远的影响。

喻昌（1585—约1664），字嘉言，号西昌老人，喻氏卒年又一说为清康熙二十二年（1683），待考。喻氏为江西南昌府新建人，后应吴中友人钱谦益的邀请，悬壶江苏常熟，医名卓著，冠绝一时，与张璐、吴谦齐名，并称清初医学三大家。吴中名医薛雪说他"才宏笔肆"，动辄千言万字，好以文采相尚。"每与接谈，如见刘颖川兄弟，使人神思清发。"阎若璩将喻氏列为十四圣人之一。喻氏主要著作《喻氏医书三种》，乃辑喻昌所著《医门法律》《尚论篇》和《寓意草》而成。主要医学观点：立"三纲鼎立"论、三焦论治温病、秋燥论、大气论等。

张璐（1617—约1699），字路玉，自号石顽老人，清长洲（今江苏苏州）人。张璐自幼聪颖好学，博贯儒学，尤究心于医药之书，自《灵枢》《素问》及先哲之书，无不搜览。明末战乱之际，隐居洞庭山中（今江苏苏州洞庭西山）10余年，著书自娱。后50余年，边行医，边著述，有丰富临证经验。张璐一生著述颇多，以博通为主，不局限于一家之学，持论平实，不立新异，较切实用，故流传较广。著有《张氏医通》十六卷、《伤寒缵论》二卷、《伤寒绪论》二卷、《千金方衍义》三十卷、《本经逢原》四卷、《诊宗三昧》一卷等。

叶桂（1667—1746），字天士，号香岩，别号南阳先生，晚号上津老人，以字行，清吴县（今江苏苏州）人。叶氏先世自安徽歙县迁吴，居苏城阊门外下塘上津桥畔。家系世医，祖叶时，父叶朝采，皆以医术闻名。叶桂幼受家学熏陶，兼通经史子集，聪明颖绝。年十四父丧，从学于父之门人朱某，闻人善治某证，即往师之，凡更十七师，博采众长。叶氏治病不执成见，立论亦不流俗见。"病之极难摸索者，一经诊视，指示灼然""察脉望色，听声写形，言病之所在，如见五脏癥结"，当时人以"吴中中兴之大名家"相评。叶氏长于治疗时疫和痧痘，倡卫气营血辨证纲领，对温病传染途径、致病部位及辨证论治，均有独到之处。叶氏贯彻古今医术，一生诊治不辍，著述甚少，世传之书，均由其门人或后人编辑整理而成。主要有：《温热论》《临证指南医案》十卷、《叶案存真》二卷、《未刻本叶氏医案》、《医效秘传》三卷、《幼科要略》二卷、《本草经解》四卷、《本草再新》十二卷、《种福堂公选良方》等。

丛书下集医家：

缪希雍（约1546—1627），字仲醇（一作仲淳），号慕台，别号觉休居士，明常熟人。缪氏幼年体弱多病，年长嗜好方术，笃志医学，本草、医经、经方靡不讨论，技术精进，经验日丰，声名渐著，闻名于世。其友钱谦益曾记载他诊病时的情况说："余见其理积疴，起沉疾，沉思熟虑，如入禅定。忽然而睡，焕然而兴，掀髯奋袖，处方撮药，指麾顾视，拂拂然在十指间涌出。"缪希雍以医闻名于世40年，著述甚富，流传至今的有《神农本草经疏》三十卷、《先醒斋医学广笔记》四卷、《炮炙大法》一卷、《本草单方》十九卷、《方药宜忌考》十二卷等。

李中梓（1588—1655），字士材，号念莪，又号尽凡居士（一作荩凡居士），明末清初华亭（今上海松江）人（又有称云间、南汇人者）。李氏早年习儒，为诸生，有文名。后因身体多病而自学医术，博览群书，考证诸家学术思想，受张仲景、张元素、李东垣、薛立斋、张介宾等人影响较大。李氏究心医学50年，治病无不中，常有奇效，与当世名医王肯堂、施笠泽、秦昌遇、喻昌等交善。李氏治学主张博采众家之长而不偏不倚，临证诊治主张求其根本，注重先后二天。生平著作较多，计有《内经知要》二卷、《医宗必读》十卷、《伤寒括要》二卷、《病机沙篆》二卷、《诊家正眼》二卷、《删补颐生微论》四卷、《本草通玄》二卷、《药性解》六卷，以及《李中梓医案》等，影响甚广。李氏门人以吴中医家为大多数，其中以沈朗仲、马元仪、蒋示吉尤为卓越。马元仪门人又有叶桂、尤怡，一则创立温热论治有功，一则阐发仲景《经》旨得力，更使吴中医学得以进一步地发展盛行。

尤怡（约1650—1749），字在泾（一作在京），号拙吾、北田，晚号饲鹤山人，清长洲（今江苏苏州）人。尤怡自弱冠即喜医道，博涉群书，自轩岐以迄清代诸书无不搜览，又从学于名医马元仪，尽得其传。徐大椿评价尤怡说："凡有施治，悉本仲景，辄得奇中。"徐锦誉之为"仲圣功臣"，他的知交柏雪峰赞他为"通儒"，他的族叔尤世辅认为尤怡"不专以医名，其所为诗，必宗老杜，一如其医之圣宗仲景"。尤怡所著医书有《伤寒贯珠集》八卷、《金匮要略心典》八卷、《医学读书记》三卷、《金匮翼》八卷、《静香楼医案》一卷等，均有刊本。

薛雪（1681—1770），字生白，自号一瓢，扫叶山人、槐云道人、磨剑道人，晚年又自署牧牛老叟，以字行，清长洲（今江苏苏州）人，家居南园俞家桥。薛雪"少时嗜音韵，键户读书"，妻"以女红佐薪"，居小楼上，卧起其中，"不下者十年"。多年的苦读使薛氏通古博今，以儒自居，既擅诗词，又工八法。薛雪两征鸿博不就，母多病，遂究心医学，博览群书，见出人上，治疗每奏奇效。与叶桂齐名，尤擅长于湿热病诊治，虽自言"不屑以医自见"，但医名日隆，终成一代名医。《清史稿》称其"于医时有独见,断人生死不爽,疗治多异迹"。薛雪著作众多,医学著作主要有《湿热论》一卷、《医经原旨》六卷、《日讲杂记》八则、《薛生白医案》一卷、《扫叶庄医案》四卷,以及《校刊内经知要》二卷等。

徐大椿(1693—1771),一名大业,字灵胎,晚号洄溪老人,清代吴江松陵(今江苏苏州)人。大椿生有异禀,聪强过人,先攻儒学,博通经史,他如星经地志、九宫音律,亦皆精通。徐大椿研究医学完全出于偶然,他在其著作《兰台轨范》中对此有着详尽的记述。大意是因家人连遭病患,相继病卒数人,遂弃儒习医,矢志济民。自《内经》至元明诸书,朝夕披览,几万余卷,通读一过,胸有实获。徐氏博通医学,难易生死,无不立辨,怪症痼疾,皆获效验,远近求治者无虚日,曾两次被征召进京效力。他的好友、著名的文学家袁枚记其传略言:"每视人疾,穿穴膏肓,能呼肺腑与之作语。其用药也,神施鬼设,斩关夺隘,如周亚夫之军从天而下。诸岐黄家目愍心骇,帖帖折服,而卒莫测其所以然。"徐氏一生著述甚多,医学类计有《难经经解》《神农本草经百种录》《医贯砭》《医学源流论》《伤寒论类方》《兰台轨范》《慎疾刍言》《洄溪医案》等,评注陈实功《外科正宗》及叶桂《临证指南医案》。后人辑刊徐氏著作或伪托徐氏之名的著作更多,如《内经要略》《内经诠释》《伤寒约编》《伤寒论类方增注》等。

柯琴(生卒年不详),字韵伯,号似峰,清代伤寒学家。柯氏原籍浙江慈溪,后迁居虞山(江苏常熟)。柯琴博学多闻,能诗善文,一生潜心研究岐黄之术,平实低调,清贫度日。著医书及整理注释之典籍颇丰,《伤寒论注》四卷、《伤寒论翼》二卷、《伤寒附翼》二卷,合称《伤寒来苏集》,为学习和研究《伤寒论》的范本之一。尝谓:"仲景之六经为百病立法,不专为伤寒一科;伤寒杂病,治无二理,咸归六经之节制,六经各有伤寒,非伤寒中独有六经。"因而采用六经分篇,以证分类,以类分法,对伤寒及杂症据六经加以分类注释,使辨证论治之法更切实用,且说理明晰,条理清楚,对后世有较大影响。

吴门医派尚有诸多代表医家，如王珪、曹仁伯、王子接等，因当代学者对他们研究不多，无法将研究成果集集出版，深以为憾事。在入选的医家中，也因编著者学识有限、所及文献不全，错漏及不当之处在所难免，恳请读者指正。

苏州市中医医院

苏州市吴门医派研究院

欧阳八四

2020 年 12 月

165　临床证治探讨

生平著述辑要

薛雪(1681—1770)，字生白，自号一瓢、扫叶山人、槐云道人、磨剑道人，晚年又自署牧牛老叟，以字行，清长洲(今属江苏苏州)人，家居南园俞家桥。薛雪出身名门世家，曾祖薛虞卿，明万历年间人，工八法，为文徵明外孙，家学深厚，耳濡目染。曾叔祖凡谷，著有《象旨》一书，对其甚有影响。薛雪"少时嗜音韵，键户读书"，妻"以女红佐薪"，居小楼上，卧起其中，"不下者十年"。多年的苦读使薛氏通古博今，以儒自居，既擅诗词，又工八法。薛生白曾拜吴中诗文名家叶燮为师学习诗文，古诗中最推崇杜甫，八法中写兰精妙，书法崇东坡居士，所著诗文甚富。薛雪风流倜傥，以文会友，多与当时名者交往，如沈德潜、袁枚、板桥道人郑燮等。

薛雪通医，从现有的史料来看，他并没有拜在某一名医门下，主要是靠自学成才。薛氏天资聪颖，悟性极高，加之具备坚实的儒学底蕴，所谓"秀才学医，如菜作齑"，使得薛雪对医学经典著作及各家学说理解较常人深透。触类旁通，薛氏将医学与经学、《易》学、文学等结合起来，视野开阔，多有己见。薛雪的医学渊源，从现存的有关著述分析，上承《灵枢》《素问》《难经》，中兼金元四家，近取喻嘉言、吴又可理论，不为一家所拘，兼学而通，择善而从，尤其是张介宾《类经》对薛氏医学观点的形成，影响较大。

薛雪著作众多，医学著作主要有《湿热论》一卷、《医经原旨》六卷、《日讲杂记》八则、《薛生白医案》一卷、《扫叶庄医案》四卷，以及《校刊内经知要》二卷等。其他著作主要有《周易粹义》《一瓢斋诗存》《斫桂山房诗存》《旧雨集》《一瓢诗话》《扫叶庄集》《吾以吾鸣集》等。

吴中名医薛生白

苏州市中医学会　　俞志高

一、生平传略

薛雪,字生白,号一瓢,又号槐云道人,晚年自署牧牛老朽,以字行。清代吴县(今属江苏苏州)人,生于清康熙二十年(1681),卒于清乾隆三十五年(1770),享年90岁。

薛生白少年学诗于同郡叶燮,博学多通,工画兰,善拳勇,"所著诗文甚富"(《吴医汇讲》)。乾隆初举鸿博,两征不就。母多病,遂研读《内经》,究心医学。医理晓畅,治疗每奏奇效。《清史稿》称他"于医,时有独见,断人生死不爽,疗治多异迹","与叶天士先生齐名,然二公各有心得,而不相下"。

薛生白不仅以医闻名,且风流倜傥,所交皆文坛名流,如沈归愚、袁子才辈,诗酒流连,一时传为佳话。沈归愚在《一瓢斋诗存》序中,极口称赞薛生白,将薛生白与明初吴中高士王光庵相比。他说:"吾友薛子生白,游横山叶先生之门,自少已工于诗,既长托于医,得食以养,有司欲荐之出,不应。是生白隐居与光庵同,养亲与光庵同,能诗而以医自晦与光庵同。而工八法,解绘声绘色事,至驰骋于骑射刀稍之间,又有能光庵之所不能者。"

薛氏家居苏州南园俞家桥,为宋、元间《易》学家俞玉吾隐居处,名其住宅为"扫叶庄"。薛生白与叶天士在学术上有所分歧,《苏州府志》称"雪生平与叶桂不相能",这本来是正常的,但后人却将这"扫叶庄"与叶天士联系起来。其实"扫叶庄"之名,有两个含义,跟叶天士都无关系。一是系薛生白著《周易粹义》时,其书稿屡定屡更,芟汰疵类,好似扫去落叶,旋扫旋生,说明薛生白治学之严谨。另一个意思,南园原来树木葱郁,常为落叶封径,行人迷踪,常需童仆扫去落叶,是因特定的地理环境赋以儒雅的文学色彩。沈德潜曾作《扫叶庄记》一文,说得甚为详细。后人谓薛生白之"扫叶庄",意在攻击叶天士,又编出叶天士有室名"踏雪斋",寓意攻击薛生白,皆为偏听庸人戚戚口舌,不足为凭。

再者,薛生白家刻本《一瓢斋诗存》《一瓢诗话》,书口下都刻有"扫叶村庄"四字。以薛生白的文化素养和豁达胸怀，岂能于自己的著作上做此影射别人的心眼？岂能不庄重如此？

据《墨林今话》记载，有一次薛生白与一位和尚共饮。和尚喝了三十六瓢，而薛生白仅饮"一瓢"，遂以"一瓢"自号，且命其卧室曰"一瓢斋"。他有诗《秋日卧病一瓢斋》："炎威何自歇，秋意满林园。飒飒催残叶，纷纷下短垣。端居耻贫病，向老念儿孙。掬尽临风泪，谁招迟暮魂。"（薛生白《一瓢斋诗存》）

薛生白是吴县人，也有称其为苏州人，盖当时吴县县治在苏州城内，南园俞家桥也在城内。称其为苏州人，是指地域所在；称其为吴县人，是行政辖区所在。但薛生白又在《医经原旨》《周易粹义》等书中署"河东"。据《四库全书总目》解释，"河东"指郡望。郡望亦称望出，是该姓的发祥地，也是我们通常所说的姓氏堂号。河东郡系薛氏世居之郡，其地为现在的山西省夏县一带，为当地所仰望的显贵家族。根据《姓氏考略》记载，黄帝的裔孙奚仲居于薛，历夏、商、周三朝，共六十四代为诸侯，周朝末年被楚国灭亡，子孙便以国名为姓。在姓氏下面加称郡望，是古人崇尚本家族、数典不忘祖的一种习惯称法。薛氏子薛中正（字不倚），孙薛寿鱼，曾孙薛东来，族孙薛承基，均传医业。

二、学术思想

薛生白是我国医学史上一位不可多得的名医，从资料分析，他没有执弟子礼拜于某位名医门下，是一位自学成才的医家。

究其成才原因，主要有两个方面。首先是薛生白具备了坚实的古文基础，加上他刻苦好学，广搜博采，触类旁通，所以能对经典著作及各家学说理解深透，所谓"秀才学医，如菜作齑"，就是这个道理。其次是他天性聪颖，悟性很高，古语谓"医者，意也"，这个"意"，不是"臆测"，而是思想活动，是一个通过对各种文献和事物的学习、观察、思考、觉悟的过程。

薛生白与苏州名医吴蒙等人曾协助整理过王晋三的《绛雪园古方选注》，还校辑刊行了周扬俊的《温热暑疫全书》四卷。对两位吴中名医著作的校辑、整理和讨论，对薛生白的医疗实践和编著《湿热论》裨益很大。

薛生白的学术思想，主要体现在将医学与经学、《易》学、文学等结合起来研究,开阔视野,紧紧抓住了"远取""近取"这个中医学的主题。他在《内经知要》序中称:"要知此道之源,出自轩皇君臣,以羲皇一划之旨,终日详论世人疾病之所以然,垂教天下后世以治法之所当然。而药物则又出乎炎帝,躬行阅历,察四时山川水土之宜,考五金八石之性,尝水陆草木之味,以定其有毒无毒,寒热温平,攻补缓急之用。相传各有遗书,轩皇者曰《素问》、曰《灵枢》,炎帝者曰《本草》。"因此,在薛生白的眼里,为医者若不熟知医药之根源,终不能成为良医。

薛生白在《日讲杂记》中又说:"在《易》先天图,乾在上在南;后天图,乾在下在西北,与《内经》之旨正合,体用互呈,生成共著,人体一小天地,岂不信哉?《系辞》释先天圆图云:'数往者顺,知来者逆。''数往者顺',即后天之用,五行相生之谓,《内经》人寿可得百年之说也。'知来者逆',即反五行之相克为相生,轩岐治病之秘旨也。从后天图位逆到先天图位,便是金丹大道,攒簇五行作用。余尝言人须得半个神仙身分,方当得起'名医'二字,实非浪语。"

薛氏认为,阴阳学说,万宗归一,十分重要。"医经充栋,不越于阴阳,诚于体之脏腑、背腹、上下、表里,脉之左右尺寸、浮沉数迟,时令之春夏秋冬,岁运之南政、北政,察阴阳之微,而调其虚实,则万病之本,咸归掌握,万卷之富,只在寸中,不亦约而不漏,简而可据乎?"(《吴医汇讲》)

他在诊断上,能断病如神;在治疗上,能应手而愈。薛生白好友袁枚,曾多次亲眼看见他治病如此神效,对他的医术极口推重。薛生白则说:"我之医,如君之诗,纯以神行,所谓人在屋中,我来天外是也。"(清顾震涛《吴门补乘》卷五)

薛生白是一位博学多才的医家,他既有孤傲自高的一面,又有虚心好学的一面。他在84岁高年时,还刊刻李念莪先生的《内经知要》。他在该书序文中说:"余久遭老懒,自丙子(乾隆二十一年,即1756)岁后,竟作退院老僧,绝口不谈此道矣。一日,偶然忆及云间李念莪先生所辑诸书,惟《内经知要》比余向日所辑《医经原旨》,尤觉近人,以其仅得上下两卷,至简至要,方便时师之,不及用功于鸡声灯影者,亦可以稍有准则于其胸中也。"

薛生白既有大胆疑古的精神,又在很多地方又特别崇尚羡慕古人之学问、品量、心术。他在《一瓢诗话》中说:"好浮名不如好实学,岂有实学而名不远者乎? 师今人不如师古人,岂有古人而今人能胜之乎? 古人学问深,品量高,心术正,其著作能振一时,垂万世。今人万万不及古人者,即据一端可见矣。古人爱才如命,其人稍有一长,即推崇赞叹。今人则惟恐一人出我之上,娼嫉挤排,不遗余力,虽有著作,视此心术,天将厌之,尚希垂后乎?"这一段话还说明了薛生白不是一位好古的空谈家,而是根据当时社会压制人才的现实,对时世发出的一种痛贬。

三、医学著作

薛生白虽长于诗文,但对于医学之研究却孜孜不倦,留下了不少医学著作。据统计,他的医学著作主要有如下几种。

1.《医经原旨》六卷 有乾隆十九年(1754)薛氏扫叶庄刻本等,系薛生白学习《内经》心得之作。在书中,他对于世传之《内经》表示出信古、疑古的态度。一方面,他认为"黄帝作《内经》,史册载之",这是事实。并且他认为《内经》中包含了大量古圣时人类对疾病认识的精华,实为"万古不磨之作"。另一方面,薛生白根据其内容,认为世传之《内经》,非黄帝原作,是经后人纂辑的。他说:"不知何代明夫医理者,托为君臣问答之辞……想亦闻陈方于古老,敷衍成之。"具体表现在薛生白对《内经》中的甲子纪年、干支占候、旨酒溺生、十二经脉配十二水名等问题上提出了质疑。于是他大胆地提出:"既非圣传贤作,何妨割裂? 于是鸡窗灯火,数更寒暑,彻底掀翻,重为删述,望闻问切之功备矣。"这是他作《医经原旨》的动机所在。

2.《湿热论》一卷 约成书于乾隆十九年(1754)以前,初刊于嘉庆十四年(1809)徐行的《医学蒙求》"五柳居"刻本是该书的最早刻本。《湿热论》是薛生白对湿热病探索研究之心得著作,是他将"所历病机,与诸弟子,或阐发前人,或据己意,随所有得,随笔数行"而成,是他在湿热病治疗实践中总结出来的真知灼见。全书不逾万言,然于湿热病,"感之轻重浅深,治之表里先后,条分缕析",深切详明。薛氏认为:"湿热之病,不独与伤寒不同,且与温病大异。"湿热多由阳明、太阴同病,温热则是太阳、少阴同病。因此,薛生白的《湿热论》与叶天士的《温热论》,可以称为阐发湿热、温热病的姐妹篇。

3.《日讲杂记》八则 刊于唐大烈辑集的《吴医汇讲》中,有乾隆五十七年壬子(1792)吴门唐氏"问心草堂"刻本。这篇文章的内容主要讲述《易》学与医学、运气学说、医学人物、五官与五行、妇科脉学等,文章虽短,但句句精炼。

4.《薛氏医案》一卷 收入吴子音《三家医案合刻》中,有道光十一年辛卯(1831)吴氏"贮春仙馆"刻本等。

5.《扫叶庄医案》四卷 收入裘吉生《珍本医书集成》,有 1939 年世界书局铅印本。

6.《薛生白医案》 陆士谔编印,有 1921 年上海广文书局石印本。

7.《校刊内经知要》二卷 李念莪原著,薛生白校注,有乾隆年间薛氏扫叶庄刻本等。

四、诗文创作

薛生白的诗学老师叶燮(1627—1703),字星期,号己畦,吴江人。康熙九年(1670)中进士,十四年(1675)元月出任宝应知县,因其"伉直不附上官意",于次年十一月罢官。从此以后,叶燮绝迹仕途,从事于游历及诗文创作活动,晚年寓居吴县横山,人称"横山先生"。叶燮的诗文创作实践对薛生白的影响很大。薛生白在《一瓢诗话》中说:"吾师横山先生诲余曰,作诗有三字,曰情,曰理,曰事。余服膺至今,时理会者。"薛生白的诗文著作有《一瓢诗话》二卷,《一瓢斋诗存》六卷(收诗 265 首),均为薛氏"扫叶村庄"乾隆年间家刻本。沈德潜评其诗曰:"绮丽者本飞卿,镌镵荒幻者本昌谷,平易者本乐天、东坡,而最上者则又闯入盛唐壶奥。"(《一瓢斋诗存》沈归愚序)

薛生白平生性情豪放,喜交游,常与文人学士诗酒往还。袁枚的《随园诗话》中记载了乾隆十六年(1751)五月十四日,薛一瓢招宴水南园,座中皆科目耆英,满堂名士。

薛生白除了与文人学士交游外,医家中学有所长者亦颇多。在《一瓢斋诗存》中,有一首《东山逢徐灵胎》,写出了这两位大名医相见时的感慨:"相逢东峰下,相看鬓欲霜。年华共流转,意气独飞扬。四座惊瞻顾,连城且蕴藏。如余空说剑,无路扫欃枪。"

上海何时希先生曾在 1987 年 11 月 19 日寄我《萍香诗钞》《香雪轩记》复印件各一件。《萍香诗钞》系重固何王模著。何王模(1703—1783),字铁山,号萍香，何炫之子，为何氏二十世名医，与薛生白同时人，而行辈差后。《萍香诗钞》中有《寄怀薛一瓢征君》诗，曰："武林官阁忆盘桓，末座偏重青眼看。十日羽觞常共醉，同时莲幕尽交欢（原注：予晤先生，在浙江巡抚鹿山李公署，时相叙者为陈征君经，王明经卓人，袁处士吁尊诸公）。鹤书征召求归急，鸿爪飘零欲住难。羡煞扶身铜婢好（原注：先生携铜杖一枚，号铜婢，袁简斋太史曾为作歌），山庄扫叶煮团龙。"

《香雪轩记》为何长治撰。长治原名昌治，号鸿舫，名医何书田之子，何氏二十四世医。《香雪轩记》记载了何王模与薛生白交往论医的一段故事，云："铁山府君每月必出，或杭或苏，游踪不定。归必携友人书画诗词古玩，展睐自怡。友人之乘其归而来访者，沈学士大成、薛一瓢雪、胡恪靖宝琭、王述庵昶、程澜亭沆、汪西邨大经诸先生，谈论最为契合，有'问梅诗社'之作合刻焉……医与一瓢议论甚合。"

薛生白善画兰竹，他的诗画常被他人索要珍藏。薛生白说：为友人写兰，止数叶一花一蕊而已。有时，他还借画画抒发自己的感情。有一少年向他索画，薛生白在上面题诗曰："悲歌回首旧同游，老大空余两鬓秋。酒语诗情和别恨，一时多向笔端收。"（《一瓢诗话》）

五、治《易》与养生

薛生白对《易》学研究有得，著有《周易粹义》五卷，成书于乾隆十一年丙寅（1746），《四库全书总目》著录，曰："其书采撷诸说，融成己意，仿《朱子论孟》之例，皆不载所引姓名，诠释颇为简明，而大抵墨守宋学也。"

《周易粹义》刊本未见，苏州市图书馆古籍部藏有旧抄本，五卷三册，十一行二十字，白口，左右双边。天头有框，框内眉批小字双行，行四字。书口上书"周易粹义"，下书"家塾读本"，边框字迹均系刻印，其内容则为抄写，疑为薛氏家藏旧本。该书有沈德潜序、薛观光序、薛雪自序。

沈德潜在该书序中称："吾友薛子一瓢，生经明之世，湛玩既久，有得于心，融会古人，出以新义，成《粹义》一书，简而能达，朴而能文，义取专明人事，而于鬼神之情状，五行之生克，盈虚消长之循环往复，与夫阴阳灾异之感召占验，无弗贯而通焉。而其成书之旨，惟取至近至显，以冀一要于至粹，此故有得于折中，而又能不存糟粕之迹，以贻消于堂下之断轮者也。"

薛雪好养生术，性喜龟，庭中常蓄龟数十，自谓效仿龟息，故臻高寿。他随身常携铜杖一枚，号"铜婢"。《清史稿》谓其善击技，可知其杖，不仅为柱用，亦为击技练身之器。其养生养性之术，对今人不无启示。

（《中医文献杂志》，2002 年第 1 期）

薛雪生平小考

山东中医学院　　张志远

薛雪，原籍山西河东，为三国时刘备统治区巴蜀太守薛齐之后，由上世远祖迁到苏州。曾叔祖凡谷，写有《象旨》一书，对其甚有影响。他曾拜叶燮为师，和陶蔚、沈德潜、沈岩先后同窗研习。家内藏书满架缃缥，大多为珍本秘籍。约生于康熙二十年（1681），字生白，号一瓢，为姚雨调的妻弟。少时嗜音韵，键户读书，妻"以女红佐薪"，居小楼上，卧起其中，"不下者十年"。考中邑庠生。曾"遇异人授金丹火炼之术"，捉龟作巢学习吐纳，研究长寿之道。当其壮年时代，受社会影响，欲涉足官场，于康熙南巡时，在苏州郡学参与了迎驾活动。乾隆一年（1736）地方政府推举他进京会考博学鸿词科，以诗赋《山鸡舞镜》押山字十二韵求取功名，保和殿发榜名落孙山。自此思想转变，乃专心致力于医苑生涯。是时"托许由之一瓢，抱《内经》之绝业"，睥睨权贵，嬉笑怒骂之语时见诸诗文随笔，尝署门联曰："且喜无人为狗监，不妨唤我作牛医。"统治者对其十分不满，谓先生"性孤傲，公卿延之不轻往"。

薛氏好武技、拳术，"驰骋于骑射刀稍之间"，制一铜杖，镌有"铜婢"二字，随身携带。精弈棋，同名手林越山对局，擅用攻法。工丹青，所画兰花兴到笔随，春意盎然。他一度供职杭州府当幕僚，借此机会和独往山人黄遵古朝夕相处，观其作画，探讨出神入化的技艺。生平最爱"触景垂戒之作"，组诗采句锐意创新，据祁彪佳《远山堂曲品》范文若的话，赞美杜甫"语不惊人死不休"，要求清而有骨，表现时代特色大众精神。其代表作七绝："冲泥觅叶为蚕忙，到处园林叶尽荒。今日始知蚕食苦，不应空着绮罗裳。"想象丰富，感情强烈。薛氏和徐灵胎友情甚笃，在太湖洞庭山相逢时，曾以五律一首赠送洄溪："相值东峰下，相看鬓欲霜。年华共流转，意气独飞扬。四座惊瞻顾，连城且蕴藏。如余空说剑，无路扫槐枪。"陈述心灵凡响，给人以老当益壮之感。乾隆辛未(1751)五月十四日，他于南园招待诸友，蕉荫消夏，讨论诗、书、画、写作艺术，并将大家吟咏的五七言诗辑成册子，命名《旧雨集》，极一时之盛事。武进王应奎、板桥道人郑燮、两淮盐运使卢见曾，都喜与其交游。特别是忘年之友袁枚经常去蒋诵先的复园小住，不断登生白之堂过访，言道："先生七十颜沃若，日剪青松调白鹤。开口便成天上书，下手不用人间药。"他也每对彼云："吾之医与君之诗，共以神行，人居室中，我来天外。"青浦何铁山且以书札同其共唱和，兼而讨论医药学说，进德修业，洵属美谈。

　　他是绛雪园王子接的入室弟子，与叶桂学相伯仲，和俞明鉴被称为鼎足三大家，留下了许多轶事、传奇。特别在临床方面，能主沉浮，"治有异绩"。黄退庵《遣睡杂言》曾作过客观比较，谓其思维灵敏居叶桂之上，"蕴酿烹炼"之功，却相形见绌，说："二君皆聪明好学，论人工薛不如叶，天分则叶不如薛。"据文献记载，有人患休息痢十年，脉数而细，医皆从脾胃论治，他断为肾伤，用熟地、当归身、补骨脂、五味子、菟丝子十余帖，化险为夷；洞庭山民"伤寒甚剧"，造门求药，处方大枣三枚、葱根三个、生姜三片，次日将量改为二，又改为一，名曰三妙汤；陆元宾劳伤吐血，日渐消瘦，饮食减少，用重二两当归一支，打碎酒水煎服，三剂霍然；厨师张庆大热口渴欲狂，吞下冰水腹痛如裂，按冷痧处理，刮之而愈；一赌气吃年糕结胸者，曾被叶桂视为无治，生白先予人参汤保护元气，继用承气汤下之，转危为安；简斋庖人王小余染疫暴卒，出丸药一，捣石菖蒲调和灌之，绝而复苏；在路上遇死者发丧，棺下流血，力主开棺治疗，针刺生子，救了产妇，连活二命，轰动全州；苏禄国遣华特使契苾丹、副使阿石丹久嗽不得卧，用润降法，以枇杷叶、麦冬、川贝、甜杏仁、霜桑叶、薏苡仁治愈，扬名海外。其救死扶伤，解决疑难大证，勇于负责的精神，噪满医林，至今言者犹虎虎有生气。舒位《乾嘉诗坛点将录》目之曰神医，获得"九州传姓氏，百鬼避声名"的表扬。但是也因壬申(1752)枫桥蔡辅宜中暑，他见患者目闭、脉沉，"少妾泣于旁"，误为虚脱，开独参汤拱手而去，馆师冯在田力阻勿服,以六一散治之渐苏,又聘常熟符姓医生用了清散药,一剂即起,从此威信便衰。薛氏年逾七十,屡经风霜,曾向亲友宣布:"久遭老懒,丙子(1756)岁后竟作退院老僧,绝口不谈此道。"抱有逃禅思想。从其诗文中所云"不是故将花叶减,怕多笔墨恼春风"加以分析研究,可能也包括饱尝了得失荣辱在内。当此之际,富有实践经验的康作霖先生,则常至生白宅第,若眷属有病,就委之治疗,很得他的赏识。

薛氏一生编辑著作十余种,除《周易粹义》《斫桂山房诗存》《一瓢斋诗存》《旧雨集》《吾以吾鸣集》《抱珠轩诗存》《扫叶庄集》《唐人小令花雨集》《一瓢斋诗话》外,则为刊刻李士材《内经知要》、节注《内经》之《医经原旨》、因母病湿热辑成的《湿热条辨》(王士雄改为《湿热病篇》)、《疟论》、《膏丸档子》,以及其曾孙口传唐大烈整理的《日讲杂论》八则等。约在乾隆三十五年(1770)他辞别了"雨后有人耕绿野,月明无犬吠花村"的风光人间,结束了烛影残年。堂弟云楼受先生熏陶,以文学素称。子中立(字不倚)、汶(早逝),侄金(字贡三),孙鳝(字寿鱼),曾孙启潜(字东来),无突出成就,反而转向经商、卖画、收售金石文物。门人吴贞、王丹山、邵登瀛、云楼的女婿金锦、族孙承基,却医名卓著,继承了他的遗业。因寿鱼到南京随园求写行状,欲把乃祖置诸理学行列,希图占一门阀地位,闭口不谈"方技"之事,"不以人所共信者传先人,而以人所共疑者传先人","舍神奇以就腐朽",袁枚没有为其立传,"识者憾焉"。迨至民国二十五年(1936)七月可园蔡冠洛才给他写了纪念性的传记,列为清代七百名人之一。

(《浙江中医学院学报》,1991 年第 15 卷第 1 期)

薛生白小传和他的生卒考

王吉民　金明渊

薛生白为清初康熙至乾隆间一代名医,他不但擅长医术,书画也具独到精诣。《苏州府志》仅录治验医案数则，附介绍了他善于画兰与拳勇。录此可窥一斑。

"薛雪字生白，居吴郡南园。多学、能诗、精医，与叶桂齐名。有一人十年久痢，薛诊之，十余剂而愈。一人右腹痛如刀割，必泄气痛稍缓，曾服蚌灰小效而复发。雪曰：'蚌属介类，味咸攻坚，直入至阴。是病在阴络，络病在下属血。'用䗪虫、桃仁、酒炒大黄，加入麝香少许饮之，下黑血数次而瘥。一闽贾病垂危，延雪诊之。曰：'不治。'其逆旅主人曰：'死生有命，但能延数日之喘，俟其子至此，将我等经手出纳之数交清，则我等可以无累耳。'雪曰：'试为之。'遂进以药，病势少瘥。至十三日已能稍稍坐起，其子亦至。雪密告主人曰：'此人今夕当死。'主人大骇。雪曰：'我许汝延其数日之命，不曾许汝活也。'其人果至中夜而殒。又有洞庭山人伤寒甚剧，诣雪求药。雪曰：'吾新制一方，试服之。'第一日用枣三枚，葱三个，生姜一片，次日减为二，又次日减为一。其人果三服而愈，因谓其方为三妙汤。雪生平与叶桂不相能，自名其所居曰扫叶庄以寓意。然每见叶处方而善，未尝不击节也。善拳勇，尝手置一铜杖，镌曰铜婢，且夕揣之。兼工画兰。族孙承基，字公望，亦以医名。"（见《苏州府志》"历代名医传略"）

《画史汇传》又介绍了薛的诗画和杂学方面的成就，亦录备考。

"薛雪，字生白，号一瓢，虞卿子。家有扫叶山庄，称扫叶山人。又号槐云道人、磨剑道人。工八法，写兰精妙，诗出叶已畦，书法东坡居士。有司征荐不出，遇异人授金丹火炼之术，多学邃医，名冠当时。著《扫叶山庄集》。"（《画史汇传》卷六十）

按：叶、薛二人不相能，当年吴中早已流传。袁枚《新齐谐》卷十七载："苏州薛生白之子妇病，医治不效，乃扶乩求方。乩判去：'薛中立可怜，有承气汤而不知用，尚可为名医之子乎！'服之果愈。问乩仙何人？曰：'我叶天士也。'盖天士与生白在生时各以医争名，而中立者，生白之子，故谪之。"此虽说不经之言，反映了当时叶、薛之不相能是很早的事实，且为后世之谈助。

陆以湉记叶、薛轶事一则："震泽吴晓镇茂才言，乾隆某年，吴门大疫，郡设医局以济贫者，诸名医日一造也。有更夫某者，身面浮肿，遍体作黄白色，诣局求治。薛生白先至，诊其脉，挥之去。曰：'水肿已剧，不治。'病者出而叶天士至，从肩舆中遥视之曰：'尔非更夫耶？此热驱蚊带受毒所致，二剂可已。'遂处方与之，薛为之失色。因有扫叶庄、踏雪斋之举。二人以盛名相轧，盖由于此。其说得之吴中老医顾某，顾得之其师，其师盖目击云。"（《冷庐医话》卷一）。同卷又一则："叶天士治金某，患呕吐者数年。用泄肝安胃药，年余几殆。徐灵胎诊之，谓是蓄饮。为制一方，病立已（《徐批临证指南》）。薛生白治蔡辅宜夏日自外归，一蹶不起，气息奄然，口目皆闭，六脉俱沉。少妾泣于旁，亲朋议后事。谓'是痰厥，不必书方，且以独参汤灌'。众相顾莫敢决。有符姓者，常熟人，设医肆于枫桥，因邀之入视。符曰：'中暑也，参不可用，当服清散之剂。'众以二论相反，又相顾莫敢决。其塾师冯在田曰：'吾闻六一散能祛暑邪，盍先试之。'皆以为然。即以苇管灌之，果苏。符又投以解暑之剂，病即霍然（《徐晦堂听雨轶日记》）。夫叶、薛为一代良医，犹不免有失，况其他乎！知医之不可为矣。然如符姓素无名望而能治良医误治之疾，则医固不可为而可为也。"按前一则遗闻，是抑薛而扬叶的。后一则轶事，叶、薛二氏之治失并列。陆氏以公正态度指出，我们对先辈名医应从虚心接受而带有分析和批评的精神去学习才对。清《沈鲁珍医案》有程希文与蒋氏医案二则，均经叶天士误治而经沈治愈的（见《珍本医书集成》），也可作治例的参考。陆以湉治久嗽，则完全根据薛氏医案中金水不相承挹的医学理论，而屡获疗效，这是陆氏善于虚心学习之处（见《三家医案》卷二、《冷庐医话》卷三）。但叶天士享年80岁，卒于乾隆十年乙丑（1745），较薛氏长15岁。叶天士的医历自先进于薛的，而薛的盛名也自突出。薛曾治疗苏禄国贡使契芯丹副使阿石丹久咳不能卧一案，在医案中治疗外国人，实为罕见的例子（《三家医案》卷二）。

《画史汇传》称薛生白是虞卿子，乃属失考。薛非虞卿子，而是薛虞卿的曾孙。虞卿又是文徵明的外孙，而非外甥。文徵明生于明成化四年戊子岁（1468），卒于嘉靖三十八年己未（1559）。嘉靖元年（1522），距雍正元年（1723）已有200年距离，年齿不符。故《画史汇传》均记载不实。沈德潜"周伯上画十八学士图记"题下原注"薛虞卿书传"五字，这是周伯上、薛虞卿合作的作品。记云：

"前明神宗朝，广文先生薛虞卿益命周伯上廷策写唐文皇十八学士图，仿内府所藏本也。已又取唐书，摘其列传，兼搜采遗事，书之于策。或贤或否，为法为戒，于是焉备……伯上吴人，画无院本气。虞卿待诏外孙，工八法，此

册尤生平所注意者，顿挫波砾，几欲上掩待诏，盖薛氏世宝也。曾孙雪，与余善，故出而观之。雪亦能书。"（《归愚文抄》卷六）

虞卿乃明万历年间人，所以薛生白是虞卿的曾孙，又传家学。是信而有征的了。

薛生白与沈德潜友善，但与袁枚交往较密，多诗篇唱和，又有薛案治验记载。

"吴门名医薛雪，自号一瓢。性孤傲，公卿延之不肯往，而予有疾，则不招自至。乙亥（1755）春，余在苏州，庖人王小余病疫不起，将掩棺而君来。天已晚，烧烛照之。笑曰：'死矣！吾好与疫鬼战，恐得胜亦未可知。'出药一丸，捣石菖蒲汁调和，命舆夫有力者用铁箸锲其齿而灌之。小余目闭气绝，喉汩汩然，似咽似吐。薛嘱曰：'好遣人视之，鸡鸣时当有声。'已而果然。再服二剂而病起。乙酉（1765）冬，余又往苏州，有厨人张庆者，得狂易之疾，认日光为雪。啖少许，肠痛欲裂，诸医不效。薛至，袖手向张脸上下视曰：'此冷痧也，一刮而愈，不必诊脉。'如其言，身现黑痧如掌大，亦即霍然。余奇赏之。"

袁枚又在《新齐谐》卷二载鬼避薛生白事一则，属文人游戏不经之笔，故不录。但薛的医案流传甚少，则与其后嗣不重视有关。薛好探研易学和理学，注《易》于扫叶庄，庄在苏郡南园俞家桥。沈德潜为写《扫叶庄记》一篇，多有推崇。袁枚则独推崇他的医学，认为可垂不朽，曾作书与其孙论之。书云：

"子之大父一瓢先生，医之不朽者也。高年不禄，仆方思辑其梗概以永其人，而不意寄来墓志，无一字及医，反托于与陈文恭讲学云云。呜呼！自是而一瓢先生不传矣！朽矣……医之为艺，尤非易言：神农始之，黄帝昌之，周公使家宰领之。其道通于神圣，今天下医绝矣，惟讲学一流转未绝者，何也？医之效立见，故名医百无一人，学之讲无稽，故村儒举目皆是。子不尊先人于百无一人之上，而反贱之于举目皆是之中，过矣！仆昔疾病，性命危笃，尔时虽有十周、程、强、朱何益？而先生独能以一刀圭活之，仆所以心折而信以为不朽之人也。虑此外必有异案良方，可以拯人，可以寿世者，辑而传焉，当高出语录陈言万万。而乃讳而不宜，甘舍神奇以就臭腐，在理学中未必增一伪席，而方伎中转失一真人，岂不悖哉！"（"与薛寿鱼书"，见《小仓山文集》卷十九）

袁枚痛斥薛寿鱼不重视其祖医学的成就，诚为薛生白的良友。薛生白所著《周易粹义》五卷，用工力颇深。《四库提要》称其"注释颇为简明"，嗤其"大抵薛守宋学"，而列入存目。薛生白的医学记载，因不及时辑集，反多失传，其后嗣自应负责。而薛氏旁通杂学，诗画俱妙，亦足见薛生白治学之勤，不专为医学所限。

现推考薛生白的生卒年。据唐笠三辑薛著的"日讲日记"八则，附有小传："薛生白，名雪，号一瓢。两征鸿博不就，所著诗文甚富，又精于医，与叶天士先生齐名，然二公各有心得而不相下。先生不屑以医自见，故无成书，年九十而殁。此《日讲日记》今令曾孙东来所述。东来名启潜，字应枚，住瓣莲巷，即承祖业。"（《吴医汇讲》卷二）

唐氏刊《吴医汇讲》，在乾隆五十八年癸丑（1793），材料得自薛氏后裔，故薛生白享年90岁为实。至卒于何年？又据袁枚"病中谢薛一瓢"诗，首句"先生七十颜沃若"，其诗成于乾隆十五年庚午（1750）。袁枚在乾隆二十八年癸未（1763）尚有赠诗，有"人间小游戏，八十有三年"之句，两诗核年均合。薛校《内经知要》有序一篇，题"乾隆甲申夏日，牧牛老朽薛雪，时年八十有四"，是袁枚赠诗之次年，核年亦合。逾六年，薛殁，故薛生白卒于乾隆三十五年庚寅（1770）。上溯生年，则为康熙二十年辛酉岁（1681）生。袁枚"祭薛一瓢文"，有"岂大耋之逢占兮，抑风灯之难护"言，大耋之年，正是90岁。薛生白享高龄，恰值清代的全盛时期。

薛生白的祖与父，名不详。子不倚（见《归愚文续》卷六"南郭谦集记"）。子中立是否与不倚为一人，无考。孙寿鱼，曾孙东来，仍传医业（编者按：中立与不倚，当是一人，中立是原名，不倚是字，因古人名字都有联系）。

薛生白的医学著作有《医经原旨》，刊于乾隆十九年甲戌（1754），系晚年作品。《日讲杂记》八则，刊于《吴医汇讲》中。薛案与叶桂、缪遵义合刊的《三家医案》，内附薛案七十四则，系吴金寿集刊于道光十一年辛卯（1831）。《扫叶庄医案》四卷，印入《珍本医书集成》，裘吉生氏称据抄本，不著出处。《湿热条辨》世传薛作，附刊于《医师秘笈》，旧题南园薛雪生白著，而无法肯定。此外《周易粹义》五卷，《四库存目》著录。《一瓢斋诗存》六卷，《诗话》一卷，刻于乾隆五十九年甲寅（1794），系扫叶庄精刊本，这是薛诗的最早刊本（《贩书偶记》卷十五）。惜《周易粹义》及《扫叶庄集》《吾以吾鸣集》诗稿，作者未曾访见，无法作本文的补充，其间自有遗漏的地方。

薛一瓢别号的来源，据传：生白为人，放诞风雅。偶遇异僧，身挂一瓢，瓢上刻七字云"吃尽天下无敌手"。生白以为奇，邀到家中，出席同饮。以瓢盛酒容一斤，僧尽三十六瓢，生白饮一瓢，因此自号为一瓢（《墨林今话》卷一）。《画史汇传》称薛遇异人授金丹火炼之术，也未考得。但知袁枚"祭薛一瓢文"原注："先生杖名铜婢。为龟作巢，学其吐纳。"（《小仓山房文集》卷十四）薛或传金丹火炼之术，而袁枚未曾著录云。

诗人袁枚笔下的名医薛雪

南京中医药大学　　薛公忱

　　诗人与医家多有交往，如唐初诗坛四杰之一的卢照邻与大医孙思邈，中唐诗圣杜甫与王冰，宋代苏轼与庞安时，元代戴良与滑寿（樱宁），明代杨升菴与韩飞霞等。清代康熙、乾隆年间，著名文学家袁枚（1716—1798）与大医家薛雪（1681—1770），年龄悬殊 35 岁，分别住在江宁（南京）小仓山和苏州吴县，相隔几百里，但却结为至交好友，诗词唱和，留下一段美丽的人间佳话，至今品味起来，仍然隽永无穷。

　　袁枚，字子才，号简斋。幼有异禀，23 岁中进士，授翰林庶吉士，出知溧水、江浦、沭阳、江宁等县，有政绩。四十岁辞官，卜筑随园于小仓山，以诗文为事，尤好宾客，四方之士，投诗文无虚日。享林泉之清福和文章之盛名数十年。世称随园先生，又号随园老人。

　　袁、薛的相识相交，缘于袁氏的一次染病，慕名前往苏州求医，他乘船沿长江顺流而下，再转道运河，来到薛氏门前，不敢造次径入，先差人送进名片，不料府门洞开，薛氏笑迎而出。二人谈论投机，相见恨晚。经诊治，袁氏之疾豁然而解，由此铭感五内。时隔几年，袁氏再病，薛氏闻讯，不惜已过七旬高龄的老迈之躯，立即乘船快速抵宁，竟又药到病除。以后过从甚密，袁氏均有诗记其事。今从《小仓山房诗集》中，可以读到《病中谢薛一瓢》《寄征士薛一瓢》《病起赠薛一瓢》等诗篇。在诗人的笔下，名医薛雪形象饱满，栩栩如生。其学识气质、心性品格，可概括为以下四个方面。

一、多才多艺，超凡脱俗

薛氏字生白，自号一瓢。早年攻读儒典，工诗文，但不愿参与科举考试。清朝官府为了笼络知识分子，曾两次邀他应"博学鸿词"试，薛氏则"白版数行辞官府，赤脚骑鲸下大荒"，用他那没有官印的"白版"书信，断然拒绝举荐，情愿生活于广阔的民间，故被人称为"征士"。他兴趣广泛，兼通儒道，学识渊博，能书擅画，精剑击，善养生，享高寿。"先生七十颜沃若，日剪青松调白鹤。""口嚼红霞学轻举，兴来落笔如风雨。枕秘高呼黄石公（汉代张良之师），剑光飞上白猿女（传说中善剑者）。""精心通九略，逸气横三军。"他就像天上神仙下凡一样，"无端自谪落，从此仙凡分。""襟抱烟霞外，湖山杖履前。""人间小游戏，八十有三年。""何时仙鸟来，同骖鸾鹤群。"薛氏最终享寿89岁，按传统算法则为90岁，这在古代名医中比较罕见，此与其思想、学识、兴趣、才艺大有关系。

二、医术精湛，名震"百鬼"

薛氏以医术立世，其用药处方，自成一格，不同凡响，犹如神授。"开口便成天上书，下手不用人间药。"故往往妙手回春、药到病除。其声名远播，享誉大江南北乃至天下九州。"九州传姓氏，百鬼避声名。"在此二句下，诗人作注曰："江孝廉病，为厉鬼所缠，呼曰：'薛君至矣！'即逃去。"当时人民群众已将他神化，作祟的厉鬼闻风而逃。此说似乎迷信无稽，实则与薛氏医名赫赫，患者听说薛氏将至，受到这一消息的鼓舞而精神振奋有关，表明他已成为广大患者战胜疾病的精神支柱。实际上诗人袁枚自己就是薛氏医术的受惠者："故人忽罹二竖灾，水火欲杀商丘开。先生笑谓双麻鞋，为他破例入城来。十指据床扶我起，投以木瓜而已矣。咽下轻瓯梦似云，觉来两眼清如水。"在此诗中，薛氏犹如神仙下凡，忽焉而至，飘然而去。仅以木瓜泡茶，就治愈了诗人的疾病，恰似神丹妙药。薛氏这一治验，贵在事前信心十足，临证诊断准确，投药精而对症，所以收效神奇。表明薛氏学养深厚，见解独到，艺高心细，下手果断。

三、医德高尚，志救苍生

薛氏不仅医术卓绝，医德也很高尚。他生活的时代，医药的商品化现象甚为普遍，病家须付诊金、药资，致使穷困患者无力就医。薛氏虽然不能一概免收诊金和药资，但绝不唯钱是瞻，有时还要赈济患者。诗人写道："年年卖药厌韩康，老得青山一亩庄。"这里所说的韩康，乃东汉著名隐士，字伯休，京兆霸陵（今属西安市灞桥区霸陵乡）人。据《后汉书·逸民列传》，他家世著姓，常采药名山，卖于长安市，口不二价，三十余年。时有女子从康买药，康守价不移。女子怒曰："公是韩伯休耶？乃不二价乎？"康叹曰："我本欲避名，今小女子皆知有我，何用药为？"乃遁入霸陵一山中，朝廷派遣博士公车，数征不至。后人多以其"逃名""口不二价"和童叟无欺而称颂之。但在薛氏看来，对无力购药者也守价不二，有不顾患者死活之嫌，所以"厌"之。而他自己则"散药如颁赈，筹方当用兵"。经常无偿分发药物，并且像用兵一样认真诊疗，精心处方，一丝不苟。特别可贵的是，他为患者服务终生，直到耄耋之年，"衰年难掩户，也为活苍生"。此诗作于乾隆二十八年（1763），按传统算法，薛氏此时已经 83 岁，还在诊治疾病。他之所以直至"衰年"仍难关门停诊，一则是患者信任他，需要他，不能拒绝；二则是他也以治病救人为乐，热情周到地为患者服务。有病而不治，于心为不忍，于情为痛苦。真乃苍生大医也。

四、好客重友，情深义厚

作为一代名医，薛氏有众多的患者，其中就包括他的许多朋友。按照人之常情，这些朋友均曾受惠于己，难免有居高临下之态，而薛氏则不落此俗套。朋友生病，无论在什么情况下，他都闻讯即往。"一闻良友病，身带白云飞。玉杖偏冲暑，金丹为解围。清谈都是药，仙雨欲沾衣。即此论风义，如公古所稀。"薛氏为救朋友,可谓不遗余力。一是立即行动,发挥最快速度,"身带白云飞",恨不得瞬间到达;二是不顾自身安危,甘冒酷暑和风雨,"玉杖偏冲暑""仙雨欲沾衣";三是运用高效药物和方法,"金丹为解围""清谈都是药"。如此"风义",即风度、情谊,确是古来少有。并且,朋友病解后,立即离开,意在让病家休整。"先生大笑出门语,君病既除吾亦去。一船明月一钓竿,明日烟波不知处。"此四句表达三层意思:一是薛氏不贪恋病家的优待。按惯例,病愈之后总要设宴酬谢医者,何况是远道而来的"故人",但薛氏深知客去主安,尽量减少病家的麻烦,所以趁月夜辞行。二是预后明确,患者无忧,医者无事可做,完全能够离开。三是薛氏此次旅程责任重大而工作繁忙,轻松而潇洒。在回程中还要为人诊治疾病,故很难断定明日身在何处,表明他既有医家的使命感,又有诗人的情怀。作者如此描写和评论,体会深切,真实动人,使一个可敬、可亲、可爱而又潇洒自在的医家形象跃然于纸上。

薛氏不愿叨扰朋友,但却喜欢宴客。"一瓢不饮好客饮,糟丘高筑苏阊门(苏州城门名)。七百斛秫麹了事,三十六封书召人。"薛氏七十岁(1751)时,于其山庄举办"耆英会",与会者都是江南名流,"共算坐中春秋七百二十有三岁","下继香山九老群",堪与唐代大诗人白居易举办的香山九老会相媲美。袁枚亦在其中,当属最年轻的一个。十年后,诗人仍然回味这次盛会:"往日耆英会,曾开扫叶庄。于今吴下士,剩有鲁灵光。旧鹤还窥客,新秋又陨霜。与公吹笛坐,愁话小沧桑。"追昔抚今,感叹人事变化。十年过去了,当年与会者已经硕果仅存,所剩无几,只有薛、袁等尚在。当年窥客的仙鹤,再也看不到那么多的客人了。并且尚存者还在陆续陨落,真是物是人非。与您促膝交谈,吹奏悠悠的笛声,不免为人世的这一沧桑变化而生愁绪。诗的这一结尾,似乎消极,其实这是追悼已逝的朋友。再过九年,即乾隆三十五年(1770),一代名医薛雪也辞世了。料想这一结果,诗人怎能不"愁"?

《湿热论》存世疑问的文献学研究

中国中医科学院 张志斌

薛雪（生白）《湿热论》是清代温病学经典著作，但是至今关于此书的传本、书名、作者、成书年代、条文数诸方面，尚存在着许多悬而未决的问题。笔者查考了现知较早含有此书的 9 种清代书籍，其中包括现存最早的刻成于清嘉庆十四年（1809）的《医学蒙求》与《温热病指南集》及刻成于嘉庆十七年（1812）的《医师秘笈》，对《湿热论》进行了全面的文献学考察，以期对存在的问题做出较为确定的解答。

一、含有《湿热论》的早期传本

《湿热论》早期的文字仅见于多种清代温病著作中，未见同治年（1862—1874）以前的单行本。现经考察存有该书早期文本的各种清代书籍，发现《湿热论》条文有两大来源，其一为徐行《医学蒙求》，其二为舒松摩重刻《医师秘笈》，其共同特点是计有条文 35 条，主体内容相同。此外，王孟英《温热经纬》还将陈平伯《温热论指南集》（存条文 31 条）视为收录《湿热论》内容的来源。上述 35 条本与 31 条本的主体内容并不全同，王孟英却合二为一，形成了一个新的《湿热论》文本。王氏之书影响甚大，其是其非，有必要追本溯源，逐一加以考证。

1. 徐行《医学蒙求》本 现知含有《湿热论》的最早医书即徐行《医学蒙求》，该书成于清嘉庆九年（1804），初刻于嘉庆十四年（1809）。徐行，字步安，苏州人，《吴县志》记载他著《内经旁训》若干卷及《医学蒙求》四卷，皆在嘉庆年间。《医学蒙求》卷二载"一瓢湿热论"。卷前有薛雪自序（未署序年），书前有徐行"湿热论序"（1804）。"一瓢湿热论"之后有徐行按语。

该本薛雪自序文字简短，文风俊逸，文辞优美，符合史载薛氏之行文风格，非后人刻意假造。薛序中明言："数月以来所历病机，与诸子弟或阐发前人，或据己意，随所有得，随笔数行。"说明此乃薛氏心得随笔，未经过雕饰润色与精心编排。

此本有条文 35 条，各条下有薛氏自注（大字）。惟第 25 条及第 35 条下各另有小字注："肥胖气虚之人夏月多有之病。"(第 25 条)"若脉有力，大便不通，大黄亦可加入。"(第 35 条)小字注出自何人之手已难确考，但它们成为考察《湿热论》文本的重要标志。

依据《医学蒙求》所载《湿热论》的清代医书，现知有潘道根《湿热、温热二论批本》(1833)、宋兆淇《南病别鉴》(1878)。此二书在《湿热论》之首均有薛氏自序，正文第 25、第 35 条之末均有同样的注文，只是《南病别鉴》将小字错刻为大字。

2. 松摩《医师秘笈》本 此即王孟英《温热经纬》中所载《湿热病篇》最早的书籍，他说《湿热病篇》"始见于舒松摩重刻《医师秘笈》后，云是薛作"。

《医师秘笈》二卷，原作者佚名。据其原序，此书曾初刊于滇南，其时在乾隆四十二年(1777)。据《全国中医图书联合目录》记载，该书现仅存光绪七年(1881)浙宁简香斋刻本，藏于中国中医科学院图书馆。然而笔者在访书过程中，意外地发现了此书的清嘉庆十七年(1812)写韵楼刻本，藏于苏州市中医医院图书馆。写韵楼刻本应该是舒松摩重刻《医师秘笈》于吴中的最初刻本，而光绪简香斋本完全仿照写韵楼本重刻。不仅版式完全一致，连书中的错误也均一样，惟某些字的笔画不同，可资鉴别二本为不同的刻版。此二本的不同，在于书前的"医师秘笈序"与"医师秘笈原序"的位置互换，且写韵楼本的"医师秘笈序"后有关于时间及作者的"嘉庆己巳春日小螺周庆承撰"十二字，而简香斋本没有。这是一个十分重要的信息，显示了舒松摩重刻《医师秘笈》于吴中的时间。此二本的扉页均妄题此书为"薛生白医师秘笈二种"，实际上《医师秘笈》并非薛氏书，仅该书卷二之后"附刊薛生白湿热条辨三十五条"。王孟英所见的当为嘉庆十七年(1812)的写韵楼本。

此本除书名前冠以"薛生白"之外，没有任何关于《湿热条辨》的说明。该本第 25 条后无小字注。《医学蒙求》本第 35 条后的 14 个小字注在该本中为大字文。其特异之点是第 33 条后有小字注："汗血即张氏所谓肌衄也，《内经》谓热淫于内，治以咸寒，方中当增入咸寒之味。"保留此条注文的医书有章楠《医门棒喝》(二集，1835)，章楠于此小字注后云："此说未知何人所注，亦甚有理也。"故此条注文出自何人之手尚不明确。

《医师秘笈》流传甚少，但章楠之书影响甚大。王孟英《温热经纬》

（1852）、宋兆淇《南病别鉴》都曾参考过章楠之书。

上述《医学蒙求》《医师秘笈》二书收录的薛氏《湿热论》虽然书名小异，但均为35条，主体内容相同，且均署名为薛生白所撰。

3. 陈平伯《温热病指南集》本　此书刊于嘉庆十四年（1809），仅孤本存世，今藏山东省图书馆。该书署为"江白仙鉴定、陈平伯祖恭著"，故王孟英称之为"江白仙本"。

此书凡3篇，依次为"温热病大意""风温症条例""湿温症条例"。其中"湿温症条例"存有部分薛生白湿热论说，但却未注明出自薛生白。王孟英说"江白仙本以附陈作后"，即指"湿温症条例"为此三篇之末。但王氏"附陈作后"之说有误，"陈作"之后并无薛氏《湿热论》全文。实则为陈氏将薛氏《湿热论》部分内容充入己作，刊行于世，故不言其为薛氏之书。

"湿温症条例"中，陈平伯撷取薛氏之作中颇有心得的条文19条，参以己见，删润文字，又附以己说12条，共成31条。经考证，陈氏删除的薛氏原文为4、6、9、12、13、14、22、25、26、27、28、30、31、32、33，凡16条，而其保留的19条，文字已做了较大改动。首先是将"湿热"改为"湿温"，其次是更改某些条文的内容。如《湿温证条例》第4条源于《湿热论》第10条，但陈氏将原条50字的正文，增9字，删11字；又将原条下55字的注文，增15字，删14字。所以说此本并不能视为薛氏《湿热论》全本。王孟英称作"吴本"（吴子音刻）的《温热赘言》乃依托陈氏书，更换书名，略加删改，托名"寄瓢子述"，实则为一伪书。《湿热论》早期传本情况示意图如图1。

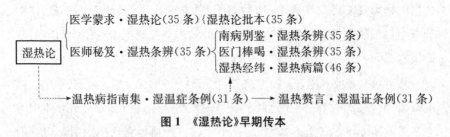

图1　《湿热论》早期传本

二、书　名

在含有薛生白论湿热内容的书籍中，其书之名主要有三：《湿热论》（见

《医学蒙求》《湿热、温热二论批本》），《湿热条辨》（见《医师秘笈》《医门棒喝》《南病别鉴》），《湿热病篇》（见《温热经纬》）。另《温热病指南集·湿温症条例》未署名为薛雪著，故不在讨论之列。清光绪以后，薛氏之书影响日益增大，遂有单行本传世，多种丛书亦将该书收入，但其所用书名更是五花八门。如光绪年间大量印行的《陈修园医书××种》均将《湿热条辨》误作《温热条辨》。现代出版的《中医证治典范》则称之《湿温论》。其余后人杜撰之名，不予赘述。

徐行《医学蒙求》中的薛氏湿热之作最早以《湿热论》命名。该书所收之《湿热论》传承源流清晰可靠，其底本来自其师吴蒙（正功）。吴蒙与薛雪为同时代人，且同为吴中名医，二人曾共同校正周扬俊的《温热暑疫全书》。故以上诸名以《湿热论》最为可靠。

《医师秘笈》使用《湿热条辨》为薛氏书名。此名符合其书的内容（湿热）与成书形式（条辨），但其成书年显然晚于《医学蒙求》，学术传承关系也不如《医学蒙求》清晰。故相比之下，薛氏书名当以《湿热论》为妥，《湿热条辨》可作为别名。王孟英名之为《湿热病篇》，乃其自拟之名，未出示任何依据。

三、作　者

《湿热论》作者为薛雪（生白），《医学蒙求》对此有详细记载。该书不仅存薛雪自序，还有徐行所写的"湿热论序"，述其书来历传承：

"徽君薛一瓢先生，吴医中巨擘也。著有《湿热论》，皆亲疗愈，历有成效，随时登录者。简编无多，其于湿热二者，感受之轻重浅深，治之表里先后，条分缕析，可谓深切著明者矣。吾师正功吴先生，校订未梓。"

从序中可以看出，徐行与其师吴正功珍藏《湿热论》历时数十年。前已提到，吴蒙与薛雪二人曾共同校正周扬俊的《温热暑疫全书》，且吴正功曾校订过《湿热论》，但不曾付梓。徐行序中还提到："余于医数十年，耽玩讲求，未有所得。犹忆丙午岁，疫亦流行，于范文正义庄设局疗治。余承乏斯役，治之有效者，悉本二书。今周君书流播遐迩，独是论湮没不彰，深惜之。"

可见徐行在乾隆丙午（1786）治疫时，悉本周（扬俊）、薛（雪）二书。由此可见，在1786年前后，薛雪《湿热论》已在苏州当地流传，且为医家所尊崇。

此外，《医师秘笈》重刻刊行者舒松摩也是苏州人，舒氏将此书附刊于《医师秘笈》之后。故《湿热论》为苏州人氏薛雪撰著殆无疑问。

然而王孟英在《温热经纬》中认为薛氏之著，"究难考实，姑从俗以标其姓字"。这是因为王孟英未能得见徐行《医学蒙求》，仅见舒松摩重刻《医师秘笈》附有薛氏书，又见陈平伯《温热病指南集》有薛氏论而无薛氏名，故为之疑惑，发出作者"究难考实"的感叹。

王孟英《温热经纬》介绍《湿热病篇》源流时说："此篇始见于舒松摩重刻《医师秘笈》后，云是薛作。"现代点校本多把该句标点为"后云是薛作"，给人错觉是《医师秘笈》并未称《湿热条辨》作者为薛雪，而是后人说是薛作。其实检索《医师秘笈》原书，其所附"薛生白湿热条辨"赫然冠以薛氏之名，并非后人妄说。

由于王孟英所见之薛氏《湿热论》缺乏佳本，故疑此书并非真是薛氏所作。这一疑虑也表现在他对《湿热论》正文的评述。如《湿热病篇》第 10 条有王氏注说：此条药味太多，"颇不似薛氏手笔"。第 30 条又注云："此条本文，颇有语病，恐非生白手笔。"这些疑虑无疑给后人传递了《湿热病篇》可能不是薛生白之作的信息。

四、成书年代

薛雪何时撰《湿热论》，迄今尚无考证。薛雪为《内经知要》作序时年 84 岁，时为乾隆甲申(1764)。《吴医汇讲》(1792)载薛雪"年九十而殁"，故其生卒年当为 1681—1770 年。薛雪《内经知要》序中提到："余久遭老懒，自丙子岁(1756)后，竟作退院老僧，绝口不谈此道矣。"丙子岁薛氏已 76 虚岁，自言不再谈医道。据此，《湿热论》成书当在此之前。《医学蒙求》徐行序中言其师吴正功于乾隆丙子年(1756)校订《湿热论》，可作为旁证。据此推测，《湿热论》成书年下限当在 1756 年。

至于此书成书年的上限，据薛氏自序："将数月以来所历病机，与诸子弟或阐发前人，或据己意，随所有得，随笔数行……横空老鹤，一声长唳。"其时薛氏已有诸多弟子，且以"老鹤"自比，则薛氏年龄恐在 50～60 岁。据此推断，此书成书年的上限在 1731—1741 年。

因此，可以推测《湿热论》的成书年当在 1731—1756 年。薛雪《湿热论》

成书之后，吴正功虽曾校订，却并未立即出版，只在苏州传抄流行。故此后徐行将其收入《医师蒙求》，舒松摩以之附刊于《医师秘笈》之后，其刊刻地均在苏州。

五、《湿热论》条文数

《湿热论》的两个早期载体——《医学蒙求》所收《一瓢湿热论》与《医师秘笈》所附《薛生白湿热条辨》，都明确该书为"三十五条"。问题出在王孟英《温热经纬》中所收之《薛生白湿热病篇》，却收录了46条文字。

王氏在第36条之下有说明："此下11条自吴本补入。"在第46条之后，王氏又有一段按语："《医师秘籍》仅载前三十五条，江白仙本与《温热赘言》于三十五条止采二十条，而多后之十一条，且编次互异，无从订正，偶于友人顾听泉学博处见钞本。《湿热条辨》云：曩得于吴人陈秋赞府者，虽别无发明，而四十六条全列，殆原稿次序固如是耶？今从之，俾学者得窥全豹焉！"

所谓吴本，即吴子音刊刻署名寄瓢子著的《温热赘言》，此书完全抄袭自江白仙鉴定的陈平伯《温热病指南集》。陈氏所增的11条（实为12条，抄本漏辑1条），乃陈氏临证体会，与薛雪无涉。王孟英将抄本11条补入，实属蛇足，扰乱后人视听。今后言《湿热论》者当去王氏所增。

六、结　论

清薛雪《湿热论》是重要的温病学著作，该书共35条正文，薛氏以正文加自注的形式随意记述了自己的临床心得。书成之后，在薛氏家乡苏州传抄流行。该书最早的载体为徐行《医学蒙求》，其次为舒松摩重刻之《医师秘笈》。此二书均刻成于苏州，主体内容均为35条，文字略有细微差异。据徐行《医学蒙求》诸序，可考其作者确为薛雪，且其书撰于1731—1756年，名为《湿热论》。王孟英《温热经纬》所载薛雪《湿热条辨》条文46条，其中所补11条出自陈平伯《温热病指南集》，乃陈氏补撰之文，非薛氏原著所有。

《湿热条辨》版本考证及其学术特点

福建中医药大学　　陈　建

《湿热条辨》为清薛雪所著，该书系统地论述了外感湿热病的病因病机以及辨证论治，对我国中医学关于湿热类外感热病的理论认识和临证治疗起到了奠基作用。《湿热条辨》的诞生，充实与完善了温病学的内容，使温病学的理论体系更加完整，对温病学的发展做出了一定的贡献。

一、作者生平

薛雪，字生白，号一瓢，又号槐云道人、磨剑山人，晚年自称放牛老朽，清代医学家，江苏吴县（今属江苏苏州）人，生于清康熙二十年（1681），卒于清乾隆三十五年（1770），终年 90 岁。薛氏自幼生长在书香门第，幼年时即嗜音韵，好读书，早年即拜吴中诗文大家叶燮为师，学习诗文，博览群书，文学上造诣颇深。薛氏青壮年时期，受社会影响，欲涉足官场，求取功名。康熙南巡时，薛氏曾在苏州郡学参与迎驾活动。薛氏曾考中邑庠生，清乾隆元年（1736）地方政府又推举他进京会考博学鸿词科，竟名落孙山，自此思想发生转变，萌发了弃政从医的想法。后其母患湿热病，更加坚定了薛氏学医的决心，遂钻研医学，医术日精，用药处方，自成一格，往往妙手回春，药到病除。其声名远播，享誉大江南北。《清史稿》称他"于医，时有独见，断人生死不爽，疗治多异迹"。其好友袁枚患疫病，薛氏仅用木瓜泡茶即将其治愈，令袁氏大为折服，后二人成为忘年之交。袁枚在《小仓山房诗集》中赞其曰："九州传姓氏，百鬼避声名。"袁氏作注曰："江孝廉病，为厉鬼所缠，呼曰：薛君至矣！即逃去。"虽为夸张之言，亦反映薛氏医术之高明，时人已将他神化。薛氏不仅医术精良，而且医德高尚，经常免收诊金，时常赈济患者，在吴中享有很高的声誉。薛雪临床尤以擅长治疗湿热病而闻名，与当时名医叶天士齐名。但据《吴医汇讲》记载，二人各有心得而不相上下。《苏州府志》亦载"雪生平与叶桂不相能"，故后人皆传薛、叶二人不和，史有"扫叶山庄""踏雪斋"之传。此传闻是否属实，颇令人疑惑，以薛雪的文学素养，良好的医德及豁达的胸怀，似不至于此。有后世学者张孝芳氏在《中华医史杂志》上发表《扫叶、踏雪辨》一文,特为叶、薛二人洗冤,亦谓幸事矣。

薛氏兴趣广泛,除医学外还擅长诗文,并以画墨兰而闻名(《苏州府志·历代名医传略》)。薛氏生性豪放,风流倜傥,喜交朋友,所交之人,如沈归愚、袁枚辈,皆为文坛名流。清乾隆辛未(1751),薛氏70岁时于山庄举办"耆英会",与会者皆江南名流,讨论诗、书、画、作,在当时影响较大。薛氏尚兼通儒道,尤善养生,对《易》学研究有得,《清史稿》谓之善技击,可谓文武兼备,其养生养性之道对后人不无启示。

薛氏一生从医,活人无数,难能可贵的是耄耋之年仍忙碌于医坛。"衰年难掩户,也为活苍生。"此诗作于清乾隆二十八年(1763),此时薛氏已83岁矣。薛氏于清乾隆三十五年(1770)辞世,其孙薛寿鱼为其作墓志铭,将其列为理学家之列。袁枚闻之大为愤慨,感叹道将薛雪奉为理学家,"在理学中未必增加一伪席,而方伎中则转失一真人"。可惜袁枚也未为薛氏立传,迨至民国二十五年(1936)七月可园蔡冠洛才给薛氏写了纪念性传记,将薛雪列为清代七百名人之一。

薛雪在医术上敢于独辟蹊径,有独到的见解。他认为张景岳的《类经》疑信相伴,未能去华存实。还提出《内经》也并非圣经贤传,不可删动。据此,他选录《内经》中重要章节,参照《类经》,附以己见,撰《医经原旨》,广集诸家之说,提出自己的真知灼见。其著作尚有《日讲杂记》《薛生白医案》《扫叶庄医案》等。诸书中尤以《湿热条辨》对温病学发展贡献最大,因此后人将薛雪与叶桂、吴瑭、王士雄合称为温病四大家。

二、版本流传

《湿热条辨》撰年不详。薛氏在世时该书并未刊印,辞世多年后由后人辑定刊行。据王孟英考证,始出于舒松摩重刻的《医师秘笈》。舒氏原刻本虽未能考见,但据嘉庆十七年(1812)磺川吴氏藏版刻本所载嘉庆己巳年(即嘉庆十四年,1809)春日周庆承序,有"松摩悦之(指《医学秘笈》),遂为刊布"云云,可知舒氏附刻时间当为清嘉庆十四年(1809),时距薛生白辞世已39年。此后章楠撰《伤寒论本旨》时收录《湿热条辨》并加以注释,宋佑甫著《南病别鉴》

时亦将其收录，并题名《湿热条辨》。清道光九年(1829)李清俊曾将本篇单独刻印，名为《湿热论》，为本篇最早的单行本，但未见流传于世。另有清光绪七年辛巳(1881)浙江宁波简香斋所刻之《薛生白医书》二种本。以上诸本从内容来看，均为三十五条，其条文编次亦大致相同，均系源出于舒本，此为三十五条本。

1809年，江白仙作《温热病指南集》将《湿热条辨》附于《陈平伯外感温病篇》后(江本)；道光十一年(1831)吴子音著《温热赘言》亦收录此书(吴本)。此二书前述"温热病大意"，次为"风温证(症)条例"，后为"湿温证(症)条例"，内容均共31条，条文编次亦同，分别题为陈平伯著和寄瓢子述。此为31条本。

咸丰二年壬子(1852)，王孟英著《温热经纬》时于友人顾听泉处得《湿热条辨》抄本，将之收录于《温热经纬》中，改名为《湿热病篇》，其内容则增至四十六条，故称为四十六条本或王本。细比较王本与舒本及江、吴诸本，发现王本实际上是前两种的综合。

从以上版本考查可见，自薛雪去世后，后世版本互异，条文数目也多有出入。据《全国中医图书联合目录》记载目前存在的版本有：《薛生白医书》二种本(清光绪七年辛巳1881年浙江宁波简香斋刻本，现藏于中国中医科学院图书馆)；《陈修园医书》七十二种本(1915年重庆中西书局铅印本，现藏于重庆市图书馆；1928年上海昌文书局石印本，现藏于陕西省中医药研究院图书馆等；1938年上海中国医学书局铅印本，现藏于河南中医药大学图书馆、陕西省图书馆、广东省中山图书馆等；1941年上海大文书局铅印本，现藏于北京图书馆、中国科学院图书馆、首都图书馆等)；《中西医学劝读》十二种本(清光绪三十四年戊申1908年赞化文社刻本，现藏于中国中医科学院图书馆、北京中医药大学图书馆、湖南省图书馆等)；《南病别鉴》本(清光绪四年戊寅1878年著者自刻本，现藏于中国医学科学院图书馆、苏州市中医医院图书馆等；清光绪五年己卯1879年刻本，现藏于军事医学科学院图书馆、陕西省中医药研究院图书馆等；清光绪九年癸未1883年刻本，现藏于辽宁中医药大学图书馆、上海图书馆、南京中医药大学图书馆)；《医门棒喝》本(清道光九年己丑1829年刻本，现藏于山东中医药大学图书馆等；清道光十五年乙未1835年偶山书屋刻本，现藏于上海图书馆等；清咸丰元年辛亥1851年吟香书屋刻本,现藏于成都中医药大学图书馆等;1935年上海三星书店石印本,现藏于上海图书馆)。

此次以清光绪七年辛巳(1881)浙江宁波简香斋所刻之《薛生白医书》二种本为研究对象,从内容与体例来看,乃属舒本体系,且内容完整,文字清晰,纵非较早版本,亦是佳本无疑。

三、学术特点与成就

湿温病是外感热病中的一大类型,早在《内经》和《难经》中已有初步记载,王叔和《脉经》及朱肱《类证活人书》中也有湿温病因证治的简单论述。金元时期对湿温的认识虽然较为深入,但其治疗仍局限在伤寒的范畴。明清时期吴又可、喻嘉言等医家的著述中也有一定的论述,但是都不够完整和系统。直至清代薛雪所著《湿热条辨》的诞生,才填补了这方面的空白。

是书共有35条条文,详尽地论述了湿温病的病因、感受途径、发病特点、证治分类、治则方药等,并于书末详析湿热所致痉、厥、疟、痢等的辨治,为温病的辨治树立了典范,为温病学的发展做出了贡献。其主要的成就与学术特点有以下几点。

1. 明确提出湿热病邪的侵犯途径有别于其他外感病 薛氏提出湿热时病乃因在天热气与在地湿气合而为病,"湿热之邪从表伤者,十之一二,由口鼻入者,十之八九",认为湿热病邪侵犯人体,除了大部分人从口鼻而入外,还有少部分人可从皮毛侵入。这一观点与吴又可、叶天士之"温邪上受",只强调从口鼻而入者不同。薛氏还强调:"膜原者,外通肌肉,内近胃府,即三焦之门户,实一身之半表半里也。邪由上受,直趋中道,故病多归膜原。"强调邪气从上而受,易侵犯膜原,明确地提出了湿热邪气感人的三个途径。

2. 强调湿热病的病机重点在阳明、太阴为正局,兼入少阳、厥阴为变局 薛氏认为脾胃为湿热病变的中心,湿热之邪侵袭,多伤及阳明、太阴二经。如:"湿热之邪……阳明为水谷之海,太阴为湿土之地,故多阳明、太阴受病。""湿热乃阳明、太阴同病也。""湿热病属阳明、太阴经者居多。"等等。这不仅是本篇的立论核心,也是湿热病与伤寒及一般温热病不同之处。至于邪气侵犯中焦,却又有犯脾或犯胃之不同。"湿热病属阳明、太阴经者居多,中气实则病在阳明，中气虚则病在太阴。"说明胃火素旺之体，病易归阳明，而脾虚多湿之体，病易归太阴，体现了薛氏辨证之精细处。湿热邪气侵犯阳明、太阴为湿热病的正局，若素体少阴阴虚，相火易动，又每兼少阳、厥阴，从而转为变局。如："病在二经之表者，多兼少阳、三焦，病在二经之里者，每兼厥阴风木，以少阳、厥阴同司相火，阳明、太阴湿热内郁，郁甚则少火皆成壮火，而表里上下充斥肆逆，故易见耳聋、干呕、发痉、发厥……皆湿温中兼见之变局，而非湿温病必见之正局也。"薛氏将湿温病正局必见之症标示于第1条提纲中，使人易于辨识，不致与他病相混。而将变局兼见之症，列入自注中，使后学知常达变，不至于临证时迷惑，可谓用心良苦。

3. 以三焦为纲领，重视与八纲、卫气营血、脏腑等多种辨证方法的结合 薛氏认为湿热病邪具有"蒙上、流下、上闭、下壅"以及闭阻三焦的特点，"未尝无三焦可辨"，提出湿热病当从三焦辨证。在用药上重视宣畅三焦，善用透化渗清之品。薛氏强调：湿热在上焦者，应宣通上焦阳气，用药宜轻清芳化，禁投味重之剂，如五叶芦根汤方、黄连苏叶汤方等，均属此例。湿热在中焦者，则需据病情之不同而区别用药；若以太阴湿盛为主，治以辛香开泄，燥湿泄热；若以阳明热盛为主，而治以清热燥湿；若湿热化燥而热结阳明，则用攻下泄热之法；而湿热在下焦者，则当用分利渗湿之法，或再兼以开泄中上，源清而流自洁。总之以疏利三焦、宣畅气机为着眼，从而继刘河间、喻嘉言之后，进一步发展并奠定了湿热病三焦辨证及其立法用药的初步基础。值得注意的是，薛氏的三焦辨证与吴鞠通《温病条辨》中三焦辨证不尽相同，还十分重视属表、属里、湿重、热重，以及寒化、燥化诸方面，并结合了表里、卫气营血、脏腑辨证方法，同时还夹杂伤寒六经辨证于其中，熔多种辨证方法为一炉，以适应湿热病复杂多变的病证特点，形成了鲜明的特色。

4. 制方用药别具一格 薛氏临床经验丰富，立法制方精奇巧当，别出心裁。如第2、第3条治湿邪在表的阴湿伤表方和阳湿伤表方。又如仿吴又可达原饮和三甲散的化裁加减诸方等，都是别具匠心。薛氏临证用药极为老到，根据病情的需要，其药量之或轻或重，剂型之或汤或散，服法之或磨或泡，颇具启发意义，值得借鉴。如对于湿邪未净、留滞经络之证，以白术泡于汤液而不用煎，用思巧妙。再如湿热闭阻腠理之发热，肌肉疼痛，无汗之证，用六一散一两，薄荷叶三四分，泡汤调下即汗解。其中薄荷辛凉芳散，分数轻灵，其制方之巧妙,令人叹服。又对于湿热化燥,伤及胃阴,肝胆气逆之呕吐不止之症,以香附、郁金、木香、乌药磨服,而不用煎者,均体现了薛氏用药的特别之处。

5. 在湿热病的治疗过程中,始终贯彻养阴、救阳的精神 湿热病在发展过程中,湿热之邪每易伤阴损阳,因此薛氏既重视养阴保津,又留意扶阳救阳。如肝肾之阴受损而致痉厥之症,用鲜生地、玄参以滋阴息风,而胃阴受伤则用西瓜汁、鲜生地汁和甘蔗汁滋养胃津。当"胃津劫夺,热邪内据"而出现邪盛正衰之证时,则师古而不泥古,治以甘润通下法,以鲜生地、芦根和生首乌等滋阴通下,既寓承气之意,又保护了患者的正气。正如薛氏指出"恐胃气受伤,胃津不复也",既体现了薛氏重视阴津的思想,也体现了他同中求异、圆机活法的临证思路。至于扶阳救阳方面,更是体现出薛氏的见解独到之处。如第 29 条"卫外之阳暂亡",乃因湿热久羁伤及阳气;第 25 条身冷、汗泄、脉细等症,为湿中少阴之阳的结果,即用人参、附子、白术等扶救阳气。当湿邪困伤脾阳时,则又用理中法及大顺散、来复丹等。薛氏在第 26 条自注中总结道:"热邪伤阴,阳明消灼,宜清宜凉;太阴告困,湿浊弥漫,宜温宜散。"确是经典之言,为临床湿热病的治疗提供了弥足宝贵的经验。

6. 提出湿热病亦可使用汗法与下法 湿热病的治疗,向来就有忌汗、忌下、忌润之戒,虽言之有理,但未免以偏概全。薛氏在湿热病的治疗过程中,不拘此说,对于第 21 条"胸痞发热,肌肉微疼,始终无汗者",认为是"暑邪内闭",以六一散、薄荷泡汤调下,汗出即解。薛氏指出湿热病"既有不可汗之大戒,复有得汗始解之法,临证者当知所变通矣"。第 6 条湿热蕴结胸膈,以凉膈散;大便不通,仿承气汤法,皆为湿热病用下法的范例,并提出"清热泄邪,止能散络中流走之热,不能除胃(肠)中蕴结之邪"和"阳明之邪,仍假阳明为出路"的见解,对后世产生了一定的影响。章虚谷也指出:"湿病固非一概忌汗者。"王孟英也认为:"湿温病原有可下之证,唯湿未化燥,腑实未结者,不可下耳……如已燥结,亟宜下夺。否则,垢浊熏蒸,神明蔽塞,腐肠灼液,莫可挽回。"

综观全书,立论严谨,论理详明,述证确凿,方药精当,是一本很好的理论联系实际的温病典籍。但限于历史条件及当时的认识,其中亦有欠妥之处,如"湿热之病,不独与伤寒不同,且与温病大异,温病乃少阴、太阳同病,湿热乃阳明、太阴同病"论述，将湿热时病与温病完全割裂，且把温病全认作伏于少阴加新感的伏气温病，未免失之机械。

不论如何，《湿热条辨》的问世，使温病学中的温热性、湿热性两大类温病证治内容趋于完整，其书也很快得以广泛流传，对湿热病证的理论认识和辨证治疗产生了深远的影响。李清俊在《南病别鉴》序中誉道："其见之也确，其言之也详，其治之也得其宜，可为后世法，莫能出其范围者。"当代医学家任应秋亦荐曰："湿热之变固多端，能得其治疗之要者，此作之外，殊不多觏，万宜习之而不可废。"章虚谷、王孟英曾先后为之注释，雷少逸、叶子雨、何廉臣等各家论著中，亦多有引录和评赞。其理论阐述对于推动中医温病学说的形成和发展，也起到了重要的作用，与叶天士的名著《温热论》，可谓珠联璧合，作为温病学说的奠基性著作，均具有重要的学术价值。

（《福建中医药大学学报》，2014 年第 24 卷第 6 期）

薛生白医案最早传抄本
——兼及《碎玉篇》

辽宁省中医研究院　　史常永

1997 年第 1 期的《中医文献杂志》登载了冯明、张文红的《〈碎玉篇〉作者真伪质疑》，读后颇为感慨！冯文提到："《碎玉篇》中近五分之一案见于各种叶案集，这就不能不使人对《碎玉篇》一书全部或部分的作者是否真是薛雪产生了怀疑。"笔者也有同感。

清代唐大烈《吴医汇讲》卷二载有薛生白《日讲杂记》八则，前有小序，序曰："薛生白，名雪，号一瓢。两征鸿博不就，所著诗文甚富，又精于医，与叶天士先生齐名。然二公各有心得而互不相下，先生不屑以医自见，故无成书，年九十而殁。此《日讲杂记》，今令曾孙东来所述。东来名启潜，字应枚，住瓣莲巷，即承祖业。"按薛生白生于康熙二十年（1681），卒于乾隆三十五年（1770）。

《吴医汇讲》刊于乾隆五十七年(1792),距薛生白逝世仅22年。唐大烈和薛生白是同里,且又有薛生白的曾孙东来"所述",因此笔者认为这篇小序的可信度很大。小序说"先生不屑以医自见,故无成书",这是很客观的。叶、薛之所以互不相下,主要由于薛在诗文方面名气很大,但他并不是专业医生,故而他的医案并不多见。由于有叶、薛齐名之说,后人竭力搜集薛生白的医案,但终是寥寥无几。

最早的薛生白医案有清代吴金寿道光十一年(1831)《三家医案合刻》本,收薛氏医案仅仅73则,这73则医案还是从两家抄本合集而来。吴金寿云:"薛案,余所得郡中朱氏抄本,外散见者,落落晨星,如定武兰亭,不少概见。惟余同里沈子莲溪有手抄本,较朱本多十分之四,亟为登人。然终恨存方不多,倘同志君子另有藏本,尚希寄补刊,以广其传,幸甚。"然吴氏所据朱本仅存24案,乃是一残卷。笔者藏有朱氏原抄本,兹介绍如下。

此本高23.5 cm,宽13.6 cm,每半页8行,行20字,白竹纸,精工正楷书写。卷首有"世补斋""放鹤水隐"二朱方,正文首页有"戟门珍赏"一朱印圆章。按"世补斋"乃清陆懋修(字九芝)的斋号。"戟门",唐制阶三品以上方许门前立戟,清代表示显贵的人家。按:陆懋修之子润庠官至大学士,故陆懋修以"戟门珍赏"以示其显贵。总之,这是陆懋修的藏书无疑。

此书前有"一瓢先生医案序",序云:"此一瓢先生之医案也。先生不特当年治病神奇,而其方案意高笔古,洵为今古医林之所希。惜乎所存者止此一卷,余皆散失。余以旧云麾将军碑,与友人易之,读其书如见先生也。然不敢自秘,令子侄草写数本,公诸同道,以冀夫有力者或付之梨枣,庶几流传亘古,不致湮没云。嘉庆十一年(1806)九月望后,竹香朱润识。"按:嘉庆十一年(1806)较道光十一年(1831)的吴金寿本早二十五年。这是吴金寿所据的祖本。

《一瓢先生医案》收案150则,较吴金寿《三家医案合刻》本多出126案。朱润本医案每案皆有姓氏,方案确实"意高笔古",兹举两案以示一斑。

其一:蒋,骨小肉脆,定非松柏之姿;脉数经停,已现虚劳之候。先天既弱而水亏,壮火复炽而金燥。岁气一周,一损岂容再损;秋风乍蔫,阴伤难免归阴。证具如前,药惟补北;非关说梦,聊以解嘲。生地、沙参、地骨皮、麦冬、金石斛、生鳖甲。

其二:苏禄国贡使契苾丹副使阿右丹久咳不能卧案。辨八方之风,测五土之性。大率贵邦，偏在中华之巽上，箕尾之前，翼轸之外，阳气偏泄，即有风寒，易感易散。来此华夏，咳过百日，已属三焦。况不得卧下，肺气大伤，止宜润降而已。蜜炙枇杷叶、麦冬、川贝、经霜桑叶、甜杏仁、生米仁。

总之，朱润本是当前薛生白医案的最早版本。然而吴金寿本按朱润足本计算，才175案。以后各家用薛生白的名誉也传抄或出版了若干薛生白医案，其中收案最多要算《扫叶庄医案》四卷本了。此书收入裘吉生1936年主编的《珍本医书集成》，载案590则。这部书，裘氏未详细交待它的来源和底本情况，所收各案均无姓氏，观其笔意歌调，远不及朱润本古雅，且薛生白"不屑以医自见"，何来这样多的医案？其间各案与叶天士医案亦颇多相似之处，故疑其为叶派门人之假托者。

我们再看《碎玉篇》竟有191案与叶案相似，这就使我们怀疑它的真实性。故余亦疑《碎玉篇》所收医案为叶派门人之假托。

（《中医文献杂志》，1997年第4期）

简论薛雪《一瓢诗话》的诗学思想

上海师范大学　　周晓燕

薛雪（1681—1763?），字生白，号一瓢，江苏吴县（今江苏苏州）人。他擅长书画，精通医术，和格调派作家沈德潜同为清代诗论家叶燮的弟子。薛雪著有《一瓢诗话》，自述写诗和研读前人诗话的心得，品评诗歌，对世人俗病陋习，痛下针砭。诗话共一卷230则，在诗歌的创作和批评欣赏上都有其独到之处。《一瓢诗话》常受人忽略，今择其要点述之。

一、"胸襟"说与人品

薛雪的诗歌创作论是以"胸襟说"为基础的。他继承叶燮的观点，认为诗人有胸襟是诗歌创作的基本条件。他说：

> 作诗必先有诗之基，基即人之胸襟是也。有胸襟然后能载其性情智慧，随遇发生，随生即盛。千古诗人推杜浣花，其诗随所遇之人、之境、之事、之物，无处不发其思君王、忧祸乱、悲时日、念友朋、吊古人、怀远道，凡欢愉、忧愁、离合、今昔之感，一一触类而起，因遇得题，因题达情，因情敷句，皆因浣花有其胸襟以为基。

这里的"胸襟"是诗人创作的基础，包括人的抱负、气量、志趣、见识等。叶燮师徒所主张的胸襟主要指儒家忧国忧民的情怀，因而他们都极力推崇杜甫。正因为杜甫有高尚的志趣、远大的抱负，"思君王、忧祸乱、悲时日"，才能发挥其性情智慧，写出一首首名传千古的佳作。

薛雪进而将胸襟和人品明确地联系在一起，有新的发挥："具得胸襟，人品必高。人品既高，其一謦一欬，一挥一洒，必有过人之处，享不磨之名。"品行卓越之人，必然谈吐不凡。诗作为抒发性情的产物，心不正则诗不正，故"著作以人品为先，文章次之"。可见有胸襟、人品高对于写好诗至关重要。

薛雪很重视诗人的道德修养，他提倡高远的品格。"品高虽被绿蓑青笠，如立万仞之峰，俯视一切；品低即拖绅搢笏，趋走红尘，适足以夸耀乡闾而已。"正如毕桂发所说："这里的'品高'，显然是指诗人'俯视一切'、洞察万物的认识生活的能力。这种高瞻远瞩的眼力是诗人正确认识并反映生活的前提。'品低'是指诗人的鼠目寸光的庸人之见，是诗歌创作的障碍。"诗人的品格决定着文艺作品的思想深度。这种论诗强调作家品格的思想，是对传统儒家"有德者必有言"的文学观的发挥。这也同沈德潜"有第一等襟抱，第一等学识，斯有第一等真诗"的诗学观是一脉相承的。不过薛雪的阐述相比沈德潜更加具体全面。

二、学古与诗歌的独创精神

薛雪主张有了胸襟，诗人还应广泛学习古人，博采众长，才能写出好诗。他这样说：

> "既有胸襟，必取材于古人。原本于《三百篇》《楚骚》，浸淫于汉、魏、六

朝、唐、宋诸大家，皆能会其指归，得其神理；以是为诗，正不伤庸，奇不伤怪，丽不伤浮，博不伤僻，决无剽窃吞剥之病矣。"

薛雪强调师法古人当从诸多名家名篇入手，领会古人的"神理"，为自己所用，反对生吞活剥的学古方式。在他眼里，学古不代表否定创造。叶燮重视诗歌的独创精神，主张作诗要发前人所未发。薛雪在《一瓢诗话》中继承和发展了其师诗歌独创性问题的见解，加以反复论述。

他认为，有志于学诗，不必拘泥于某人某体，画地为牢，只要把玩古诗，烂熟于心，"不为法转，亦不为法缚"，自然下笔如神。薛氏反对像明代前后七子那样蹈袭前人的"拟古"，鼓吹诗歌的创造性，呼唤张扬个性的真性情诗。他批评当时诗家喜谈古诗而菲薄近体的不良倾向。他感叹："'拟古'二字，误尽苍生！声调字句，若不一一拟之，何为拟古？声调字句，若必一一拟之，则仍是古人之诗，非我之古诗也。"颇有新意的是，薛雪把写出自己性情的诗看作是"有志气"的表现，倡导"学诗须有才思，有学力，尤要有志气，方能卓然自立，与古人抗衡"。他在自身创作实践中也是这样做的，"作诗稿成读之，觉似古人，即焚去"。

那么该如何在前人的基础上，推陈出新，不拾人牙慧呢？薛雪在韩愈"陈言务去"说基础上提出"能以陈言而发新意，才是大雄"。他说："用前人字句，不可并意用之。语陈而意新，语同而意异，则前人之字句，即吾之字句也。若蹈前人之意，虽字句稍异，仍是前人之作；嚼饭喂人，有何趣味？"又说："人知作诗避俗句，去俗字，不知去俗意尤为要紧。"即化用前人字句，表达自己的新意，绝不剽窃古人。

说到在继承中创新，就涉及诗中如何用典的问题，薛雪对此也有详细阐述。诗歌用典不当确实会降低诗歌的新鲜活泼度。钟嵘《诗品序》就说过："至乎吟咏情性，亦何贵于用事？"薛雪肯定"作诗能不隶事而浑厚老到，方是实学"，讽刺"有意逞博，翻书抽帙，活剥生吞，搜新炫奇"酷似"借本经营"。他说，假如要用典，应该采用比兴形象思维的方法来表现，否则有生拉硬扯之嫌。"用事全在活泼泼地，其妙俱从比兴中流出。一经刻画评驳，则闷杀才人，丧尽风雅也。"至于诗中用典的效果，薛雪则引用《西清诗话》中杜甫语道："作诗用事，要如释语；水中著盐，饮水乃知。"用典的最高境界是典故融入全诗，天然无痕。在薛氏看来，杜甫身体力行，"炼字蕴藉，用事天然，若不经意，粗心读之，了不可得，所以独超千古"。总之，使事用典贵在自然，切忌生硬粗鄙。

所以薛雪认为学古是为了更好地抒发自己的性情，需要有"才思""学力"和"志气"，提倡作诗要标新立异，独树一帜，"与古人抗衡"。

三、严谨的诗歌创作过程和方法

薛雪提倡作诗须有认真的态度，追求作品质量胜过数量和速度。他坚信诗歌创作过程必须是严谨的，作者无论在审题、构思还是炼字等方面都需要下真工夫。他坚持的是苦思冥想、炼字炼句，"语不惊人死不休"的诗歌创作观。

在诗话中，薛雪始终强调写诗是一项严肃艰巨的工作。当题目确定后，诗人的工作就开始了。首先，诗人应根据题目选择诗体，再据体构思，因为薛氏认为诗与题必须密切相配，才能成就好诗，故称"分题拈韵，诗家之厄也"。他还建议："一题到手，必观其如何是题之面目，如何是题之体段，如何是题之神魂；做得题之神魂摇曳，则题之面目、体段，不攻自破矣。"仔细审题后，诗人必须通过想象和联想，构思作品，把握虚与实的关系。因为"诗有从题中写出，有从题外写入；有从虚处实写，实处虚写；有从此写彼，有从彼写此；有从题前摇曳而来，有从题后迤逦而去：风云变幻，不一其态。要将通身解数，踢弄此题，方得如是"。薛雪的论述从自身实践出发，形象地反映了诗人天马行空的艺术构想以及诗无定法的特征。

薛雪精通书画，尤善画兰，曾拿画兰喻"作诗之诀"："试看余写此一幅墨兰，汲水涤砚洗笔磨墨时，何事非兰？及至伸纸拂拭，未经落手，兰在何许？一经下笔，兰在纸上，间不容发。其风晴雨露之态，向背远近之情，无不一一具在。乃至添荆棘，缀白石，苍苔紫芝，绿竹芳草，随意点染，无不相宜。"这里形象地描绘了艺术创作的三个不同阶段。构思开始，物象纷至沓来，杂乱无章；经反复酝酿，刚要着笔，仍若明若暗，无从下手；酝酿成熟，落笔着墨，一株墨兰跃然纸上。然后随意加以点染烘托，无不相宜。形象思维的过程被生动地描绘出来。胸中有兰，画兰不难。作画如此，作诗亦如此。"'罄澄心以凝思，渺众虑而为言'，'课虚无以责有，叩寂寞而求音'。陆士衡之言也。可见欲求工到，必藉冥搜。""诗要冥搜于象外。"一首流传千古的作品，离不开搜肠刮肚的充足准备，积极构思的重要性一目了然。

又如："属思久之，诗思渐集，又当淘汰尽情，然后炼成一首，自无可议。如戚南塘选军，于编伍时，着眼挑剔，然后严其纪律，信其赏罚，练其胆艺，训其进退，何有不动如雷电，止若山岳者哉！"

这段精彩的比喻同样指出构思、创作诗歌是一项多么辛苦、细致的工作！薛雪将诗思的酝酿、语言的组织等工作，比作戚继光选兵练将。诗人应该无情淘汰粗劣的构想，巧妙组织思绪以成文，容不得半点马虎，从而使诗句整饬规范，如同训练有素的军队。

有了初步构思，炼字炼句是作诗必不可少的一道工序。文字的锤炼可以使诗歌达到格律精工、神韵毕现的境界。薛雪引用宋朝张表臣《珊瑚钩诗话》道："篇中炼句，句中炼字，炼得篇中之意工到，则气韵清高深渺，格律稳健雄豪，无所不有，诗文之能事毕矣。"《一瓢诗话》大量论及杜甫，赞赏他炼字炼句的成功，"一部初浣花集，字字白虹，声声碧血"，不露精心安排的痕迹。不难看出薛雪是以杜诗为学习楷模的，对杜甫的炼字功夫推崇备至。

时人多有倾慕文思泉涌、出口成章的诗人的倾向。但是薛雪却不以下笔敏捷为美，批判创作上摇笔便成的轻率态度。明代都穆《南濠诗话》云："世人作诗以敏捷为奇，以连篇累册为富，非知诗者也。老杜云：'语不惊人死不休。'盖诗须苦吟，则语方妙，不特杜为然也。"薛雪是赞同的，因而在自己诗话里继续发挥："若以敏捷为美，则'晚岁渐于诗律细''语不惊人死不休'，又何谓乎？大凡人具敏捷之才，断不可有敏捷之作。温太原八叉手而八韵成，致有'丝飘弱柳平桥晚，雪点寒梅小苑春'，上下情景不相属，竟是园亭对子；'苏小风姿迷下蔡，马卿才调似临邛'，用事杂沓不伦，且难讲解，非以敏捷误之乎？"

显然薛雪支持所谓的"苦吟""苦思"，并且认为，不仅凡夫俗子，而且才思敏捷之人，都应该脚踏实地地吟诗，不可炫耀技艺。他同样确信，当一个人在学问知识或生活阅历上积累日渐丰富时，其诗艺往往也将日益纯熟。美妙的诗之花是种植在才学的土壤上，由辛勤的汗水灌溉发育的。自然下笔须谨慎，三思而后行。

薛雪甚至认为，诗作脱稿以后，诗人的劳动仍未结束。他说："著作脱手，请教友朋，倘有思维不及，失于检点处，即当为其窜改涂抹，使成完璧；切不可故为谀美，任其渗漏，贻讥于世。"面对自己的艺术结晶，作者总是颇为得意，难以发现疏漏。只有请教他人，根据读者反馈作必要的修改、润色，才能使诗趋于完美，避免贻笑大方。这真可谓精益求精，一丝不苟。

四、强调"善看"、不"偏嗜"，以开放的诗歌欣赏和批评

薛雪在诗歌鉴赏方面颇有一些独到的看法。

1. 他提出"善看"的命题，即要正确进行诗歌鉴赏和批评　薛雪认为评论诗文、品题人物，并非一件轻松易为之事，强调鉴赏者要具备一定的诗歌素养，也就是"读书先要具眼"，只有遇到这样的"善看人"，鉴赏诗歌才会是人生一大快事。

一方面，他提出"看诗须知作者所指，才是贾胡辨宝"，不可穿凿附会。他举例说："一友作《秋雨》诗，首句云：'雨入秋来密。'盖实指其时也。有人评之曰：'起句太率。'嫌入春、入夏、入冬皆可。余闻之，不觉失笑。其友诘余，余曰：非敢笑君也。我笑杜浣花'年过半百不称意'亦觉太率。人生不称意，三十、四十、六十、七十皆可，何独半百耶？'一时座客无不绝倒。"讽刺十分辛辣。

另一方面，薛雪以为读诗需要整体把握，不可拘泥于一字一句之间。他举柳宗元《岭南江行》为例，"一首之中，瘴江、黄茆、海边、象迹、蛟涎、射工、飓母，重见叠出"，"殊不知第七句云'从此忧来非一事'，以见谪居之所，如是种种，非复人境，遂不觉其重见叠出，反若必应如此之重见叠出者也"。因此他说："从来谈诗，必摘古人佳句为证，最是小见。"

2. 在具体品评时，薛雪特别强调诗歌鉴赏理应宽容　他以为，读者既不能盲目排斥某种诗歌风格，又要允许他人对文本作出不同评价，从而在仔细品鉴后形成自己的观点。

首先，薛雪反对"偏嗜"，主张评诗要明辨是非，独树己见。他反对因偏好一种风格，而不能客观论诗："从来偏嗜，最为小见。如喜清幽者，则绌痛快淋

漓之作为愤激、为叫嚣；喜苍劲者，必恶婉转悠扬之音为纤巧、为卑靡。殊不知天地赋物，飞潜动植，各有一性，何莫非两间生气以成此？理有固然，无容执一。"他说："诗文无定价，一则眼力不齐，嗜好个别；一则阿私所好，爱而忘丑。"每个人对诗文都有不同的欣赏口味，无可非议，然而因此排挤其他佳作是不可取的。薛雪不满某些人"谈诗论文，开口便以其人为标准，他人纵有杰作，必索一瘢以诋之"的现象，指出："吾辈定须竖起脊梁，撑开慧眼，举世誉之而不加劝，举世非之而不加沮。"

所以他赞赏诗歌风格多样化，厌恶划一、雷同的面貌。他的特色在于把叶燮提倡的诗歌风格多样性问题，做进一步的阐发。在薛雪看来，诗歌世界是七彩纷呈、百家争鸣的，个性迥异的诗人，创造出不同的诗歌风格："豳快人诗必潇洒，敦厚人诗必庄重，倜傥人诗必飘逸，疏爽人诗必流丽，寒涩人诗必枯瘠，丰腴人诗必华赡……"即使他同意沈德潜温柔敦厚的所谓"诗教"，他还是觉得作诗不必程式化，也不必严格区分某体、某派。因为"人之诗犹物之鸣"，如果因个人偏好，使一年四季万物都作莺声或者蛩声，那该是多么奇怪啊！而薛雪极力推崇的杜甫诗歌正是包罗万象，具备多种风格，恰如薛雪所言，大诗家不妨有"如来三十二相、八十种好"。

其次，薛雪强调"诗无达诂"，文学批评无止境。在诗话的结尾，他评价杜甫之诗博大精深，只可读，不可解，只可意会，不可言传。的确，文学批评容许仁者见仁、智者见智，许多名家佳作在不同时代、不同鉴赏者那里都会有不同的诠释。文学批评永远不能穷尽文学之妙，薛雪的"诗无达诂"观反映了他对文学规律的正确认识。

综上所述，薛雪的诗学思想很大程度上受其师叶燮的影响，却仍然有不少生发和独得之见，我们不能将其诗话简单视之为叶燮《原诗》的翻版。沈椒德曾为之作跋："（一瓢）先生于诗亦可谓三折肱矣。"总的来说，《一瓢诗话》内容零碎，在系统性、理论性方面固然及不上《原诗》，但其中不乏真知灼见，可资我们参考。

浅议叶天士与薛生白事迹

苏州医学院附属第二医院　　张孝芳
江苏省常熟市中医院　　王一平

　　叶天士与薛生白是清康熙、乾隆年间苏州著名的温病学家,他们对中医温病学的创立与发展做出了贡献,在中医学发展史上占有一席地位。现就其生平、社会地位、学术观点等几个方面,采录叶、薛事迹,进行浅谈。

一、叶天士、薛生白的生平事迹

　　叶桂,字天士,号香岩,又号上津老人,吴县(今属江苏苏州)人。生于清康熙六年(1667),殁于乾隆十一年(1746),享年80岁。先世自安徽歙县迁吴,世居阊门外下塘上津桥畔眉寿堂。祖父名时,字紫帆,有孝行,精于儿科,名噪吴中。父亲名朝采,字阳生,精外科,善饮酒赋诗,尤喜收藏古书画、鼎彝罍洗之属,罗列几案间。兼工书画,好吟诗,善鼓琴,轻财好施,卒年未满50。天士从12岁起便跟随父亲学医,14岁时父殁,弃举子业,随父门人朱氏专心学习医术。朱将师授之全部医术授予天士,天士闻言即解,且其识见有超越其师之上者。天士虚心好学,广博众长,自12至18岁,先后拜师17位。闻某人善治某症,即前往求教,执弟子礼。始习幼科,后学力日进,扩充其道于内科一门,集大成焉,特别是得到周扬俊等四名家精华之后,于内科温热病一门造诣尤深,有病之极难摸索者,一经诊视,指示灼然,当时人以"吴中中兴之大名家"相评。他贯彻古今医术,擅名于雍、乾之际50余年。然其生平精力殚于治病,未遑有所著述,世传《温热论》《临证指南医案》《叶案存真》《未刻本叶氏医案》等书,均由其门人编辑整理而成。临终时告诫其子曰:"医可为而不可为,必天资敏悟,又读万卷书,而后可借术济世。不然,鲜有不杀人者,是以药饵为刀刃。吾死,子孙慎无轻言医。"(《双佩斋文集》)殁后,沈德潜、王友亮均为其作传。

　　薛雪,字生白,号一瓢,又号扫叶山人,槐云道人,磨剑道人,长洲(今属江苏苏州)人。生于清康熙二十年(1681),殁于乾隆三十五年(1770),享年90

岁。生白出生于名门世家，曾祖薛虞卿，明万历年间人，工八法，为文徵明外孙，家学有自，耳濡目染。生白少年时即拜吴中诗文大名家叶燮为师学习诗文，古诗人中最推崇杜甫。又工八法，写兰精妙，书法崇东坡居士，所著诗文甚富。生白为人放诞风雅，偶遇异僧身挂一瓢，镌七字曰：吃尽天下无敌手。薛奇之，邀至家出席共饮，以瓢注酒，容一勺，僧尽三十六瓢，薛仅一瓢，遂以自号。生白善拳勇，驰骋于骑射刀稍之间，从他自号磨剑道人这一点来看，他对武术是很精通的。生白精于医，与叶天士齐名，然二公各有心得而不相上下，先生不屑以医自见。生白博学能诗，精研易理，著有《周易粹义》《一瓢斋诗存》《一瓢诗话》《扫叶庄集》《吾以吾鸣集》《医经原旨》《湿热条辨》《日讲杂记八则》《扫叶庄医案》等书。殁后，友人袁枚曾作《祭薛一瓢文》以志纪念。

在清代医学史上，流传着苏州二位名医叶天士与薛生白不和事迹之话，在《双佩斋文集》《一瓢诗话跋》《冷庐医话》《知医必辨》《苏州府志》《吴县志》《清史稿》等书中均有所记载，其中以王友亮《双佩斋文集》的"记二医"一文为最早。文中说："叶桂字香岩，号天士，同里薛雪，字生白，号一瓢，并以医名。两人者始相善，继相憎。生白颜其所居曰'斫桂轩''扫叶山庄'，天士亦作'破瓢居''踏雪山房'以报之，吴人传为谈柄。余谓贪夫争利，文士争名，自昔然已，况医名立而利随争，奚怪。客曰：'使其无争不更佳乎？'曰：'不矜不伐，厥惟圣贤，下此士大夫且弗免焉，二子争奚怪。'"笔者经过查考，认为"记二医"一文非王友亮手定。对于叶、薛二氏相互间的关系，笔者认为，是由于他们两人间当时所处的经历、社会地位、个人风格与学术观点的不同，有可能在行医风格与社会行谊上形成不同的格调，但绝不是像"记二医"所讲"余谓贪夫争利，文士争名，自昔然已，况医名立而利随争，奚怪"的评骘。

二、叶、薛二氏不同的社会地位与主客观原因

在封建社会里，医生的社会地位并不高，因此，有许多士大夫阶层，虽然精通岐黄之术，却不屑以医自见，有些人即被称为"儒医"。薛生白就是属这一类者。他是世家子弟，少年时与沈德潜同学诗于叶燮，沈氏是清代苏州著名文学家、诗人。生白与袁枚交谊也很深，袁氏是当时诗人兼名士。可见，平素与薛交谊的多为文人名士。薛氏本人也是才气横溢，风雅放诞，博学多才。

故而,薛生白当时的地位是属于士大夫阶层的。

叶天士则由于自幼失怙,家境贫困,因弃举子业,致心于岐黄,在对广大民众诊治疾病中获得丰富的临床经验,从这个基础上而成名,并偏重于专业行医。因此,叶天士是经常接触于平民阶层,并深受群众爱戴的医生。社会地位的不同,是造成叶、薛两人不同性格的主客观因素。

叶、薛二人个人气质上的差异,也是造成他们风格行谊不同的主观因素。薛生白出生于名门,自小受科举致仕传统观念的熏陶,曾两举鸿博。平素交往的都是名士、文人。他志趣很广,除医学外,文学、诗歌、哲学、书法、绘画、拳术、刀剑、骑射等无不涉猎,饮酒吟诗,性情豪放。在他身上表现出诗人的浪漫气息。

叶天士因其父阳生在世时轻财好施,故父死后家境贫困,不似薛氏那样清闲优雅。他靠学医谋生,7 年中拜师 17 位,集众家之长,成一家之说。王友亮曾称赞他:"故能集众美以成名,虽其聪慧过人,然学之心苦而力勤,亦非人所能几及矣。"他靠自己的天资加勤奋,才走上成才道路。他临终时告诫其子的一番话,正是对自己一生经验的总结,也是他成才的如实写照。他虽然毕生献身于医学临床,无暇著述,但是他在人民中间却享有极大的威望,被人们称之为"天医星"。天士在个性风格上也与薛氏迥然不同。

叶天士年长薛生白 14 岁,叶氏以而立之年名闻吴中时,薛生白才 16 岁。故而,在医学理论及临床实践上,薛氏是后于叶氏。但由于薛氏的学识范围较叶氏为广,作为一个后起之秀,年轻而有抱负,更主要的是他不以医自现的士大夫阶级意识,与叶氏的朴素求实的思想又是不同的。因此,这两种不同的个人气质亦是他们之间不同的主客观因素。

三、叶、薛二氏学术观点的不同之处

叶天士学术渊源于余杭陶氏(陶华),旁及东垣、子和、丹溪,远绍河间而得其正,后得周扬俊四名家之精。考周氏《温热暑疫全书》刊行之时正值叶氏 12 岁,故而,可以认为周扬俊的学术思想对叶天士创立温病学体系起了很大影响。叶氏对温病学的贡献,最重要的在于他创立了"卫、气、营、血"的辨证纲领,阐明了温病的传变规律,指出了温病的发生、发展与伤寒的区别,尤其指出了温病的治法与伤寒大异。在诊断上创造了辨舌、验齿、辨斑疹与白㾦等诊法。在湿温病的治疗方面，叶天士治湿病，其阻上焦者，用开肺气，佐淡渗，通膀胱。若脾阳不振，湿滞中焦者，用术、朴、姜、半之属以温运之，以苓、泽、腹皮、滑石以渗泄之。其用药总以辛苦寒治湿热，以苦辛温治寒湿，概以淡渗佐之。叶氏在杂病治疗方面，对脾胃、中风、虚劳、痰饮、络病等方面亦颇有心得，尤其对幼科更有独到之处。

薛生白的学术渊源，从现存的有关著述分析，其学术上承《灵枢》《素问》《难经》，中兼金元四家，近取喻嘉言、吴又可理论，不为一家所拘，兼学而通，择善而从。根据薛氏先习儒，攻诗画，后业医的事实来看，其医学很可能是自学的。根据薛氏在《医经原旨》一书中的自序，张景岳的《类经》对薛氏的学术观点的形成有着较深影响。薛氏对温病学的贡献，主要表现在他对湿热病的病因、感邪、途径、病理特点及辨证施治的方法，作了详细的论述。在湿温病的治疗方面，薛生白认为：治湿病，邪蒙闭上焦，宜清散涌泄；有失血、汗血，则应救阴而泄邪；病久阴阳两困，气钝血滞，而暑湿不得外泄，遂深入厥阴，络脉凝瘀，神不清而昏迷，破滞通瘀，斯络脉通而邪得解。故其为治，诊脉验方，以涌泄、清散、淡渗、疏引、破解之法为主也。薛氏对内、外、妇、儿各科也深有造诣。薛氏所著《医经原旨》一书共分六卷，纲为摄生、阴阳、藏象、脉色、经络、标本、气味、论治、疾病九大类。

叶天士与薛生白同是清代著名的温病学大家，对温病学的创立与发展，各自都做出了贡献。但就叶、薛二人的学术成就而言，叶氏首先提出了"温邪上受，首先犯肺，逆传心包"的论点，并以此创立了"卫、气、营、血"的辨证纲领。他阐明了温病的传变规律，指出了温病的发生、发展、治法与伤寒大异，因而奠定了温病学的基础。薛生白虽然对湿温病的辨证、治疗提出了系统的诊治方法，有着指导性的意义，但是他未能突破《伤寒论》的框架，仍旧在六经辨证的基础上来阐述湿温病的病机及传变规律。在敢于创新方面，薛生白是逊于叶天士的。

关于叶、薛二氏学术观点的不同，虽然在他们各自的医著中没有公开相互抨击的记载，但是在一些野史、医话中，却有所记载。如《知医必辨》中载："有患疟疾者，曾经薛生白先用小柴胡不效，乃求天士诊。叶、薛素交恶，遂谓病家曰：'柴胡吃差了。'"故天士治疟不用柴胡。叶、薛二氏在疟疾是否应用柴胡这点上，有着意见分歧。后世对叶天士治疟不用柴胡，有赞同者，也有反对者。其实叶天士治疟也并非绝对不用柴胡，通观《临证指南医案》一书，内中疟疾门，共 182 案，用鳖甲煎者 3 案，用补中益气汤者 1 案，二方都有柴胡。此外，还有用柴胡梢一案。叶氏治疟为何缘故不用或慎用柴胡呢？叶氏曾批《陶氏伤寒生生集》云："先君阳生公曰'今世滥用小柴胡汤，动手辄用柴、芩，死之相继，祸不旋踵，可叹也'。"可见，叶氏疟疾不用柴胡，并非是因为与薛氏交恶缘故，而是自出于他本人及其父的临床经验之因。在治疟用不用柴胡这一点上，叶、薛二氏是学术各有所见的。

另外，据《冷庐医话》中载："震泽吴晓镇茂才言，乾隆间，吴门大疫，郡设医局以济贫者，诸名医日一造也。有更夫某者，身面浮肿，遍体作黄白色，诣局求治。薛生白先至，诊其脉，挥之去，曰：水肿已剧，不治。病者出，而叶天士至，从肩舆中遥视之，曰：尔非更夫耶？此热驱蚊带受毒所致，二剂而已。遂处方与之，薛为之失色，因有扫叶庄、踏雪斋之举。二人以盛名相轧，盖由于此。其说得之吴中医者顾某，顾得之其师，其师盖目击云。"此文所述，本系来自传闻，其真实性值得怀疑。现就事论事而言，充其量也仅是反映了叶、薛二氏的学术水平与临床经验的差别，以及学术观点的不同而已，根本谈不上是以盛名相轧而言。

本文从叶天士、薛生白二人的生平事迹、社会地位、个人风格、学术观点等方面来探讨叶、薛二氏不同风格的缘由。关于薛生白的"扫叶"之命名，以及"扫叶""踏雪"之佚闻，笔者已在《中华医史杂志》的《扫叶、踏雪辨》一文中加以澄清与正名。叶、薛二氏，他们各有各的特点，他们在中医学发展史上都具有一定的地位。自然，叶天士尤为卓著。对待历史人物的评价，我们不能去轻信历史上没有根据的轶闻传说，而应运用历史唯物主义的观点，客观地、实事求是地加以分析。认真总结和发扬他们留给后人有用于人类的医学遗产，去除那些强加在他们头上的不实之辞，以还历史本来的面目。

（《南京中医药大学学报》，1999 年第 15 卷第 4 期）

医学思想研究

薛雪的医学思想主要体现在对湿热病的论述上，明确提出湿热病邪的侵犯途径有别于其他外感病，阐述了湿热病的病因病机，强调湿热病的病机重点在阳明、太阴为正局，兼入少阳、厥阴为变局。

薛氏提出湿热时病乃因在天热气与在地湿气合而为病，"湿热之邪从表伤者，十之一二，由口鼻入者，十之八九"。认为湿热病邪侵犯人体，除了大部分人从口鼻而入外，还有少部分人可从皮毛侵入。这一观点，与吴又可、叶天士之"温邪上受"，只强调从口鼻而入者不同。薛氏还强调："膜原者，外通肌肉，内近胃府，即三焦之门户，实一身之半表半里也。邪由上受，直趋中道，故病多归膜原。"强调邪气从上而受，易侵犯膜原，明确地提出了湿热邪气感人的三个途径。

薛氏认为脾胃为湿热病变的中心，湿热之邪侵袭，多伤及阳明、太阴二经。如"湿热之邪……阳明为水谷之海，太阴为湿土之地，故多阳明、太阴受病""湿热乃阳明、太阴同病也""湿热病属阳明、太阴经者居多"等，这不仅是本篇的立论核心，也是湿热病与伤寒及一般温热病不同之处。至于邪气侵犯中焦，却又有犯脾或犯胃之不同。湿热邪气侵犯阳明、太阴为湿热病的正局，若素体少阴阴虚，相火易动，又每兼少阳、厥阴，从而转为变局。

《湿热论》学术思想研究

湖南中医学院　　吴润秋

《湿热论》乃清代吴郡(今属江苏苏州)名医薛雪(字生白)所作。论中详述湿热为病的因证辨治,条分缕析,常变有法,自成系统。真可谓集湿热之大成,且多有创见。其理法方药,于湿热辨治有着极大的指导意义,一直为医家所推崇。笔者试对是论中主要学术思想作一研究分析,供同道参考。《湿热论》版本繁多,考据比较,以三十五条本为优,故本文论述以此为据。

一、湿热理论的渊源

在清代,湿热与湿温,两名常指同病。如王孟英释《难经》"伤寒有五"中湿温时说:"即暑兼湿为病也,亦曰湿热。"又薛氏《湿热论》亦有以"湿温"命名者。

薛氏之前,历代对湿温有所认识,然论述颇不系统,却是薛氏湿热理论的学术渊源所在。"湿温"一名,首见于《难经·五十八难》:"伤寒有五,有中风,有伤寒,有湿温,有热病,有温病,其所苦不同。"又谓:"湿温之脉,阳濡而弱,阴小而急。"这是在秦汉以前对本病的认识。其意义有三:首先确立了病名;其次明确了湿温属外感范围;再次指出了本病的脉象。西晋王叔和谓:"伤寒湿温,其人尝伤于湿,因而中暍,湿热相搏,则发湿温。病苦两胫逆冷,腹满叉胸,头目痛苦,妄言。治在足太阴,不可发汗,汗出必不能言,耳聋,不知痛所在,身黄面色变,名曰重暍,如此者,医杀之也。"王氏进一步明确了湿热病因,详述了症状,指出了治疗原则及禁忌。明末吴又可著《温疫论》,首次提出"戾气"的病因学说,"邪从口鼻而入"的感邪途径,"邪伏募原"的病机概念,辨证上"表里九传",治疗上以"达原饮"为主方等理论观点。至清温病学说大兴,"卫气营血"辨证论治纲领在临床实际中逐渐形成。薛氏借鉴古今,结合自己"所历病机",概括总结,写下了《湿热论》名篇。

二、对湿热理论的总结和发展

薛氏《湿热论》最大的成就在于，博采前人之长，多有创见，形成了系统的辨证论治理论，大裨实用。

1. 标本同病　前人一般认为，湿热病因是既伤湿又中暑，湿热相互为病。薛氏不但注重这些外邪侵袭之因，更觉察到机体发病的内在因素，明确提出"标本同病"的概念。"标"指外邪六淫，但以湿热为主；"本"指内伤，重在阳明（胃）太阴（脾）。薛氏谓："太阴内伤，湿饮停聚，客邪再至，内外相引，故病湿热。"又谓："或先固于湿，再因饥饱劳役而病者，亦属内伤挟湿，标本同病。"如此内外相合则发湿热病。是病四季皆可发生，但以夏秋为多，非夏秋所发病初起在表者，多兼风寒他邪。

2. 邪入口鼻，归于募原　薛氏在长期的临床观察中，发现是病初起大不同于一般外感，从而体验出："湿热之邪从表伤者十之一二，由口鼻而入者，十之八九。""邪由上受，直趋中道，故病亦多归募原。"此处"病"字乃指病邪而言。"中道"乃枢纽之道，如上下之间，表里之间皆谓之"中"，实为表里上下之中枢。邪转中枢，归于募原。募原语出《内经》，其部位外通肌肉，内近胃腑，与"少阳""三焦"含义一致。邪入口鼻，归于募原的感邪途径，乃继承了吴又可理论，也是薛氏临证所得。邪归募原之枢，可发散于表而见湿热表证，内愤于里可见脾胃等气分证。这一理论为阐明湿热发病机制提供了有力依据。

3. 病属阳明太阴居多　薛氏指出："湿热病属阳明、太阴经者居多。"此乃本病临床证候特点的概括，同时反映了本病以脾胃为重心的病理特点。湿热病发生与否，关键在于脾胃之气。若中气旺，虽募原伏邪，可暂不发病。一旦脾胃气弱，邪气深入而发病。常见证候如胸痞、汗出、四肢倦怠、苔腻、口渴不引饮等，都是湿热阻郁脾胃的病理反应。又整个病程中，脾胃证型较多，故本病病理特点，以脾胃为重心。在表"多兼少阳三焦"，出现耳聋干呕，寒热往来之证；在里"每兼厥阴风木"，出现痉厥昏瞀之证。以脾胃为重心的湿热病理论乃薛氏之创见，不但对于认识和掌握本病的发展变化非常重要，且在辨治上更具有意义。脾属阴，喜燥恶湿；胃属阳，喜润恶燥，二者相互表里，对湿、热之邪各有其亲和性。临床上湿重者多责之于脾，热重者多责之于胃，治疗上则按湿热之轻重来调理脾胃之邪正。目前湿温一般分湿重、热重、湿热并重三型辨治处方,其理论依据就在于此。

4. 提纲证的确立 湿热病证候复杂,变化多端,然薛氏通过临床,总结出几个主要症状,作为湿热病辨证依据。如"湿热证,始恶寒,后但热不寒,汗出胸痞,舌白或黄,口渴不引饮。此条乃湿热证之提纲也"(《湿热论》第1条),一直有效地指导临床。谓始恶寒者,乃邪在卫表,脾阳为湿所遏。后但热不寒,是因湿热之邪入里化热。热盛阳明则汗出;湿蔽脾阳则胸痞;湿邪内蕴则舌白,湿热交蒸则舌黄;热郁津不升则口渴,湿困饮内留故不引饮,皆是湿热为患,脾胃运化不足之变。薛氏于本病提纲证的确立,抓住了疾病的本质。

5. 不独与伤寒不同,且与温病大异 金元以前,温病与伤寒每多混治。至金刘完素"主火论"出,寒温始有分辨。薛氏独具只眼,认识到寒、温、湿三气性质不同,界限分明。谓:"湿热之病,不独与伤寒不同,且与温病大异。"薛氏所指伤寒乃狭义伤寒,温病乃春温等偏于温燥一类的温病。湿热相搏,阴阳混同,最易淆乱于伤寒或温病之间。湿偏重者似伤寒,热偏重者似温病。若不仔细辨证,见寒便投麻桂,闻温就处黄芩,辛散发汗,寒凉遏湿,皆属误治。其鉴别,当以提纲证为依据,而胸痞、口渴不引饮两证又是辨证的关键。

6. 辨证论治纲领 表面看来,《湿热论》条文是采取类证比较、分组排列的方式。如第2、第3两条是一组湿热伤表的证治比较;第4、第5、第6、第7四条是一组痉厥证治比较;第15、第16、第17三条又是一组呕吐证治比较。若仔细研究,全篇贯穿了一个辨证论治纲领,简述如下。

(1) 湿热伤表:湿热外受或从里而发,凡见邪在肤表、肌肉、腠理、关节、经络等,皆属湿热表证。"恶寒无汗,身重头痛"(第2条)为湿伤肤表,热象未显,治疗取藿香、香薷、薄荷、牛蒡子等芳香宣透,加苍术、羌活以祛湿,头不痛为湿邪上蒙不甚故去羌活。"恶寒发热,身重关节疼痛,汗出不解"(第3条)为湿热伤犯肌肉关节,热象已显之证,治用滑石、豆卷、苓皮、通草等清利,藿香叶、鲜荷叶、桔梗等芳宣。病位较上证为深,故多用清利之品。湿热郁闭腠理,证见"胸痞发热,肌肉微疼,始终无汗"(第21条),即重用六一散,轻用薄荷叶泡汤调下,微汗利尿而解。若病初起即见"口噤,四肢牵引拘急,甚则角弓反张"(第4条),舌不红绛者,为湿热侵入经络所致,辨治当与肝风之痉区别。治疗用滑石利湿，黄连清热，秦艽、灵仙、丝瓜藤、海风藤、地龙等宣通经络，开噤止急。湿热伤表，以芳香宣透为主治，禁用辛散发汗。若兼风寒之邪，亦当微汗。故薛氏谓："湿病发汗，昔贤有禁。此不微汗之，病必不除。盖既有不可汗之大戒，复有得汗始解之治法。"全在临证者权宜变通。

（2）邪犯募原脏腑：在表湿热之邪不解，入里侵犯脏腑三焦，或募原伏邪溃而为病。此类证候是湿热病最关键的阶段，病机复杂，涉及多个脏腑，仍以脾胃中焦为主。中见募原之证，上犯肺与胸膈，内及肝胆，下流膀胱，范围广泛。辨治首分湿重、热重、湿热并重三大证候。

1）湿重证治：湿热阻遏募原，见"寒热如疟"（第8条）、头痛耳聋、干呕、苔白腻等，湿盛热微。薛氏主张用达原饮意，柴胡解郁转枢，厚朴、槟榔、草果、半夏等疏滞化痰，配六一散、石菖蒲通窍利湿，使半表半里之湿热从枢而解。募原湿浊不解，郁而犯胆，木失条达，胆火挟阳明胃中湿饮上逆，见"呕吐清水，或痰多黏腻"（第16条），治用温胆汤加瓜蒌、碧玉散以和胆降逆，清利湿热。湿伏中焦则见"发热汗出，胸痞口渴，舌白"（第10条）等证，治用藿香、佩兰、白豆蔻、石菖蒲以芳化，郁金、厚朴、六一散等以疏利，伏湿得解。若"舌遍体白、口渴"为湿邪极盛于肠胃之证，重用辛开之厚朴、半夏、干菖蒲、草果等，使气机得行，湿邪得化。湿热下流，滞于膀胱，而见"自利溺赤、口渴"（第11条）等证，故用滑石、猪苓、茯苓、泽泻、萆薢、通草等渗利清热，加杏仁、桔梗以开上，源清则流洁，取效更捷。湿热证亦可见到"忽大汗出，手足冷，脉细如丝或绝"和"口渴、茎痛、溺赤涩"等证并存（第29条），酷似伤寒亡阳。辨证尤须谨慎周密。本证乃汗多卫阳暂泄，湿热内蕴，表里不通。其"起坐自如，神清语亮"就是判断虚实寒热的着眼处。用五苓散去白术加滑石、黄连以清利湿热，邪去则表里自通，配芪皮固已虚之表，生地养已耗之液。标本兼顾，方能周到。

2）热重证治：湿热不解，势必化热为主，或素体胃阳亢盛，病起即显热重之证。"咳嗽昼夜不宁，甚至喘而不得眠"（第18条），乃湿热侵伤肺络。治用葶苈、枇杷叶峻泻肺中之邪，配六一散以清利。胃热上逆于肺，肺胃不和，气机升逆失降则出现"呕吐不止，昼夜不差欲死"（第17条）之痛苦之证。治宜清胃降逆，用黄连三四分，苏叶二三分，药剂虽轻，却能去实。湿热闭阻胸膈，犯肺逼心，证见"壮热口渴，脘闷懊恼，眼欲迷闭，时时谵语"（第31条），循

《内经》"因其高者越之"之旨取《伤寒论》"虚烦"治法,用栀子豉汤涌泄祛邪,须加枳壳、桔梗开上行气。邪热结实于胸膈,"发痉,神昏笑妄,脉洪数有力"(第6条),此非栀豉涌泄能效,亦非至宝丹、石菖蒲芳开所宜,须凉膈泄热,用凉膈散加减。若更见腹胀便结拒痛者,为热结胃肠之实证,非下而不能去其结,非清而不能已其热。可用承气硝黄荡涤,但不可大下骤下,只宜轻下缓下。

3) 湿热并重证治:湿邪久郁化热,可形成湿热两盛之证。"舌根白,舌尖红"(13条),苔黄,胸痞,为脾胃湿渐化热之证。治用白豆蔻、半夏、干菖蒲、六一散等化利湿热,增连翘、绿豆衣清热之功,使湿热两解。湿热并盛,阻闭中上,见"胸闷不知人,瞀乱,大叫痛"(第14条)等证,急用槟榔、鲜石菖蒲、六一散加皂角、地浆水疏化利湿,湿去则热清。不用芩连寒凉滞遏,乃热由湿化,治湿乃本证主法。

(3) 邪灼心包营液大耗:脏腑气分湿热可热极化燥,入营耗阴,或素体营阴亏损,初病旋即内陷入营。此证湿象较少,涉及脏腑主要有心包、肝胆。湿热初入营分,气热尚存,而见气营两燔之证,"口渴,苔黄起刺,脉弦缓,囊缩舌硬,谵语,昏不知人,两手搐搦"(第35条)。为气热尚盛,营阴枯竭,心包、厥阴受灼。治宜滋营养液,清气泄热,用鲜生地、生何首乌、芦根、玄参凉营滋液,大黄、鲜稻根等清气泄热,此为气营两治之法。"壮热口渴,舌黄或焦红,发痉,神昏谵语或笑"(第5条),舌绛,脉细数,为营阴亏耗、热灼心包之证。治用犀角、羚羊角、生地、玄参、钩藤凉营滋液,配连翘、银花露清热透营,至宝丹、石菖蒲清心开窍。若营阴大亏,挟胆火上冲见"口大渴,胸闷欲绝,干呕不止,脉细数,舌光如镜"(第15条)等证,治用五汁饮磨四香,五汁滋营养液,四香行气解郁,营复胆舒则逆火降而诸证皆除。若营液大耗,肝风内动可见"汗出热不除,或痉,忽头痛不止"(第20条),治用羚羊角、钩藤、蔓荆子息肝风以治标,玄参、生地、女贞子养营液以治本,加菊花、枸杞更良。

(4) 血液内燥主客浑受:营热不解,可速变入血,燥血动血。出血不多,毒邪或可以从血而泄,病情得缓。若血出不止,病势危急,须及时抢救。"壮热烦渴,舌焦红或缩,斑疹,胸痞,自利,神昏、痉厥"(第7条),乃气热未尽,气血两燔之证。治用大剂犀角、羚羊角、生地、玄参、紫草凉血、止血、息风,银花露、方诸水、金汁清泄气热,石菖蒲开窍醒脑,气血两清。证见"左关弦数,腹时痛,时圊血,肛门热痛"(第23条)等似热痢,乃血液内燥、湿热动血所致,治可仿白头翁汤治法,凉血清热止血。阴血走窜欲泄时可见"上下失血或汗血"(第33条)之危证,急投大剂犀角地黄汤加紫草、茜根、金银花、连翘等凉血止血清热。待血止热清后,权衡邪正而施治,正虚无邪时方可进甘平之品调养,不宜甘温。妇人湿热,恰值经水来潮,湿热乘虚袭入血室,即见"壮热口渴,谵语、神昏、胸腹痛,或舌无苔,脉滑数"(第32条),为热入血室之证,用大剂犀角、紫草、茜根凉血散血,金银花、连翘、贯众清热解毒,鲜石菖蒲化湿热以开窍。湿热入血阻滞于厥阴胞络,主客浑受,气钝血滞,邪不得外泄,可见"口不渴,声不出,与饮食亦不却,默默不语,神识昏迷"(第34条)等,非芳香开窍、清热醒脑可效,须破瘀通络为主治,用醉䗪虫、醋炒鳖甲、土炒穿山甲、僵蚕、柴胡、桃仁等活血破瘀通络,胞络得通,则神清病除。

(5)余邪未尽:通过辨证治疗,湿热主症得以平复,尚有余邪未尽,病处恢复调理阶段。其辨治大致有三个原则可循:①此类证候以正虚邪衰为特点,扶正祛邪为总则。②依原病所处阶段不同而辨治有别。③依素体气血阴阳盛衰差别而辨治不同。薛氏关于此类证候有如下数种,对于湿热病善后调养颇具意义。

1)余邪留滞经络:"十余日后,大势已退,惟口渴汗出。骨节疼、隐痛不已。"(第19条)证属液亏湿滞,经络不舒。只宜元米汤(糯米泔水)泡于术,隔一宿,去术煎饮,有生津益气、除湿舒经之功。

2)余邪蒙闭清阳:"湿热证,数日后,脘中微闷,知饥不食。"(第9条)薛氏谓此证:"湿热已解,余邪蒙闭清阳,胃气不输。"治用五叶芦根汤,轻清宣上。

3)中亏升降悖逆:"湿热证,按法治,数日后忽吐下一时并至。"(第22条)此乃湿热损伤中气,脾胃升降失常所致,治宜茯苓、甘草、扁豆、莲心、薏苡仁、半夏、谷芽调养脾胃,清升浊降则愈。

4)元神大亏:"湿热证,曾开泄下夺者,恶候皆平,独神思不清,倦语不思食,溺数唇干。"(第28条)乃气分湿热大退,元神大亏,肺胃气液不布所致,治宜气阴两养,用人参、甘草益气,麦冬、石斛、莲子养液,稍加木瓜、谷芽和胃除湿。

5)胆气不舒:"湿热证,按法治之,诸症皆退,惟目瞑则惊悸梦惕"(第27条),为邪伤肝胆而气怯,郁而不舒。治用酒浸郁李仁、酸枣仁、猪胆皮、姜汁等滋养肝胆以安魂,辛苦开泄以舒郁。

6)热伤肾阴:"湿热证,十余日后,尺脉数。下痢或咽痛,口渴心烦"(第24条),为余热未清、少阴肾阴受损之证。治仿猪肤汤凉润滋阴,生地、麦冬、玄参、牡丹皮可选用。

薛氏提出的"湿中少阴之阳"(第25条)、"湿困太阴之阳"(第26条)两证,并非湿热病常见证候,但偶尔有之,一般多由素体阳虚,复感湿热之邪。其证类似寒湿,需当详辨,姜、附、桂等大辛大热之品要慎用。薛氏还提出"下体客寒"(第30条)一证,可作临证参考。

由上分析,我们不难看出,薛氏湿热辨治纲领与"卫气营血"辨治大纲基本一致:湿热伤表相当于卫分证;邪犯膜原脏腑相当于气分证;邪灼心包,营液大耗,血液内燥,主客浑受,实际上就是营分证、血分证。这说明了薛氏在实践中遵循了"卫气营血"辨证论治这一客观规律。薛氏《湿热论》真可谓集湿热理论之大成,为一病一治之楷模,贡献颇大。基于以上研究,笔者将《湿热论》原文重新删正,按一定体例排列,加以校勘、注释,各家按选等,拟名曰《重订注湿热论》,已成初稿。

三、对后世的影响和启发

薛氏《湿热论》在当时未得刊行,可能只有抄本流传。乾隆年间舒松摩《医师秘籍》刊载是论。道光九年(1829)李清俊曾有专刊本发行。道光十五年(1835)章虚谷在《医门棒喝》二集中首注是论。江白仙、吴金寿、顾听泉、王孟英等名家都为之作过注。中华人民共和国成立后,全国中医学院一、二、三版教材《温病学讲义·名著选读》中,也都选有《湿热论》。可见两百多年来,其影响之大,对临床的指导作用尤为显著。

清代光绪八年(1882),雷丰著《时病论》,对湿热与湿温两病名始有明确分别。在辨治湿温时多取薛氏论据,雷氏认为邪在表,宜用宣疏表湿法加葛、羌、神曲治之。邪在气分,宜清宣温化法去连翘,加厚朴、豆卷治之;邪遏膜原,宜用宣透膜原法治之。湿热化燥,闭结胃腑,宜用润下救津法,生大黄易熟大黄,更加枳壳;邪逼心包营分,宜用祛热宣窍法加羚羊角、钩藤、玄参、生地治之。雷氏继承了薛氏湿热理论,辨证论治有一定法则。

　　江苏武进名医丁甘仁，孟河学派创始人，运用薛氏湿热理论指导，治疗湿温病多获效验。如治疗裘左一案，"阳明之温甚炽，太阴之湿不化，蕴蒸气分，漫布三焦"，用苍术白虎汤去枣、米加枳实、通草、茯苓皮、竹茹、滑石、荷梗等治疗，就是根据薛氏脾胃气热证治原则。又如郑左一案，"燥入营，伤阴劫津"，治用大剂凉营生津之品如鲜生地、天花粉、牡丹皮、羚羊角、芦根、鲜石斛等，就是取法于薛氏营分证治原则。现代名医章次公，于湿温治疗甚有心得。《章次公医案》记述了湿温验案数十则，如治湿热阻结胸膈用栀子豉汤加味，热入营分用清营汤加减，热深燥血动血用犀角地黄汤凉血止血，无不受到薛氏辨证用药的影响。

　　当代名医李聪甫研究员素究脾胃理论，用于内伤外感，左右逢源。在温病方面，尤擅长于湿温辨治，曾抢救过许多危急患者。《李聪甫医论》载《论治湿温病》一文，《李聪甫医案》载湿温治验十则。李聪甫治湿温，主要取法于薛氏湿热理论，结合临床，融会贯通，自成体系，多有发展。在辨证上，分"湿邪卫阳""邪恋气分""热邪入营""病传血分"等卫气营血辨证大纲。治疗上，湿郁卫阳用宣湿透表汤，始终把病邪限制在卫气之间，不主张用辛温发表之方以助湿升腾。邪恋气分，湿渐化热，主张清热必先治湿，用宣湿化热汤辛开苦降，运转枢机。强调指出，此时以利湿为本，既不宜早用苦寒滋腻遏其湿而内迫营血，更不宜滥用辛热燥烈助其热而内灼营血。热邪入营，当分辨证情，用转枢化浊汤和转枢透热汤透邪转气，引营热从气分而解。营热入血，主张用清温解营汤，兼有腑实津亏者，需釜底抽薪，急下存阴，用硝黄下夺。若病久胃虚，突然下血，战汗、肤冷、昏厥等危急之时，李聪甫常用西洋参、生粳米扶益肺胃津气，转危为安。强调指出，若误作亡阳而用附、姜、桂，必加速其死亡。在总结湿温治疗经验时说："治湿温，有卫、气、营、血浅深传变的不同，而治则，就有达卫、转气、清营、凉血、培元、增液的主次和特点。正确识别病变的脉证反映，就能正确掌握辨证论治的规律。"李聪甫湿温辨治规律，是在薛氏湿热理论的基础上，从临证治疗中摸索总结出来的。

　　因此，薛氏湿热理论对后世产生了极大的影响，《湿热论》成了医家必读之书。

（《贵阳中医学院学报》，1982 年第 4 期）

《湿热论》浅谈

长春中医药大学　　　于　海　马金玲　兰辛键　张文风

　　湿温之病名首见于《难经·五十八难》："伤寒有五，有中风，有伤寒，有湿温，有热病，有温病。"但彼时对本病的认识尚局限在伤寒范畴内。直到明清时期，随着温病学派崛起，对温热病的研究日趋成熟，方将本病由伤寒之中剥离而单独论述，其中薛雪著《湿热论》，专论湿温病传变与治疗，自成体系，独树一帜，成就非凡。

一、病机以正局、变局总括

　　"湿热症，始恶寒，后但热不寒，汗出胸痞，舌白或黄，口渴不引饮。"此为薛雪在《湿热论》篇首点明之湿热病提纲。结合这组临床症状与湿热邪气特点可知，本条文是薛雪对湿热病之湿邪伤脾与湿邪郁滞两大病机的高度概括：湿邪损伤阳气则恶寒，壅滞内外则痞塞，郁久生火则恶热。正如薛雪自注："始恶寒者，阳为湿遏而恶寒，终非若寒伤于表之恶寒，后但热不寒，则郁而成热，反恶热矣。热盛阳明则汗出，湿蔽清阳则胸痞，湿邪内盛则舌白，湿热交蒸则舌黄，热则液不升而口渴，湿则饮内留而不引饮。"

　　薛雪又在后文自注中将本条称为"湿热病必见之正局"。由此可知，所谓"正局"，就是指湿邪困阻中焦所导致的湿热病，此即《素问·至真要大论》所言之"诸湿肿满，皆属于脾"，强调湿邪与脾脏密切相关。一方面脾为后天之本，气血生化之源，脾虚则运化失常而湿邪内生；另一方面脾胃居中焦，为气机升降之枢纽，脾虚则水湿停聚。同时，脾喜燥恶湿，湿邪停滞，伤损中阳则加重脾虚，如此互为因果，循环往复而脾愈虚，湿愈重。正是因为湿邪的产生与脾胃关系密切，所以薛雪说："湿热证属阳明、太阴经者居多。"此即章虚谷所谓："六气之邪，有阴阳之别，其伤人也，又随人身之阴阳强弱变化而为病。"又因湿热伤中，主客浑交，必然导致阴阳失和，进而引起人体一系列病理反应。如湿郁化热，阻滞经络，伤损阳气等，波及全身内外而病情千变万化，故而在"正局"之外又有"变局"之说。所谓"变局"是与"正局"相较而言，也就是并不一定必须出现的症状，类似《伤寒论》中的或然证。因此薛雪说："皆湿热中兼见之变局，而非湿热病必见之正局也。"可知变局多由正局继发而来，二者既有联系，更有区别。首先，二者病位不同。正局者，病位在脾胃；变局则因脾胃居中焦，主斡旋而升降气机，故湿邪困顿则周身气机不畅而波及三焦与肝胆。其次，二者病性不同。正局因患者体质虚实不同而有寒化、热化两端——"中气实则病在阳明，中气虚则病在太阴"；而变局则因湿困脾胃，郁滞气机，久必化火，即薛雪之"阳明、太阴湿久郁生热，热甚则少火皆成壮火"，故而只有热化一途。再次，二者临床表现不同。正局多以肌肉及胸中病变为主，而见"始恶寒，后但热不寒，汗出胸痞，舌白或黄，口渴不引饮"等症；变局则因湿热邪气在阳明、太阴之"表里"不同又分为两类，即"病在二经之表者，多兼少阳三焦；病在二经之里者，每兼厥阴风木"。所谓"表"，薛雪自注："太阴之表四肢也，阳明也；阳明之表肌肉也，胸中也。"而对于什么是"里"，薛雪并没有明确指出。故此处表里究竟是何含义，历来争论不休。窃以为，既然"表"指的是四肢胸中，那么"里"应该就是五脏六腑。以此入手解释条文，即轻者湿热弥漫，郁滞四肢胸中，气机升降失常，三焦运行不畅，郁久化热，相火上冲，出于官窍，而见"耳聋、干呕"；重者湿郁化火，入于脏腑营血，阴精备受煎灼，心火独亢，肝失濡润，热极生风故有"发痉发厥"。可知二者本质上皆为湿郁化火之证，唯病证深浅不同而已。

此即薛雪首创之正局变局理论，它既明确了湿热病发生与治疗的中心在脾胃中焦，又指出湿热病因其湿邪黏滞、易于化热的特点，日久不愈必然可波及五脏六腑，充斥一身内外。以此理论剖析湿热病，可谓主次分明，条理清晰，执简驭繁，视角独特。

二、辨证以重视阳气为先

张景岳在《类经》中说："天之大宝，只此一丸红日；人之大宝，只此一息真阳。"强调阳气之于人体的重要性，可以说阳气的强盛程度，直接影响疾病的发生发展、传变转归。薛雪在《湿热论》中论述湿热病的发生、传变以及治疗时都充分体现了对阳气的重视。

首先，阳气决定了湿热病的发生发展。薛雪说："太阴内伤，湿饮停聚，客邪再至,内外相引,故病湿热。此皆先有内伤,再感客邪,非由腑及脏之谓。若湿热之证不挟内伤,中气实者其病必微。"此处明确指出,湿热病的发生与中焦脾阳密切相关,一方面,"先有内伤",即中阳虚损是湿热病发生的先决条件,外来邪气往往只是诱发或促进因素。另一方面,"中气实者其病必微",因脾胃为后天之本,气血生化之源,因此中阳充盛则御邪有力而病多轻浅。

其次,阳气左右着湿热病的传变转归。薛生白在篇首湿热病提纲自注中提到:"湿热病属阳明、太阴经者居多,中气实则病在阳明,中气虚则病属太阴。"薛雪在此处借用《伤寒论》三阴三阳理论指出,虽然湿热邪气多首先困阻中焦,但因患者个体差异,临床又有不同的病机类型。其中素体强健,阳气充盛,即"中气实"者,虽感受湿热邪气,但因正气强盛,正邪交争剧烈,故多表现为邪热亢盛之象而"病属阳明";而素体虚弱,阳气衰少,即"中气虚"者,倘若感受湿热邪气,不但抗邪无力,而且由于湿热会进一步加重阳气损伤而虚上加虚,则多表现为脾胃虚寒之象而"病属太阴"。可知虽然名为"湿热病",但并非都以热象为主,若阳气虚损,一样会出现脾肾阳虚的阴寒之象。

再次,湿热病的治疗要时刻注意顾护阳气。薛雪说:"湿热证,身冷脉细,汗泄胸痞,口渴,舌白,湿中少阴之阳。"此处所谓"少阴之阳"当为心肾阳气,无论因为湿热日久,邪气伤及肾阳,还是阳虚之人复感湿热邪气,都会导致恶寒自汗、痞满口干、脉沉细等一派脾肾阳虚之象。此时病机核心已不是湿热邪气,而是肾阳虚衰。正如薛雪文后自注所说,此为"肥胖气虚之人夏月多有之病",正所谓"肥人多虚",突出了患者阳虚的体质特点,可以说是对前文"中气虚则病属太阴"的补充说明。且因其体虚,受邪之后则虚损愈速,所以临床表现为湿热不明显,以寒湿为主:湿热伤阳,卫气失顾则身冷汗泄;痹阻经络,气血不畅则脉细胸痞;湿邪困脾,津不上承则口渴,浊邪上蒸而舌白。可以说,轻者伤中阳而"病属太阴",重者损心肾而"中少阴之阳"。正如《素问·生气通天论》所说"阳气者,若天与日,失其所,则折寿而不彰",足见湿热病过程中阳气的重要性。此处薛雪不囿于湿热邪气之外在表象,直接抓住阳气虚损的根本病机,可谓治病求本的典范。因此,虽名曰"湿热证",在治疗上仍以温阳祛湿为主,即薛雪所云:"湿邪伤阳,理合扶阳逐湿。"但值得注意的是,在此处薛雪并未给出具体治疗方剂,仅举数味药物为例——"宜人参、白术、附子、茯苓、益智仁等味",虽然后人将这一组药物命名为"扶阳逐湿汤",但严格意义上讲，这只是药物组合，并不能算是一首完整的方剂，更应该看作是薛雪对此种阳虚湿热证的治疗思路。

众所周知，湿邪的祛除主要有化湿与利湿两种途径。所谓化湿，多指通过调整人体脏腑功能，以增强对水湿的运化能力。水湿邪气与脾肾两脏关系最为密切，所以化湿多从脾肾入手，或者温肾助阳，或者暖脾补中。而利湿则是通过利尿通淋药，将湿邪由小便甚或大便排出体外，这是由于湿性下趋，故因势利导给邪以出路。依据上述思路选药组方：温肾用附子，补肾用益智仁，暖脾选白术，补中选人参，利尿选茯苓，则扶阳逐湿汤应运而生。因此，本方的实质应当是薛雪关于祛湿方法的一次生动演示，既充分认识到湿邪与脾肾功能的关系，又突出了阳气充盛的重要性，并未局限于清热祛湿之法，与其叫作"扶阳逐湿汤"，不如叫作"扶阳逐湿法"更加贴切。况且文中列举此5味药物之后尚有"等味"两字，可谓意犹未尽。因为祛湿之法非常复杂，理肺气、调肝气、清内热等方法亦经常用到，无法一一列举。而且纵观《湿热论》全篇，在湿热证的辨证论治中选用辛温护阳药物治疗的条文随处可见。比如第8条："湿热证，寒热如疟，湿热阻遏膜原，宜柴胡、厚朴、槟榔、草果、藿香、苍术、半夏、干菖蒲、六一散等味。"第10条："湿热证，初起发热，汗出胸痞，口渴舌白，湿伏中焦。宜藿梗、蔻仁、杏仁、枳壳、桔梗、郁金、苍术、厚朴、草果、半夏、干菖蒲、佩兰叶、六一散等味。"第12条："湿热证，舌遍体白，口渴，湿滞阳明，宜用辛开，如厚朴、草果、半夏、干菖蒲等味。"第22条："湿热证，按法治之，数日后，或吐下一时并至者，中气亏损，升降悖逆，宜生谷芽、莲心、扁豆、米仁、半夏、甘草、茯苓等味，甚则用理中法。"等等，足见薛雪对顾护阳气的重视。

三、论治强调开郁散结

湿为六淫之一，其最主要的特点是"重浊黏滞"之性，这种重浊黏滞主要体现在两个方面。一是病程缠绵，病势"黏滞"，不易祛除。由于湿为阴邪，其性濡润，来缓去迟。正如《素问·五运行大论》所说："其性静兼，其德为濡。"所以湿邪致病往往发病隐匿，病情徐缓，且因其"黏滞"之性而又易与其他邪气相兼为病，加剧了病情的复杂性而治疗棘手，不易根除。另一方面湿邪因其"重浊"而易于阻塞经络，损伤气血，使周身各部失于濡养而百病始生。如

《素问·生气通天论》："因于湿，首如裹，湿热不攘，大筋緛短，小筋弛长。緛短为拘，弛长为痿。"《素问·调经论》："寒湿之中人也，皮肤不收，肌肉坚紧，荣血泣，卫气去，故曰虚。"描述了湿邪伤人之后可能出现的一系列病理改变。若蒙蔽清窍，精明失养则头部困重；若瘀阻经脉，筋肉不荣则痿软无力；若阻塞肌表，营卫滞涩则肌肉僵硬。而且湿邪伤人还会随着病程的发展而逐渐深入，由表及里，由浅至深。正如《素问·调经论》所说："风雨之伤人也，先客于皮肤，传入于孙脉，孙脉满则传入于络脉，络脉满则输于大经脉，血气与邪并客于分腠之间。"随着湿邪的逐渐深入，人体各个关节、孔窍，甚至脏腑都瘀阻不通，进而出现各种疼痛昏蒙等症状，此即《素问·至真要大论》所说："湿淫所胜，则埃昏岩谷，黄反见黑，至阴之交；民病饮积，心痛，耳聋，浑浑焞焞，嗌肿喉痹，阴病血见，少腹痛肿，不得小便，病冲头痛，目似脱，项似拔，腰似折，髀不可以回，腘如结，腨如别。"可见湿邪黏滞瘀阻影响之广泛。

薛雪在《湿热论》中就特别重视湿邪易于郁滞的致病特点，详细论述了湿邪痹阻身体各处所出现的临床症状和治疗思路。如第 2 条中说："湿热证，恶寒无汗，身重头痛，湿在表分。宜藿香、香薷、羌活、苍术皮、薄荷、牛蒡子等味。"第 3 条说："湿热证，恶寒发热，身重关节疼痛，湿在肌肉，不为汗解。宜滑石、大豆黄卷、茯苓皮、苍术皮、藿香叶、鲜荷叶、白通草、桔梗等味。"这两条描述了湿邪闭塞肌表，营卫瘀滞，气血不通，故以辛温之品通达郁滞，正所谓"其在皮者，汗而发之"。

第 4 条说："湿热证，三四日即口噤，四肢牵引拘急，甚则角弓反张，此湿热侵入经络脉隧中。宜鲜地龙、秦艽、威灵仙、滑石、苍耳子、丝瓜络、海风藤、酒炒黄连等味。"湿热瘀阻经隧，郁久则化热生风，故治疗以清热通络息风为主。

第 8 条说："湿热证，寒热如疟，湿热阻遏膜原。宜柴胡、厚朴、槟榔、草果、藿香、苍术、半夏、干菖蒲、六一散等味。"湿伏膜原，内外不通，故仿吴又可之达原饮，透达膜原，开畅营卫。

第 9 至第 11 条说的是湿邪瘀痹上中下三焦，因其为"湿重热轻之候"，易于"蒙上流下，当三焦分治"，即湿阻上焦以清轻宣化为主，湿困中焦当芳香健运为主，湿郁下焦则淡渗清利为主，与吴鞠通三仁汤之宣上、畅中、渗下法有异曲同工之妙，可谓祛三焦湿邪之大法。

第 12 条"湿滞阳明"，第 14 条"湿热阻闭中上二焦"，第 25 条"湿中少阴之阳"，虽湿邪阻滞部位不同，但都主以辛温之品，或"重用辛以开之，使上焦得通，津液得下也"；或"以辛通，散邪为急"；或温通补益，"扶阳逐湿"。治法虽异，但皆以开郁散结为核心。

尤为重要的是第 34 条所说："湿热证，七八日，口不渴，声不出，与饮食亦不却，默默不语，神识昏迷，进辛香凉泄，芳香逐秽，俱不效，此邪入厥阴，主客浑受。宜仿吴又可三甲散，醉土鳖虫、醋炒鳖甲、土炒穿山甲、生僵蚕、柴胡、桃仁等味。"本条眼目为"主客浑受，宜仿吴又可三甲散"一句。吴又可在《温疫论·主客交》中说："疫邪交卸……客邪交固于血脉，主客交浑，最难得解，久而愈锢，治法当乘其大肉未消，真元未败，急用三甲散，多有得生者。"从行文上可知，薛雪所说之"主客浑受"是与吴又可"主客交"一脉相承，且无论病机与治疗都是受吴氏启发。"主"即主体，指人体本身；"客"为客邪，即外来邪气；"交"指胶结之意。可见"主客交"与"主客浑受"说的是病久正虚，复感外邪，正虚邪实，阻塞气机，壅滞气血所形成的一种顽固性慢性疾患状态。再看原文所说，若湿热日久，至七八日不解，既可以由于气血愈虚，湿热愈炽，而"主客浑受"，虚实夹杂，导致邪气深入，蒙蔽清窍而现"病在二经之里者，每兼厥阴风木"之变局，此即薛雪自注之"阴阳两困，气钝血凝"。阴阳两困者，乃因湿郁化热，日久热入营血，邪陷心包，而心神失养，官窍失灵，故见"口不渴，声不出，与饮食亦不却。默默不语，神识昏迷"之症。阴阳两困之病形，皆由气钝血凝，胶滞经络所致，即"心主阻遏，灵气不通"之意。此时瘀痹深重，绝非"辛香凉泄、芳香逐秽"之药可医，必立破血逐瘀之法而"用直入厥阴之药，破滞通瘀，斯络脉通而邪亦解矣"，故仿三甲散，破瘀通络，流通气血而祛湿除热。本条文可谓薛雪对湿热郁闭病机的全面阐释。

以上种种，都是薛雪在深刻理解湿热邪气具有易于壅滞气血的致病特点后，采用多种方法，从不同方面开郁散结以治疗湿热病的生动体现，可谓匠心独具。

综上所述，薛雪之《湿热论》为第一部专论湿热病的著作，以自述自注的形式全面论述了湿热病发生发展、传变转归及治疗思路。虽然全书只有 35 条、6 000 余字，但全部来源于薛雪在湿热病临床实践中的诊治经验和心得体会，即所谓"所历病机，与诸弟子，或阐发前人，或据己意，随所有得"，字字珠玑，具有重要的研究价值。笔者在学习本书过程中，总结了薛雪治疗湿热病的基本思路,即在顾护阳气的基础上,创造性地以脾胃为中心,提出正局、变局的概念作为湿热病治疗的总纲领,并且重视湿热邪气易于凝滞气机、瘀痹气血的基本特点,采用灵活多变的药物配伍以开散湿热,通畅气血,开创湿热病治疗新局面,为后世医家所尊崇。

(《长春中医药大学学报》,2021 年第 37 卷第 3 期)

从薛雪医案探究其学术思想形成

首都医科大学附属北京中医医院　　　曲永龙　郭玉红　刘清泉

北京中医医院顺义医院　　　王晓鹏

自古以来,中医的学习需要师徒之间系统而严格的传承,加之医者自身勤勉学习,多加临证,方可成为一方名医。阅读前贤医案是医者修习提高医术的重要方式,通过研读薛雪医案,探索薛雪学医成才的要素,对于中医学者具有重要借鉴意义。薛雪医案目前主要收录于《扫叶庄医案》《三家医案合刻》。《扫叶庄医案》全书共四卷,共记载薛雪临床医案 500 余则,医案以内科杂病、时行温病为主,兼及外科、妇科、儿科等。医案书写多简明扼要,其中医案用药多 10 味以内,对于案中治法、辨治思路多夹叙夹议论述于医案中,使医者易于把握其中精髓。《三家医案合刻》共记载薛雪医案 74则,涵盖内、外、妇、儿、伤寒、温病各科,每案叙述病情为先,处以方药总结为后。该书重于议病,对病机的辨析透彻详实。鲁兆麟等将此二书合成《薛雪医案》。本文以《薛雪医案》为主,并参考相关文献,探索薛雪学医成才之道。

一、宿习儒业,基础深厚

薛雪早年曾研习诗文,拜于当时名家叶燮之门,与诗坛名家沈德潜等相交甚密。薛雪早年并未接触医学，只因母病才自学中医。系统而扎实的文章考据功底，当为自学中医的重要基础。薛雪早年的儒学生涯为其奠定了深厚的古文基础。《三家医案合刻》行文之法对仗工整、骈散结合、文辞优美，如"暑热实邪，病经十二日，诸法俱备，何必问途于蹇足，既承触暑相招，勉尔挥汗撰方"，薛雪自谦医术不足，但勉力为患者处方，文辞优美，体现了薛雪的儒医情怀。

其次，薛雪少年时学书画，擅长丹青之术，中医之学习讲求象思维，与此异曲同工，这种经历对其处方用药产生了深远的影响。如其在《三家医案合刻》中对于滋营养液膏方解的论述："滋营养液膏贞、莲二味，法二至以暗转阴阳，佐以桑、麻调风气应候，播植生机，助以杞菊为升降之春秋，亦承流以宣化。归芍辛酸，一通一泄，使无壅滞之情。地黄、蒺藜，一填一养，不致肌虚之困，稽豆皮滋水息肝，南烛培元益气，茯神、玉竹为营卫报使，橘红、甘草为舌喉真司，阿胶济水造成，激浊扬清之凛冽，蜂蜜百花酿就和风润雨之仁慈。"薛雪用文字将药物运用思路跃然纸上，令人印象深刻。在《三家医案合刻》共74则医案的行文中，薛雪用词典雅准确、对仗工整、骈散结合，非深于儒业者难以为之。

二、精研易学，援易入医

薛雪精通《易经》之学。《易经》作为中华文化的总源头，参天合地，无所不包。明代赵献可、张景岳更是极为重视《易》学对于中医的影响。张景岳在《医易义》中言："予故曰易具医之理，医得易之用……然则医不可以无易，易不可以无医，设能兼而有之，则易之变化出乎天，医之运用由乎我。"是以清代名医如徐灵胎、叶天士、黄元御等人对于《周易》都曾有精深的研究。薛雪也深谙此道，曾著《周易粹义》一书，可见一斑。在《薛雪医案》中共有14则医案明显使用八卦、干支、爻象等易学术语辨析疾病。如《三家医案合刻》中，薛雪直接以卦爻论病："横则为坎，竖则为水，中间一点真阳，水亏则露，为龙火，震下之阳，与之同源，升为雷火，所以雷为木属，皆阴中之火也。"薛雪用周易的坎卦、震卦来论述真阳和龙雷之火的异同，更加鲜活直观。薛雪在分析地域对于疾病的影响时，曾提到"蜀在坤矣""偏在中华之巽上"，运用卦象来分析地域气候、物候对于疾病的影响,体现了《周易》对于薛雪医学的深刻影响。

三、参合道家,修习丹道

薛雪好读老庄之书,参合道家构成了他医学独特的一面。老子是道家的创始人,其学术思想中的重柔、赠人以言的思想对薛雪产生了深远的影响。在《薛雪医案》中共有 10 则医案显示出薛雪与道家学者的交流以及对于道家修行的认知,兹举几例以证明。如《三家医案合刻》中:"此证原属胃乏冲和之气而起,要之,冲和之气即太和元气,位天地,育万物,无非此气……吾闻君子赠人以言,爱人以德,故琐屑及此。"此段论述中薛雪认同道家的世界观,并且借用了老子在孔子离别时赠言的典故,体现了薛雪的亲和万物的道学思想。又如后文:"苟非致太和之气,以消乖戾,必至阴失潜藏,阳无所倚,履霜坚冰至,岂不闻未雨而绸缪乎。老子云:齿刚则折,殆其是也。"由此可见老子的重柔思想对于薛雪的医学产生了重要的影响。除此之外,薛雪极为重视丹道之法在治疗中的作用。如"今将投味厚入阴者乎,抑投味薄清阳者乎?窃恐山川草木,皆不足以还返金品,莫妙夫大药金丹,周天火候耳。"此外薛雪也擅长吐纳导引之术,年近八旬而鹤发童颜,步履平稳,大概得益于此。可见薛雪既是道家养生学的学习者,又是实践者、得益者,道家学说对于薛雪的医学成就具有重要作用。

四、深契内难,临证遵从

《内经》是中医经典之一,为历代医家推崇,薛雪在临床中十分重视《内经》中四时升降沉浮以及五运六气在临床中的应用。在《薛雪医案》中共有 13 则医案较为明显地引用或者化用《内经》的言论,体现了薛雪对于《内经》的深刻认识和运用。如《扫叶庄医案》:"久咳不已则三焦受之,乃他处累及,非治肺矣。"此案薛雪化用《素问·咳论》之语对病情进行分析,可见薛雪对于《内经》运用之熟练。"当夏四月,阳气大升,体中阴弱失守,每有吐衄神烦。已交夏至,阴欲来复。"此案中薛雪则根据《内经》中时令对于人体气血升降的影响与病情并论,注重自然对于人体疾病的影响。"丁巳风木司天,春木气震,胃土受侮,嗳气呕食。"这则医案则是薛雪结合五运六气学说分析病情,同叶氏一样重视气运对于病情的作用。类似医案在薛雪的医案中随处可见。薛雪善用《内经》之理而灵活取法,循法守度,化之冥冥,在晚年参与了《内经知要》的刊刻,并且对此书进行精当的批注。薛雪对于《难经》也有深刻研究,在医案中共提及《难经》3处,兹举一例:"少腹有形隆起如阜,上至心下则厥逆,来疾去驶,虽大力人拒之不能却……群医不能治。余思此证载在《难经》,特未曾缕析示人耳。且云:此物伏在脐旁上下则少楚,伏入脐中则少安。可见脐旁两穴,亦与此条相合。且弗揭明其义,一任群公思而得之可也。"此案是一例疑难杂症,群医难以识别,薛雪谙熟《难经》引经据典直指病源。这则医案体现了薛雪熟读《难经》,临证自有源头活水,值得学习。

五、取法仲景,灵活变通

《伤寒杂病论》作为中医界普遍推崇的一部著作,凡是欲成为名医者无不从此而入,薛雪也不例外。在《薛雪医案》中直接使用仲景方剂或化裁的医案高达55则,其中复脉汤、桂枝汤、黄芪建中汤、大小半夏汤等方剂在医案中多次使用,至于间接化用的医案则难以尽述。如:"右脉虚大,色夺形瘦,肌燥疮痍,咳嗽经年,曾经失血。是津亏气馁,由精劳内损。但理胃阴,不必治咳,《金匮》麦门冬汤去半夏。"本案中患者"右脉虚大"是肺脾肾三阴虚损,阴之所生必从中焦脾胃中来,因此薛雪用麦门冬汤,考虑到半夏伤阴之弊,故去之。一味药物的变化便使得原方切合病机,符合病情。又如:"服麻桂汤药,失血呛咳不已。过辛温耗散动络,姑以甘柔药缓之炙黑甘草汤。"此例是患者前方用药不当,辛散动络失血,薛雪直接用炙甘草汤甘缓复阴,用黑甘草一味制炭止血,无需多用方药。又如:"面黄肌瘦,脉虚数,形寒食少,乃劳倦致伤……不可为外感有余,议用小建中汤。"本案证候病机属于小建中汤的正规用法,薛雪直接使用原方,无事更张。又如:"咳喘频发,脉细畏寒,乃下不纳。苓桂五味甘草汤中加入紫壳胡桃肉。"此案属于冲气上逆,元海不纳,薛雪变用苓桂五味甘草汤治其冲气,又妙加胡桃肉一味补肾纳气,画龙点睛,可谓善用仲景方而能变化。从以上数案观之,薛雪对于仲景之方运用精熟,灵活变通。

六、融合金元，近取明清

薛雪深研金元四大家之学问，在其医案中直接使用金元四大家方剂或者引用其论述的共有 17 则，其中以李东垣和刘河间较多。如法朱丹溪之案例："前用丹溪补阴丸，午后头痛已止，精血有形，易亏难复，仍以咸补阴法。"此例患者阴血素亏，薛雪直接用丹溪大补阴丸补其阴血，症状好转，后又考虑到精血有形难复，遂守法守方调治。可见前人已有成法者，薛雪直用成法，甚为稳健。又如："李东垣，冬至藏阳，肾主受纳，今质疲阴亏偏热，夜深久坐……阳不入阴，浮越及耳鼻上窍。先用东垣滋肾丸盐汤送下。"此例患者素体阴亏导致冬季阳藏之令无阴以藏阳，薛雪直接用李东垣滋肾丸滋阴清火，不寻别法。又如法刘河间案："据说舌络牵掣，喑不出声，足不堪行动，与河间肝肾气厥同例。"此例中患者患有喑痱之证，薛雪仿用刘河间的地黄饮子同补肝肾祛病。此例患者阴虚至极，未可直投热药，薛雪引用张子和之言"汤中煮桂，火里烧姜，岂不读耶"？由此可见，吸取金元四大家学术精华亦是薛雪成才的一大助力。

明清时名家辈出，而且大多著述丰富，留下了宝贵的学验，薛雪对此大加研读化为己用。明代医家以张景岳、王肯堂、薛己为代表，薛雪医案中常引用其语即是见证。如师法王金坛云："偏枯之病未有不因真气不用，旨哉斯言！治法专培气分，补而宣通，可望其效。"又如师法薛己云："寐则呛咳，阳气不能收入阳跷，痰绿色，夜寐不能着枕，此为肾病。薛雪加减八味汤中加入紫衣胡桃肉。"又如师法张景岳云："右脉一息七重弦，左脉一息六至紧，咳而不得息，阴气已弱，金水同受病，且议景岳六君煎投之。"清代医家则是取法于江笔花、喻嘉言等，如案中常用江氏归芍六君汤、喻氏清燥救肺汤等。据张志远先生考证薛雪曾为王晋三入室弟子，与叶天士为同门，曾共同修订《绛雪园古方选注》，因此薛雪医案整体风格与叶氏极为相似，薛雪案中众多的医案如奇经治法、络脉治法、营卫交互、肝阳化风、注重体质等论述与叶氏极为相仿，在《扫叶庄医案·经产淋带女科杂治》中几乎所有医案都可以见到对于奇经八脉病变引起的女科病的治疗。如："劳伤肝肾，奇脉不用，遇烦必腰痛背垂。虽有失血，未可沉降滋阴。以柔剂温通补下，以冲奇脉。淡苁蓉、炒杞子、茯神、当归身、淡补骨脂、生杜仲、生羊内肾。"此与叶氏奇经治法相仿。又如："脉细小，色白食少，不易运，形容入夏更瘦，不独精血不充，气弱易泄，不耐烦劳。此脏阴腑阳交损，补三阴为是。人参、熟术、茯神、芡实、白芍、归身、北五味、熟地。"此与叶氏平补三阴治法相仿。诸如此类医案极多难以尽述，薛雪是否师承于王氏众说纷纭，然其与叶氏学术交互实难否认。

七、结　语

作为医者而言学无止境，薛雪除了以上述内容构建自己的学术骨架之外，还广泛吸收古代医学著述中的精华，例如薛雪曾在医案中提及古法古方等。综上所述，薛雪早年业儒为中医的学习打下了坚实的基础，并且精研《周易》，参合道学，在此基础上深研《内》《难》，取法金元，近逮明清诸家一一采择，同时勤于临证，终成一代大家，了解并践行上述要素对中医后学学医成才具有重要的意义。

（《北京中医药》，2021年第40卷第3期）

略谈《湿热病篇》的学术特点

重庆医科大学附属第二医院　　王辉武

《湿热病篇》（下称《病篇》）相传是清代薛雪所作，后世虽未获原本，但据清代陈修园、章虚谷、吴子音、王孟英、宋佑甫、王旭高等医家著作中所载，内容基本相同，为湿病与湿温病的唯一专著。临床上湿热为病，正如丹溪所谓"十之八九"，最为多见。江南诸省，天热地湿，更是如此。《医方考》云："东南卑下之区，十病九湿。"故深入学习研究薛氏之作，颇有实践价值。笔者再读此作认为《病篇》在学术上主要有如下特点。

一、师古而不泥,规矩又活泼

薛氏在《病篇》中审因、明理、辨证、用方首推仲景法,条文和自注中处处以六经辨证为纲,参以卫气营血,三焦辨明证候,用方遣药亦常师仲景。如第23条自注云:"热入厥阴而下利,即不圊血,亦当宗仲景治热利法……设热入阳明而下利,即不圊血,又宜师仲景以下利谵语用小承气汤之法矣。"第24条肾阴亏损之咽痛,用仲景猪肤汤法,这是薛氏学习前人经验,师古人法则的地方。但他在吸收前人经验时,不墨守成规,盲目仿效,在大量临床实践基础上,敢于大胆质疑,并加以己见。如对阴暑和阳暑的分法提出异议:"昔人不曰暑月伤寒湿,而曰阴暑,以致后人淆惑,贻误匪轻,今特正之。"认为东垣清暑益气汤,"药味烦多,学者当于临证时斟酌去取可也"。

辨证有原则,用药宜灵活。临证分析病理变化,明辨病变部位,掌握病势轻重和传变,归纳证候类型,即所谓"辨证"。薛氏精研医理,严于辨证,有时一证一字之差,辨证迥别。如第29条脉证全似亡阳之候,独以神清语亮,知非脱证,是为辨证关键。又如第39条与第18条,"同一肺病而气粗与气短有别,则肺实与肺虚各异,实则泻而虚则补,一定之理也"。这是在辨证上的规矩和原则。他还引申仲景白虎汤之加减法,认为"治暑热伤气身热而渴者,亦用白虎加人参汤……胸痞身重兼见则于白虎汤加入苍术,以理太阴之湿,寒热往来兼集,则于白虎汤中加入柴胡,以散半表半里之邪。凡此皆热盛阳明,他证兼见,故用白虎清热,而复各随证加减。苟非热渴汗泄、脉洪大者,白虎便不可投。辨证察脉,最宜详审也"。这又是临证用药的灵活性。再如第15条与第16条,以呕吐为主症,前者是干呕,后条是呕吐清水,辨证一为阴虚,一为痰饮,呕同而治异,这是辨证施治、同病异治的特点之一。

二、重法不拘方,遣药精而严

综观全篇条文,药证俱备,强调立法,较少提及方名,这是薛氏重法不拘方,依法遣药的特点。

《医宗金鉴》云："法者不定之方，法乃示人于规矩，法活则方圆矣。"法据证而定，是制方遣药的根据，乃辨证论治过程中最重要的一环，故薛氏每于证后明申其法，不列方名。又云"宜"某药等，皆寓有斟酌审慎之意，示可随证加减，以免后学按图索骥，死于方名之下。

用药简练精当，药量慎谨严肃，一丝不苟。他认为重病必须用大剂重剂，否则药不胜病（第32、第33条），轻证在上者宜用小剂轻剂，有的条文药物的煎煮炮制法也交待得清清楚楚。如第17条肺胃不和致呕用川连三四分，苏叶二三分，两味煎汤，呷下即止，谓"分数轻者，以轻剂恰治上焦之病耳"。王孟英评注云："此方药止二味，分不及钱，不但治上焦宜小剂，而轻药竟可愈重病，所谓轻可去实耳。"此方据王氏经验治胎前恶阻，沿用至今，仍不失为治妊娠呕吐的一个有效主方。

湿热病后期，提倡清补，用药宜清淡，远重浊。薛氏云："湿热证属阳明太阴者居多，中气实则病在阳明，中气虚则病在太阴。"指出脾胃为湿热之病变中心，湿邪喜伤脾气，致运化失司，热多伤肺胃之津，如此则脾胃气阴两伤，治疗之法多宜清补，选甘淡之药，如参、麦、甘、斛，或藿香、佩兰、薄荷极轻清芬芳之品，不得一味重浊之药。王旭高云："此生津和胃一法，清补元气，体气薄弱者，最宜仿此。"此时若用厚味滋填，必碍中气，病反不能痊愈，正如薛氏自注："故见证多飞虚之象，理合清补元气，若用腻滞阴药，去生便远。"

三、汗下滋阴非必禁，务须权变重保津

《金匮要略》云："湿家，身烦疼……慎不可以火攻之（发汗）。""湿家下之，额上汗出微喘气上脱，小便利者死，下利不止者亦死。""湿家下之太早则哕。"指出湿病应慎用汗下法，对后世影响较大，薛氏不拘于前人这种看法和认识，主张在保护人体津液的前提下权变使用汗下之法。如第21条用薄荷叶三四分治疗湿热郁表，胸痞发热无汗者，称"泡汤调下即汗解"，他认为："湿病发汗，昔贤有禁……既有不可大汗之大戒，复有得汗始解之治法，临证者知所变通矣。"说明湿病之治，固非一概禁汗。

再如湿温病有胃热极盛，胃津告竭，肝风内动，湿火转燥火之时，宜以承气汤急下之，所谓承接未亡之阴气于一线也。王孟英注云："……湿热病原有

可下之证,惟湿未化燥,腑实未结者,不可下耳,下之则利不止,如已燥结,遂宜下夺……"此当下必下,急下以存阴津之法。

一般认为,湿为阴邪,养阴滋腻多能助湿,湿病当慎用滋阴药。但薛氏宗叶氏"留得一分阴液,便有一分生机"之旨,于湿病同样重视养阴保津。他认为治湿之药,最易伤阴,对于湿热余邪未尽,阴液已伤,要兼以元米以养液。他说:"此时救液则助湿,治湿则劫阴。宗仲景麻沸之法,取气不取味,走阳不走阴,佐以元米养阴逐湿,两擅其长。"他如第24条猪肤汤之滋肾泄热,第15条用五汁以滋胃阴,第35条之润下泄热救阴,第36条急下存阴,都是薛氏在湿病的治疗中重视养阴保津之明证。上述可见,薛氏之不泥于汗、下、滋阴之忌,需散宜微汗,急下为了存阴,阴伤不远润,其出发点无非是为了保护津液,这在湿病的治疗中确是不可忽视的问题。

四、辨舌投剂是要诀,入血化风贵通瘀

薛氏在湿病和湿温病的辨证中,主张四诊合参,最重视望舌,查舌质舌苔的变化,有时可以凭验舌而投方药。如第13条云"舌根白,舌尖红",便知湿渐化热,余湿犹滞;第12条凭舌遍体白而断言为湿浊极盛之象。盖"湿热之证,脉无定体……各随证见不拘一格,惟舌为心之外候,浊邪上熏心肺,舌苔因而转移",可以客观地反映湿病的进退,是湿病临床上的特异性指征,验舌投剂诚属经验要诀。

湿热之邪,深入营血分或经中、上焦传入下焦,肝肾阴伤最易化风动血,证见痉挛,神昏及各种血证,血液离经或风动脉络不通,经脉失养,气血瘀滞,必然瘀血积聚。因此,薛氏遵叶氏"散血"之意,除常规的清热除湿法外,尤其强调活血化瘀法的应用。他说:"阴阳两困,气滞血瘀而暑湿不得外泄,遂深入厥阴,络脉凝瘀,使一阳不能萌动,生机有降无升,心主阻遏,灵气不通,所以神不清而昏迷默默也。破滞破瘀,斯络脉通而邪得解矣。"常用药如紫草、茜根、赤芍、牡丹皮、䗪虫、鳖甲、穿山甲、桃仁泥等(第7、第32、第33、第34条),在清热除湿的同时,不忘活血化瘀。近年来,临床上广泛使用活血化瘀法。实践证明,湿热病邪深入营血,化风动血加用活血药,确能改善微循环提高疗效,降低病死率。薛氏这一经验提示我们在湿热病后期使用活血药的重

要性。同时，于一般湿病，适当配伍少量活血药，这对缩短湿病的疗程亦是有意义的。

（《成都中医学院学报》，1981年第2期）

试探《湿热病篇》的学术特点

江西中医学院　　周茂福

《湿热病篇》相传为清代名医薛生白所著，全文46条（据《温热经纬》载），对湿热病的病因病机、主证、变证、发生发展（传变规律）和辨证论治（理法方药）进行了全面深入的论述，条理分明，极尽变化，无论处常应变，皆有规范法度可循，为湿热病的辨证治疗提供了一整套较为成功的经验，具有极大的临床指导意义，对温病学的发展完善做出了重要贡献，为学习温病学的必读之书。

一、病因病机

众所周知，湿热病的病因是湿热之邪。为此，薛氏于第1条自注云："太阴内伤，湿饮停聚，客邪再至，内外相引，故病湿热，此皆先有内伤，再感客邪，非由腑及脏之谓。"文中的"客邪"在此当指湿热外邪。所谓太阴内伤，并非专指内伤脾虚，当泛指饮食饥饱劳逸等内外因素导致的脾运失常而言。若只理解为内伤脾虚，不仅概念狭隘，且与临床实际不相符。因为湿热证或湿温病在临床上大都表现为实证或虚实夹杂证而并不是以虚证为主的缘故。对湿热病的病机，薛氏点出以阳明、太阴为中心。如第1条自注："湿热之病，不独与伤寒不同，且与温病大异，温病乃少阴、太阳同病，湿热乃阳明、太阴同病也。"又云："湿热证属阳明、太阴经者居多，中气实则病在阳明，中气虚则病在太阴。"立论精辟，重点突出，明确指出湿热病的病机重心在中焦阳明和太阴。

素体阳虚阴胜者,病多湿重于热而偏重于太阴,且湿胜易伤阳,易变为寒湿证,甚至由太阴陷入少阴、厥阴。而素体阳胜阴虚者,病多热重于湿而偏重于阳明,且热盛易伤阴,易变为温热证,甚至由阳明气分传入少阴、厥阴营血分。从"内外相引,故病湿热",不难看出,在发病上薛氏明确湿热外因的同时,十分强调内因的决定作用。而疾病发生后的发展变化也同样如此,如在论述湿留下焦泌别失职的第11条自注中云:"肝阴先亏,内外相引,两阳相煽,因而动张。若肝肾素优,并无里热者,火热安能招引肝风也。"以及解释产妇与小儿高热容易发痉的理由时说:"试观产妇及小儿,一经发热,便成瘛疭者,以失血之后与纯阳之体,阴气未充,故肝风易动也。"均说明外邪伤人,必随人身之气的偏盛偏衰而异。正如《内经》云:"正气存内,邪不可干。"又云:"邪之所凑,其气必虚。"

二、辨证方法

正如张仲景之治伤寒概括出六经辨证与叶天士之治温病总结出卫气营血辨证纲领那样,薛氏充分掌握了湿热病的特点,对其发展变化、审证用药均有卓见。不仅在条文和自注中处处以六经辨证为纲,参以卫气营血和三焦辨证,而且使之融汇并有机结合起来,使学者认识到在辨证论治的实质上温病与伤寒是一致的。如第23条自注:"热入厥阴而下利,即不圊血,亦当宗仲景治热利法;若竟逼入营阴,安得不用白头翁汤凉血而散邪乎。设热入阳明而下利,即不圊血,又宜师仲景下利谵语用小承气汤之法矣。"而且在吸收前人的经验时,不墨守成规,盲目仿效,而是在大量临床实践基础上,敢于大胆质疑,阐发己见。如对阴暑和阳暑的分法便提出异议:"昔人不曰暑月伤寒湿,而曰阴暑,以致后人淆惑,贻误匪轻,今特正之。"个人认为第2条之阴湿伤表与前人之阴暑相似,且原文用藿香、香薷等可佐证。

薛氏精研医理,严于辨证,紧扣整体观念。如同是发痉神昏而辨证结论各异。第4条云:"湿热证,三四日即口噤,四肢牵引拘急,甚则角弓反张,此湿热侵入经络脉隧中,宜鲜生地、秦艽、威灵仙、滑石、苍耳子、丝瓜藤、海风藤、酒妙黄连等味。"本条之发痉,以病初起又无阳明和营血分见证,而是湿热挟风流窜经络,故以祛风胜湿、宣通经络法。又如第6条:"湿热证,发痉,神昏笑妄，脉洪数有力，开泄不效者，湿热蕴结胸膈。宜仿凉膈散，若大便数日不通者，热邪闭结肠胃，宜仿承气微下之例。"及第 36 条："湿热证，发痉撮空，神昏笑妄，舌苔干黄起刺或转黑色，大便不通者，热邪闭结胃腑，宜用承气汤下之。"以上两条之发痉乃热结阳明所致，其症见脉洪数有力、苔黄起刺、大便不通，并无舌绛，故用清热泻火、凉泄胸膈法及清热攻下、通泄肠腑法。又如热闭心包，引动肝风的第 5 条："湿热证，壮热口渴，舌黄或焦红，发痉神昏谵语或笑，邪灼心包，营血已耗，宜犀角、羚羊角、连翘、生地、玄参、钩藤、银花露、鲜菖蒲、至宝丹等味。"及热毒炽盛，气血两燔之第 7 条："湿热证，壮热烦渴，舌焦红或缩，斑疹，胸痞自利，神昏痉厥，热邪充斥表里三焦，宜大剂犀角、羚羊角、生地、玄参、银花露、紫草、方诸水、金汁、鲜菖蒲等味。"点出舌绛、发斑，故用清营凉血、开窍息风法。再如同是呕吐的第 15 条和第 16 条，前者是干呕，舌光如镜，为阴虚，乃液枯木火上逆所致，用滋养胃阴、和胃降逆法；后者以呕吐清水痰涎，为痰饮，乃痰饮挟胆火上逆所致，用化痰涤饮、和胃降逆法。

从《湿热病篇》所载辨证结论来看，薛氏对湿热病的辨证均是将病因、病位、病性三者相结合，然后得出辨证结论的。如"湿热蒙扰三焦"的病因无疑是湿热，病位则在三焦；又如"湿在肌肉"，其病因为湿，病位则在肌肉；至于病性，薛氏虽未明显于证、名注出，但从其辨证结论及参照其所用药物，则病性的或虚或实，或寒或热就自含其中了。如观"湿在表分"及用藿香、香薷之类则知属外邪之实而非正气之虚；观"湿热伤气"则知不惟邪实且正气亦虚。否则，如标明"湿在表分，属实"和"湿热伤气，已虚"之类，就显得僵固了，何况病性的寒热虚实是可以互相转化的。正是由于《湿热病篇》所著原文都是经系统辨证得出的辨证结论，所以它更能经得起实践的检验，具有一定的科学价值，而终能成为一部传世之作，使后世学者读后深感其眉目醒然，易于掌握其所论关键。也只有将病因、病位、病性三者有机地结合起来，才能得出较为准确的辨证结论。

三、诊法特点

尤其值得学习的是薛氏在四诊合参时更重视望舌，以客观反映湿邪的进退。有时,仅凭验舌而投方药。如第13条从"舌根白,舌尖红",便知湿渐化热而余湿犹滞,乃湿热参半而用辛开合辛凉法;第10条、第12条凭"舌白""舌遍体白"断为湿极盛之象,而主以辛开法。因而薛氏认为湿热证脉无定体,各随证见,不拘一格。惟舌为心之外候,浊邪上熏心肺,舌苔因而转移。这是薛氏以前人的理论并结合自己的实践得出的经验,对临床上诊治湿热病确有极大指导意义。

因此,如果说在外感病领域中叶天士补充了张仲景之不足,那么,薛氏又弥补了叶天士之不足,使温病理论渐臻完善。薛氏不仅论述了湿热证的正局和变局,而且还以它们为纲,概括全篇,俨然自成体系,独树一帜,堪与叶天士、吴瑭之辨证体系齐观。

四、立法用药

薛氏治疗湿热病遣方用药,风格独具,自成体系。他对古方驾驭自如,认为临床方药,如古法已详,医者不必另起炉灶,而可鉴诸运用。如用白虎加苍术汤治湿温本证及理中法、缩脾饮、大顺散、来复丹、三甲散、猪肤汤等治湿温兼变证皆含原旨;若古方原意与所遇证候不尽一致时,则斟酌去取,如治湿温阻于膜原证,于原则上仿吴又可达原饮;若遇病证无古法可循或古方无可用时,则自创新方,因证给药,独辟蹊径,且能自成体系。观其用药于理于法分寸不差,惜乎绝大多数未有正式方名。但这些经验对后世温病立法是有较大影响的。更值得学习的是,薛氏在用药上能注意轻重多寡,功能专长,每视证之需要而权衡得宜。如第15条用诸汁磨诸香法,使滋阴不遏火滞气,行气而不伤阴助火,不仅阴虚气滞可仿,即使是饮家气滞气逆亦可师法变通。又如第17条治肺胃不和之呕吐不止,用黄连三四分,苏叶二三分,仅此两味以苦辛轻剂,通降顺气,煎汤呷下即止;第9条治余邪未清,胃气不醒,取诸叶,质轻气扬,以散余邪而醒冒舒脾之五叶芦根法;第19条用糯米汤泡于术去术煎饮法治病后阴虚而湿滞经络;第21条治湿热蕴结,卫气郁闭证之用六一散一两、薄荷叶三四分,泡汤调下即汗解;第22条用平补脾胃法治中气受伤、升降失常之呕吐,最为后世推崇;第40条用香薷饮之芳香升散、泄卫和中治暑月寒湿郁表、表里同病等。均可堪称薛氏用药之特色。

薛氏宗"留得一分阴液，便有一分生机"之旨，于湿热病同样重视养阴保津，深明温病救津的重要性。他认为，治湿之药最易伤阴，对于湿热余邪未尽，阴液已伤，要兼以元米以养阴液。"此时救液则助湿，治湿则劫阴，宗仲景麻沸汤之法，取气不取味，走阳不走阴，佐以元米汤，养阴逐湿，两擅其长。"又如以猪肤汤以滋肾泄热，以诸汁滋胃阴，第 35 条之润下泄热救阴，第 36 条急下以存阴，都是薛氏重视养阴保津的明证。

总之，薛生白《湿热病篇》不但对湿热病理论颇多创见，其用药亦独具特色。以上仅就其学术特点作一初步探讨，不一定尽能发掘其匠心所在，篇中尚有颇多金玉，且发前人所未发，堪值吾辈深思。

（《江西中医药》，1996 年第 27 卷第 2 期）

薛雪湿热病辨治中的常变思维

中国中医科学院　　郑　齐

薛雪是清代温病学派的代表性医家，《湿热论》为其主要代表著作。该书对外感湿热证（症）辨治规律进行了较为详细的阐述，为湿热类温病诊疗理论的形成奠定了重要基础。在具体描述湿热病病机演变时，薛氏是以正局、变局作为纲领的。正局是湿热病病机变化之常，变局是病机变化之变。有了病机变化的常与变，也就有了辨治方法的常与变，常变思维贯穿于薛雪湿热病辨治的全过程。

一、三焦辨治为常

薛氏认为"湿热之邪，不自表而入，故无表里可分，而未尝无三焦可辨"，"湿多热少，则蒙上流下，当三焦分治"，三焦辨治是湿热病辨治之常法。湿蒙上焦，需分虚实。若属湿热病初起，浊邪蒙闭上焦，此为实，薛氏以涌泄之法,循《内经》"因其高者,引而越之"之旨,涌泄祛邪,邪从吐散。若病后,余邪蒙闭上焦,此为虚,当用轻清之品,宣阳除湿。湿伏中焦亦有轻重之别:轻者治用藿香、佩兰、白豆蔻、石菖蒲以芳化,郁金、厚朴、六一散等以疏利,伏湿得解;若湿邪极盛于肠胃之证,重用辛开之厚朴、半夏、干菖蒲、草果等,使气机得行,湿邪得化。湿热下流,滞于膀胱,用滑石、猪苓、茯苓、泽泻、草薢、通草等渗利清热是常法;而加杏仁、桔梗以开上,源清则流洁,则是变法。

二、卫气营血辨治为变

尽管薛氏没有具体阐述湿热病卫气营血次第传变规律,但是全论的字里行间却可见"卫""气""营""血"等字样。薛雪认为"有湿无热,只能蒙闭清阳,或阻于上,或阻于中,或阻于下",依三焦累及。而"湿热一合,则身中少火悉化为壮火",此时热偏重,应从卫气营血的角度来考虑其辨治。

1. 卫分阶段 同为在表之邪,薛氏以阴湿、阳湿分别之。阴湿为湿伤肤表,热象未显,治疗取藿香、香薷、薄荷、牛蒡子等芳香宣透,加苍术、羌活以祛湿。阳湿为湿热伤犯肌肉关节,热象已显之证,由于病位深入、病性化热,治疗上以滑石、豆卷、苓皮、通草等清利之品替代辛温之苍术、羌活、藿香等。

2. 气分阶段 有邪热结实于胸膈与阳明之不同。虽同有神昏、抽搐之证,前者用凉膈散加减,釜底抽薪,利在速战,后者多伴津伤,多生津泄热,增水行舟。

3. 营分阶段 有热灼心包之神昏谵语,有营液大耗、肝风内动之发痉、头痛不止,还有气热未尽、气营两燔之斑疹、神昏、痉厥等变化。三者均用犀角、羚羊角、生地、玄参等养阴凉营,但热入心包要辅以至宝丹、石菖蒲清心开窍;液耗风动佐用钩藤、蔓荆子息风止痉;气营两燔则要在凉营同时以银花露、方诸水、金汁清泄气热。

4. 血分阶段 有热入血室之证,有湿热深入血分、走窜欲泄之险证,还有湿热内陷厥阴血分之腹痛圊血。前两者治疗上同以犀角、紫草、茜根凉血散血,金银花、连翘清热解毒,只是剂量大小有异。湿热内陷厥阴血分则仿白头翁汤治法,凉血清热止血。

相对于三焦辨治，卫气营血辨证是一条变法。但是在每个阶段，亦是有常有变，法度灵活而不失规矩。

三、三焦辨治中的常中之变

前文探讨了三焦辨治之常法，薛氏还以大量的笔墨讨论湿热病在三焦的每个阶段病机之变局，由此产生了常法中的变法。由于内容较多，故单独讨论。

病在上焦，除了顺传中焦之外，还可以有以下几种变化：一是湿热由表侵入经络脉隧中而致痉，治疗用滑石利湿，黄连清热，秦艽、灵仙、丝瓜藤、海风藤、地龙等宣通经络，开噤止痉；二是湿热阻遏膜原，寒热如疟，治仿吴又可达原饮之法；三是湿热病邪直接阻于中上二焦，急重用槟榔、鲜菖蒲、六一散加皂角、地浆水疏化湿热，湿去则热清。

病在中焦，大体上有热化、寒化两途。热化的情况有 3 种：一是湿热悉化壮火，胃液受劫，胆火上冲。二是素有痰饮，湿热内留，木火上逆。二者同为阳明、少阳同病，前者清阳明之热兼散少阳之邪，后者则涤饮与降逆同施，薛雪自谓两条"同而治异"。三是胃热移肺，肺不受邪，还归于胃之呕恶不止。仍是以呕吐之治与前 2 条对举，此是降湿热、通肺胃，选用著名的苏叶黄连汤。太阴虚寒则为寒化的情况，轻者用甘淡平和之品调养脾胃、升清降浊，重者用理中之法，匡扶中气。

病在下焦，主要有伤阴、伤阳之变。"热邪直犯少阴之阴"，治仿猪肤汤凉润；"湿中少阴之阳"，当用人参、白术、附子、茯苓、益智扶阳祛湿。若病邪深入下焦日久，阴阳两困，气钝血凝，邪不得外泄，见口不渴、声不出、与饮食亦不却、默默不语、神识昏迷等症，须仿吴氏三甲散破瘀通络为治。

以上对薛氏《湿热论》条文进行了初步分类讨论，从中勾勒其湿热病辨治过程中的常变思维。辨证论治的学习不仅在于知常，更重在达变。所以薛氏对病机之变尤为重视，在讨论变证中他注重类证鉴别，甚至举出不是湿热病但有相近表现的病证予以鉴别。整个 35 条原文看似杂乱，排列不甚规整，但正是这种"杂乱"才可能更接近于临床瞬息万变的实际情况，才可能更深刻展示辨证论治的实际应用。诚然，对医家学术思想的研究总有见仁见智之处，这也只是笔者一种粗浅的解读，不当之处，敬请方家斧正。

（《辽宁中医药大学学报》，2012 年第 14 卷第 4 期）

薛生白《湿热病篇》与六经辨证

成都中医药大学　　马　鹏　成茂源　郭尹玲
　　　　　　　　　　郑秀丽　杨　宇
重庆市中药研究院　　曾朝英

目前，多数学者认为《湿热病篇》的辨证体系为湿热病三焦辨证，具代表性的如《温病学》教材。其理由有三：其一，薛生白在《湿热病篇》中明确提出了湿热"未尝无三焦可辨"，如其谓"湿热之邪，不自表而入，故无表里可分，而未尝无三焦可辨。犹之河间治消渴，亦分三焦者是也"。其二，薛生白演绎了湿热病三焦变化的证治规律。如第 9 条"湿邪蒙扰三（王孟英认为'宜作上'）焦"，第 31 条"浊邪蒙蔽上焦"，第 10 条"湿伏中焦"，第 14 条"湿热阻闭中上焦"，第 11 条"湿流下焦"。其三，薛生白提出湿在三焦的治疗法则。如湿浊蒙蔽上焦，轻者"宜用极轻清之品，以宣上焦阳气"，重者"宜涌泄"；如湿"病在中焦气分，故多开中焦气分之药"；"湿滞下焦，故独以分利为治"。并以条文的方式叙述了三焦证治方药。

尽管如此，笔者在细绎原文后认为，薛生白的三焦为经络三焦，属于气化三焦的范畴，并非以人体上中下分类的部位三焦，如"病在二经（太阴、阳明）之表者，多兼少阳三焦""热多湿少则风乘三焦而痉厥""邪不在三焦气分，则金不受囚"，如"三焦乃火化""盖三焦与肝胆同司相火"。

一、薛生白在湿热病的证治中突出经络三焦

1. 经络三焦是湿邪发生发展的必由之路　从湿热病邪的角度看，湿热

病邪，多由口鼻而入，终归于脾胃，而由口鼻到脾胃的基本路径就是三焦。湿性氤氲黏滞，易于郁遏游行于三焦的相火，而变生诸证。如其谓："盖太阴湿化，三焦火化，有湿无热，止能蒙蔽清阳，或阻于上（焦），或阻于中（焦），或阻于下（焦）。若湿热一合，则身中少火悉化为壮火，而三焦相火未有不起而为虐者哉，所以上下充斥，内外煎熬，最为酷烈。"分析此条可知，湿热病表现出的三焦分布特征，实为少阳、太阴合病的或然证，与张仲景小柴胡汤证主证"往来寒热，胸胁苦满，默默不欲饮食，心烦喜呕"之外见到"或咳，或渴，或腹中痛，或小便不利"，道理一致。

2. 郁遏三焦相火是湿邪发病的重要特征　从脏腑相关性角度分析，以"阳明、太阴经者居多"的湿热病，因湿浊阻滞，土气受遏，易受肝胆之气的克伐，其中"病在二经之表者，多兼少阳三焦，病在二经之里者，每兼厥阴风木"。而在临床中以湿热病兼少阳三焦火热的证候为多。

据此可见薛生白的三焦分证，只是湿热之邪病及太阴阳明、郁遏三焦相火后出现的部分兼夹证，这些证候表现出人体上中下的分布特征。而薛生白在《湿热病篇》论述了大量湿热病中与三焦不相关的证治，如"阴湿伤表""阳湿伤表""湿热痉证""湿热蕴结胸膈""热邪闭结肠胃""湿热阻遏膜原""余邪留滞经络""热邪传入厥阴""热邪直犯少阴""湿中少阴之阳"等。因此，笔者认为薛生白"未尝无三焦可辨"只是部分湿热病有三焦特征，并非湿热病均从三焦辨证，而《湿热病篇》的辨证体系是以六经辨证为主。具体分析如下。

二、六经钤湿热是《湿热病篇》的核心

1. 六经是《湿热病篇》论病的基础　薛生白《湿热病篇》一书中随处可见大量六经的概念。比如论及太阳经，"湿在表分（指太阳）"；阳明、太阴经，"湿热病属阳明、太阴经者居多""然所云表者，乃太阴、阳明之表，而非太阳之表。太阴之表，四肢也，阳明也；阳明之表，肌肉也，胸中也""湿热乃阳明、太阴同病也""湿邪初犯阳明之表""湿滞阳明"；阳明、少阳经，如"阳明、少阳同病者"；太阴经，如"湿困太阴之阳"；少阴经，如"湿中少阴之阳""热邪直犯少阴"；厥阴经，如"热入厥阴而下利"。因此，薛生白就是以张仲景的六经为基石来阐述湿病证治理论。

2. 八纲是《湿热病篇》审证的眼目　薛生白《湿热病篇》以八纲为审证的眼目。从口鼻而入、终归脾胃的湿热邪气亦有表里之分,如薛生白谓"病在二经之表……病在二经之里""湿热阻遏膜原"即病在半表半里;湿热病在表里有寒热之分,湿热伤表分为"阴湿伤表"和"阳湿伤表",湿病日久既有热邪闭结肠腑、太阴虚寒吐利,也有"热邪直犯少阴"和"湿中少阴之阳"的寒热。薛生白认为太阴虚寒是湿病发生的内在基础,如其谓"太阴内伤,湿饮停聚,客邪再至,内外相引,故病湿热",内生或外感的湿邪抑郁阳气可以出现大量的实热证候,比如痉、厥等,湿热病日久既可耗伤阳明之津,出现舌光如镜的呕吐、吐下,也可伤及少阴精血出现下利咽痛等。因此,薛生白的湿热六经辨证具有典型的八纲特征。

3. "六经-八纲"是《湿热病篇》辨治湿热病的纲领　薛生白依据同气相求的原理,认为湿热邪气"从表(指太阳)伤者,十之一二,从口鼻入者,十之八九",并指出"其所以不干太阳者,以太阳为寒水之腑",而"阳明为水谷之海,太阴为湿土之脏,故(湿热)多阳明、太阴受病"。从口鼻而入的湿热邪气,从膜原归于脾胃。膜原,薛生白认为其位置在肌肉与胃腑之间(膜原外通肌肉,内近胃腑),为"阳明之半表半里",与少阳三焦密切相关。太阴、阳明是湿热病的生发中心,具体表现在两个方面:一为湿重于热,可以表现出"蒙上流下"的特征。"蒙上"指湿邪阻滞了从脾胃上升的清阳之气,湿热病早期郁遏阳气则恶寒,"湿蔽清阳",轻则"脘中微闷",重则"脘闷懊忱";"流下"指湿邪阻滞或伤及太阴、少阴阳气,湿阻太阴故"自利溺赤",湿中少阴之阳故"身冷脉细"。二为湿热并重,气机壅遏,三焦相火化成壮火,"表里上下,充斥肆虐"。如"湿热侵入经络脉隧中"则发痉,"(湿热)邪灼心包"则痉厥,湿热犯胃则呕吐,湿热阻滞肺络则咳喘,湿热入于营血则"上下失血或汗血",深入厥阴则腹痛便血。病至后期,因湿热为半阴半阳之证,既可以出现湿热伤及阴津的咳嗽、呕吐、下利咽痛,也可以出现湿邪化寒伤及太阴的吐利,伤及少阴的"身冷脉细"。此外,薛生白还论述了一些特殊类型的湿热病证,如湿热病后期,余邪流胆的目瞑惊悸,"邪入厥阴,主客浑受"的神识默默等。据此可见,薛生白以六经辨证为基础,结合湿热邪气的病理特征,深刻地描述了湿热病的发生发展规律。

4.《伤寒论》是《湿热病篇》写作的底板　体例上,采用条文的形式,以方证为主体内容的写法与张仲景《伤寒论》相同。薛生白借鉴了张仲景提纲证的写法，如第 1 条即为"湿热证之提纲也"，并在后文叙证的过程中常以"湿热证"标明湿热病的认证依据。如第 11 条"湿热证，数日后，自利溺赤，口渴，湿流下焦，宜滑石、猪苓、茯苓、泽泻、萆薢、通草等味"，即是说在胸痞舌白的基础上出现了口渴小便赤、大便稀的情况，就用滑石、茯苓等清凉淡渗分消治疗，起到了纲举目张的作用，条文之间的对比中凸显辨证论治的精神。刘渡舟认为《伤寒论》"是一部伟大的思辨医学"。薛生白亦采用这种写法，比如第 2 条"阴湿伤表"与第 3 条"阳明伤表"的对比，第 15、第 16、第 17 条均论述了呕吐的证治等，把同病异治的精神贯穿其中。张仲景《伤寒论》的条文大多缺乏理论性的阐释，给后人理解张仲景原意带来莫大的困难。而薛生白则改进了这一写法，即在体例上增加的内容详见于自注，进一步充实和完善了条文的内容。

内容上，薛生白论述湿热病的证治规律常以张仲景学理为底板。比如论述邪气伤人的途径，薛生白依据同气相求的原理，认为"太阳为寒水之腑，主一身之表"，故风寒始伤太阳，而湿土同气，故湿热受自口鼻，"多阳明太阴受病"。张仲景太阳病以汗为着眼点分为表实证和表虚证，薛生白亦仿此例，以"恶寒无汗，身重头痛"为"阴湿伤表"，以"恶寒发热，身重关节疼……不为汗解"为"阳湿伤表"。张仲景条文中论述了如桂枝加葛根汤、葛根汤、瓜蒌桂枝汤等治痉的方药，但"药因病用，病源既异，治法自殊"，薛生白在"湿热侵入经络脉隧"发痉的诊治中即仿照了张仲景葛根类方祛邪通络治痉的意蕴，创造性地用地龙、诸藤等药治疗。张仲景治疗昏谵以通阳明腑实、清血室瘀滞为主，薛生白亦仿照张仲景思路，对于湿热发痉神昏，"若大便数日不通者，热邪闭结胃肠，宜仿承气微下之例"；对于热入血室，经水适来、谵语神昏胸腹痛者，薛生白用"大剂犀角、紫草、茜根、贯众、连翘、鲜菖蒲、银花露等味"凉血解毒予治。其他还有诸多例子可以证明薛生白湿热病证治理论内含张仲景思想的印照，此处暂不一一列举。

三、小　结

综上可知，薛生白《湿热病篇》主要是在张仲景六经辨证体系启示和参照下写就的作品,是在六经体系下阐述了湿热病的发生发展规律。薛生白自学成才,《清史稿》称其"于医,时有独见,断人生死不爽,疗治多异迹","与叶天士齐名,然二公各有心得,而不相下"。可见,薛生白(1681—1770)的医学理论没有受到同郡同时代叶天士(1666—1745)卫气营血辨证的影响,更无从谈起与吴鞠通(1758—1836)三焦辨证有承继关系。虽然薛生白文中提到湿热"未尝无三焦可辨",但这种三焦与吴鞠通强调的部位分属的三焦截然不同,属于十二经之一的三焦,并且如笔者文中所述,湿热病表现出的三焦特征仅是湿重于热"蒙上流下"之一端,并非湿热病全体都有三焦特征。当然,笔者认可从吴鞠通三焦辨证和叶天士卫气营血辨证角度去研究薛生白《湿热病篇》亦未尝不可,但若谓《湿热病篇》的辨证体系属于水湿三焦辨证则多少有先入为主之嫌。

(《中华中医药杂志》,2018 年第 33 卷第 5 期)

薛生白《湿热病篇》传变规律初探

河北中医学院　　　李士懋

温病传变规律,叶氏以卫气营血统辖,吴氏以三焦概括,而薛氏于《湿热病篇》中以何为纲?历来不甚了了,甚至认为条文错杂,无规律可循,余初读亦有同感。然薛氏精于医又擅于文,焉能有此失误?故不敢直断其非。几经冥索,略有所悟,姑作引玉之砖,求正同道。

《湿热病篇》包括湿温与暑温,其传变规律,薛氏于该篇首条自注中已申明。这段自注是理解全篇的关键,内容丰富,难点亦多,注家皆置而不论。薛氏以正局与变局为纲,概括全篇,俨然自成体系,独树一帜,堪与叶、吴辨证体系齐观。

何谓正局?是指湿热证以脾胃为重心的病变。薛氏云:"湿热证属阳明、太阴经者居多。"因湿土同气,内外相引,故病在脾胃二经之表,症见胸痞、四肢倦怠、肌肉烦痛。脾胃主四肢、肌肉，脾胃为湿所困，清阳不能实四肢、充肌肉，则四肢倦怠、肌肉烦痛。脾胃清气贮于胸中，胸为清阳所居，其位在上，其气通天，与皮毛相应，胸与胃相较，胃为里，而胸近外，故胸曰阳明之表。叶氏所云"宣通气滞，以达归于肺"，与薛氏所云"胸为阳明之表"，其理暗合。湿困于中，清阳不升，浊阴上干，盘踞清阳之位，故见胸痞。

何谓变局？薛氏曰："病在二经之表者，多兼少阳三焦；病在二经之里者，每兼厥阴风木……故是证最易耳聋、干呕、发痉、发厥。而提纲中不言及者，因以上诸证，皆湿热兼见之变局，而非湿热证必见之正局也。"耳聋、干呕是少阳三焦经的症状，痉是足厥阴肝经的表现，厥是指昏厥，为手厥阴心包之病变。

所以称上证为变局而不曰正局者，原因有二：一是病位的改变，正局是指病在脾胃，而变局除脾胃病变外，又合并少阳三焦与厥阴风木的病变；二是病性的改变，正局是指湿与热合，而变局则属相火升腾，是湿热化火化燥。如薛氏所说："湿热内郁，郁甚则少火皆成壮火。"由湿热而化为壮火，其性质已变，故曰变局。

为什么外兼少阳三焦？兼，乃兼有之意，当有二经之表证时，往往同时兼有少阳三焦之症。二经表证的出现，是由于脾胃之气不能外达，升降出入乖戾所致。少阳主枢，三焦为原气通行之道路，皆位于半表半里，脾胃之气外达，必假其道以出入。今脾胃之气不能外达，而见胸痞、肢倦、烦痛，必因少阳三焦升降出入失度所致。而少阳三焦之升降出入，又必赖脾胃斡旋于中，土郁则少阳郁结，三焦不通。少阳三焦皆内寄相火，湿热郁而化热，少火皆成壮火，相火升腾于上则耳聋，挟胃气上逆则干呕。故二经之表，多兼少阳三焦。

二经之里何以每兼厥阴风木？二经，显然指脾胃，则二经之里当另有所指，惜薛氏未能明言。脾胃居中，胸在上，为二经之表，而肾居下，当为二经之里。且中焦湿热化燥化火，未有不下汲肾水者，此即叶氏所云"土燥水竭"。肾水被耗，木失涵养，则肝风内动而痉；水亏不能上济心火，心火独亢，神明失司而厥。故在二经之里，每兼厥阴风木。

湿热证除正局变局之传变外，又有寒化热化之转归。薛氏云："湿热证属阳明、太阴经者居多，中气实则病在阳明，中气虚则病在太阴。"病在阳明者，为湿热证热化，病在太阴者，为湿热证寒化。不论寒化热化，重心仍在脾胃者,皆属正局。而变局只有热化一途,因变局的产生,是"郁甚则少火皆成壮火",故无寒化。

综上所述,正局是指以脾胃为中心的病变,包括脾胃二经的外证及里证,有寒化热化两种转归。变局指兼少阳三焦或厥阴风木的病变,只有热化一途。这就是薛氏于首条自注中所概括的湿热证传变规律,并以这一规律统辖全篇。

《湿热病篇》前 20 条论湿温,后 20 条论暑温,由表到里,由正局到变局,结构严谨,次序井然。第 41 至第 46 条论痢疾、霍乱,孟英疑其非一瓢手笔,且后 3 条与第 26 条相重,又不以湿热证相冠,故存疑不论。首条为全篇提纲证,第 2、第 3 两条为湿在表,有阳湿阴湿之分。第 4 条为"湿热侵入经络脉隧中"而致痉。第 5、第 6、第 7 三条为湿热化燥动风,列于第 4 条之后者,因皆有痉,意在相互鉴别。第 8 条为湿热阻遏募原之半表半里证,进而入里,则出现正局与变局的转化。第 9~第 14 条皆为正局,且均为湿重于热者,然各条兼证不同,轻重有异,故并列以资鉴别。第 15~第 20 条为变局。第 15~第 17 条为手少阳三焦之见证,属二经之表之变局。第 20 条为厥阴风木之见证,为二经之里之变局。第 18 条是暑邪伤肺,以与第 17 条胃热移肺相鉴别。第 19 条为经络余邪未尽之善后调理。第 21 条为暑伤于表,第 22~第 37 条为暑湿里证。第 22~第 30 条为正局,首论正局之寒化,第 22 条为中焦虚寒下利,第 23 条为厥阴下利,第 24 条为少阴下利。薛氏云:"同一下利有厥少之分,则药有寒凉之异。"故三条下利并列以鉴别。第 25 条为湿伤少阴之阳,此条阳伤,乃由湿热证传变而来。而第 26 条为暑月受寒,由寒邪所伤,初病即见一派寒湿之象,不属湿热证范畴,故不以湿热证三字相冠。因皆为暑月之病,故并列以鉴别。第 29、第 30 两条,外候全似虚寒而实非寒证,故与 25 条亡阳证并列以相鉴别。第 27、第 28 条为善后调理。第 31~第 36 条为变局。第 37 条本为暑夹湿之正局,为何放于此处?因第 36 条为变局中承气汤证,故将正局中之白虎加苍术汤证列于此处,以资鉴别。第 38、第 39 条与第 37 条皆有热渴自汗的表现,然虚实有别,并列以利鉴别。第 39 与第 40 两条,虽与湿热证发生于同一季节,然第 39 条为暑热之邪,有热无湿,第 40 条为暑月感寒,皆非湿热相合为患,故不以湿热证冠之,然附列此处者,意在与湿热证鉴别。

再析薛生白《湿热论》传变规律

河北中医学院　　李士懋　田淑霄

　　薛氏《湿热论》包括湿温及暑温，为湿热病奠基之作。然对其传变规律，后世湮没不彰，甚至误认为条文排列错杂，无规律可循，而予重新编排。

　　薛氏精于医又擅于文，《湿热论》乃其毕生苦心实践之结晶，"寸寸各具酸咸"，其文焉能杂芜。盖因有些鉴别条文穿插其间，又有湿热病发展不同阶段的善后调理顺列其内，致令读之有错杂之感。细心领悟揣摩，方知《湿热论》不仅医理精邃，且全篇文字简练，结构严谨，各条之间对比互明，井然有序，诚如徐行序中所云："简编无多，其于湿热二者，感之轻重浅深，治之表里先后，条分缕析，可谓深切著明者矣。"

　　湿热论传变规律，薛氏于该篇首条及第 11 条自注中已然昭明。这两段自注是理解全篇的关键。薛氏认为，湿热病"不独与伤寒不同，且与温病大异"。三者性质不同，传变各异，因而辨证体系亦不可因袭，故薛氏创立了湿热病辨证论治体系，以正局与变局为纲，概括全篇，堪与叶氏卫气营血辨证体系齐观。

　　何谓正局？系指湿热病中以湿为著；病变部位以脾胃为重心；病机以阻蔽清阳为主。其临床特征为始恶寒，后但热不寒、胸痞、四肢倦怠、肌肉烦疼。

　　何以湿热病以脾胃为重心？因湿热病的产生，有其内因和外因。内因是指脾胃受戕，湿饮停聚；外因是感受外界湿邪，湿土同气，内外相引，故病在脾胃。薛氏云："太阴内伤，湿饮停聚，客邪再至，内外相引，故病湿热。""湿热乃阳明、太阴同病也。""湿热病，属阳明太阴居多。中气实则病在阳明，中气虚则病在太阴。"病在阳明多湿热，病在太阴多寒湿。

　　湿为阴邪，其性重浊黏腻，易阻气机，故湿热病以湿为主者，其病机以阻蔽清阳为主。薛氏云："有湿无热，止能蒙蔽清阳，或阻于上，或阻于中，或阻于下。"

　　湿热病以湿为主者，既以脾胃为重心，则湿困脾阳之脘满、纳呆等症当不言而喻，除二经之里的脾胃病变外，尚兼有二经之表证。"然所云表者，乃阳明、太阴之表，而非太阳之表，太阴之表四肢也，阳明也；阳明之表肌肉也，胸中也。"脾主四肢，胃主肌肉，脾胃为湿所困，清阳不能达于肌表而恶寒，清阳不能实四肢、充肌肉，则四肢倦怠，肌肉烦疼。脾胃清气上贮胸中，胸为清阳所居，其位在上，其气通天，与皮毛相应，胸与胃相较，胃为里而胸近外，故胸为阳明之表。湿困于中，清阳不升，浊阴上干，盘踞清旷之野，故见胸痞。此即湿热病之正局。

何谓变局？系指湿热病发生了病位、病机及临床特征的改变者，称为变局。

病位的改变：除脾胃病变之外，兼及少阳三焦及厥阴风木。此即薛氏所云："病在二经之表者，多兼少阳三焦；病在二经之里者，每兼厥阴风木。"

关于"少阳三焦"的含义，主要是指手少阳三焦，同时也包括足少阳胆经。三焦在这里是部位概念，外兼少阳三焦之变局，于湿热病中可见于三种情况：一为以湿为主者，在湿困脾胃而出现阳明、太阴之表证的同时，亦可见三焦的症状。如第9条为"湿邪蒙扰上焦"，第10条为"病在中焦气分"，第11条为"湿滞下焦"。故薛氏云："湿多热少，则蒙上流下，三焦分治。"二为湿热并重者因"热得湿而热愈炽，湿得热而湿愈横"，湿热相互为虐，恣肆无羁，充斥三焦，而出现少阳三焦之变局。如薛氏所云："若湿热俱多，则下闭上壅，而三焦俱病矣。"三为湿热悉化壮火者，当湿热悉化壮火，同气相求，三焦相火亦暴起而相应，产生少阳三焦之变局。故薛氏曰："湿热一合，则身中少火悉化为壮火，而三焦相火，有不皆起而暴者哉？所以上下充斥，内外煎熬，最为酷烈。"以上三种，皆可出现少阳三焦之变局。

关于少阳三焦变局中，尚包括足少阳胆经病变的依据有三：一是变局中之干呕、耳聋，为胆经的症状。二是肝胆互为表里，同寄相火。湿热悉化壮火，内窜厥阴而痉厥，胆中相火亦暴起而应，致见耳聋干呕。所以薛氏将胆与三焦、肝相提并论，曰："三焦与肝胆，同司相火。"三是第15、第16条皆为胆火上冲之变局，可见少阳三焦之变局中，当包括胆经的病变。

变局中，除上述外兼少阳三焦病变外，尚有内兼以痉厥为主要表现的厥阴风木病变。这里的厥阴系指足厥阴肝和手厥阴心包，故薛氏曰："心包受灼，神识昏乱。"若不涉心包，则"木气独张，故痉而不厥"。

厥阴风木之变局的出现，须具备两个条件：一是湿热悉化为壮火；一是壮火伤阴液，或木气素旺，肝阴素亏，致热甚生风，而为痉厥。故薛氏云："风木为火热引动者，原因木气素旺，肝阴先亏，内外相引，两阳相煽，因而劲张。若肝肾素优，并无里热者，火热安能招引肝风哉?"

以上即是湿热病传变规律，薛氏以此规律贯穿全篇。由正局到变局，由湿重到湿热并重，再至悉化壮火，表里先后，轻重浅深，井然有序。首条为全篇提纲。第2、第3条为湿在表，有阳湿、阴湿之分。第4条为由表入经脉，湿热侵入经络脉隧中而致痉。第5、第6、第7条为湿热化燥之痉厥，此三条本为内兼厥阴风木之变局，列于第4条之后者，因皆有痉症，意在相互鉴别。第8条为病位又进一层，属湿热阻遏募原之半表半里证。进而入里，则出现正局与变局的变化。第9～第14条皆为正局，前四条为湿重于热者，后两条为湿热参半者，各条病位不同，兼症有别，轻重相殊。第9条为湿热蒙敝上焦清阳较轻者，以宣上焦阳气为治；若浊邪蒙敝上焦清阳较重者，则宜用第31条之栀子豉汤加枳壳、桔梗。"同一邪在上焦，而此九条属虚，三十一条属实。"虚实之意，当为轻重之别耳。第10条为"病在中焦气分"。第12条为其重证。第11条为"湿滞下焦"。上、中、下三焦之证，依次排列。继之，第13、第14条为湿热参半证。第13条轻，第14条重，形成湿热闭阻的痹证。第15、第16条为湿热悉化壮火，伤阴液，外达胆经之变局。第15条为胃液受劫，胆火上冲；第16条为胆火上逆，中挟痰饮。第17条为胃热移肺之呕吐，附于后者，以与胆火上冲之呕吐相鉴别。第18条与第17条，意在对比互明。第17条为肺不受邪，故无肺气上逆之咳喘；第18条为肺受邪，暑热滞迫肺气而咳嗽。第19条为善后调理之法，若湿热病尚未内窜厥阴而邪已衰，余邪未尽者，可予轻剂养阴逐湿，以善其后；若病仍未愈，则内窜厥阴，出现厥阴风木之变局，第5、第6、第20诸条皆是。因第5、第6条与湿热侵入经脉致痉相鉴别，已移于前，故此处只留第20条肝风上逆引起的头痛或痉之证。

第1～第20条，依表里深浅，湿热轻重，正局变局、内外分司的规律，论述有条不紊。为何第21条忽转为暑伤于表的证候呢？因湿热病，既包括湿温，又包括暑温。湿温变化规律已述于前，故此阐述暑温。对暑温的论述，薛氏亦依表里轻重、正局变局规律逐条阐释，故在论完湿温之后，转而论暑伤膝理之证。然何以论暑又仅此第21条？因暑伤肺络之第18条，与胃热移肺之第17条相鉴别，已移于前，而其他正局、变局之传变，与湿温无异，不须复赘，故此处仅遗暑温一条，非因杂芜，实寓深意。

湿热病有寒化、热化之两途。热化者已述之于前，故转而论述寒化者。第 22 条为太阴虚寒，第 25 条为少阴虚寒。第 23、第 24 条分别为热入厥阴和热犯少阴下利，以与第 22 条太阴虚寒下利相鉴别。第 26 条为湿困脾阳，以与太阴虚寒相鉴别。第 27、第 28 为善后调理之法。第 29 条为卫外之阳暂亡，第 30 条为下体外受客寒，二者皆酷似少阴寒证，列之以与第 25 条少阴虚寒相鉴别。第 32、第 33 条为热入营血之证，皆属湿热病变局中的一种类型，故于变局中痉厥证后继论之。第 34、第 35 条为湿热病的后遗症，第 34 条为气钝血凝之痴呆，第 35 条为津枯邪滞之昏瘖。以上即是湿热病传变之规律。

（《河北中医学院学报》，1995 年第 10 卷第 4 期）

薛雪《湿热条辨》探析

山西省柳林县人民医院　　屈　强

湿温是指夏秋雨湿季节感受湿热病邪，初起以身热不扬，身重肢倦，胸闷脘痞，苔白腻，脉缓等见症的急性外感热病。湿温病名首见于《难经·五十八难》。晋王叔和《脉经》简略记载了湿温的病因证治。宋代朱肱《类证活人书》指出白虎加苍术汤为治疗本病的主方。金元时期对湿温的治疗仍局限在伤寒范围。至清代才有了论述本病的专著——薛生白的《湿热条辨》，书中所称的湿热证主要指湿温。该书系统论述了湿温的病因病机以及辨证论治，对湿热病深有研究，条分缕析，对本病的证治甚为精详，对后世医学产生了极其深远的影响。下面分三方面予以阐述，不妥之处敬请同仁批评指正。

一、湿热病的病因病机

湿热病是一种感受了湿热之气而与时令密切相关的外感热病。夏秋季节，天暑下逼，地湿上腾，所谓"热为天气，湿为地气""太阴内伤，湿饮停聚，客邪再至,内外相引,故病湿热"。湿与热虽可单独为害,但两者胶结之后,其害尤烈,所谓"热得湿而热愈炽,湿得热而湿愈横"。湿热病邪的侵犯途径和侵袭部位,也不同于一般外感热病。薛雪指出:"湿热之邪从表伤者,十之一二,由口鼻入者,十之八九。阳明为水谷之海,太阴为湿土之脏,故多阳明、太阴受病。膜原者,外通肌肉,内近胃腑,即三焦之门户,实一身之半表半里也,邪由上受,直趋中道,故病多归膜原。"说明湿热之邪多从口鼻而入,归于太阴、阳明和膜原,其中湿轻热重,则归阳明;热少湿重,则归太阴。湿热证主要属阳明、太阴同病。总之,其内因多由脾胃受伤,湿邪内蕴,再感湿热病邪,内外相引而为病。

湿热病证的产生又与脾气的虚实有密切关系。因脾主为胃行其津液,若脾伤而不健运,湿浊痰饮停聚,内湿素盛,再感受暑热之邪,最易留着而病湿热。反之,脾不伤,内无湿浊痰饮,感受暑热之邪,往往不必病湿温,或虽病亦轻。如生白说:"湿热病属阳明、太阴经者居多,中气实则病在阳明,中气虚则病在太阴。"又:"若湿热之证,不夹内伤,中气实者,其病也微。"

湿热证的病变机制,薛生白强调多在太阴脾土、阳明胃腑、少阳三焦与厥阴肝木诸脏腑。他说:"中气实则病在阳明,中气虚则病在太阴。病在二经之表者,多兼少阳三焦;病在二经之里者,每兼厥阴风木。以少阳、厥阴同司相火,阳明、太阴湿热内郁,郁甚则少火皆成壮火,而表里上下,充斥肆逆,故是证最易耳聋、干呕、发痉、发厥。"这说明,胃实火旺之体,病易归阳明;脾虚多湿之体,病易归太阴;邪踞脾胃,波及表里,少阳、厥阴受邪,多致风火内盛。

二、湿热病的证治

"湿热证,始恶寒,后但热不寒,汗出胸痞,舌白或黄,口渴不引饮。"湿为阴邪,湿遏卫阳而恶寒,后则湿郁化热,且与热相合,故但热不寒,热甚阳明则汗出;湿蔽清阳而胸痞,湿邪内盛则舌白,湿热交蒸则舌黄;热则津液不升而口渴;湿则饮内聚而不引饮。以上为湿热必有之证,成为辨识湿热证的提纲。由于叶天士(1667—1746)与薛雪(1681—1770)生活于同一时代,均为著名温病学家,故二人齐名。对于湿热病的证治,薛雪十分重视属表、属里、湿重、热重，三焦及其寒化、燥化诸方面，既运用表里分证，结合卫气营血辨证，又运用三焦分证结合脏腑辨证，同时还夹杂伤寒六经辨证于其中，熔多种方法于一炉，以适应湿热病的辨证特点，使湿热病的多种病变有法可依，有方药可用。

1. 初期 邪在肌表、腠理。本证所谓"表"，乃太阴、阳明之表，非太阳之表，当辨湿邪伤表，湿在肌肉及湿热内闭腠理。湿邪伤表者，只是湿遏卫阳之表，而热不显，症可见"恶寒无汗，身重头痛"，宜藿香、香薷、羌活、苍术皮、薄荷、牛蒡子等味。湿热伤及阳明之肌表，症见发热恶寒汗出，身重关节痛、胸痞，宜用滑石、大豆黄卷、茯苓皮、苍术皮、藿香叶、鲜荷叶、白通草、桔梗等味，淡渗利湿，复以清胃脘之热。湿热内闭腠理，可见胸痞发热，肌肉微疼，始终无汗者，宜用六一散、薄荷等泡汤以辛凉解散。

2. 中期

（1）湿热证：寒热如疟，湿热阻遏膜原，宜柴胡、厚朴、槟榔、草果、藿香、苍术、半夏、干菖蒲、六一散等味。膜原为阳明的半表半里，湿热阻遏，则营卫气争，寒热如疟而发，其治仿达原饮。

（2）湿性黏滞：湿热为病，最易充斥三焦。① 浊邪蒙闭上焦："湿热证，初起壮热口渴，脘闷懊侬，眼欲闭，时谵语，浊邪蒙闭上焦。宜涌泄，用枳壳、桔梗、淡豆豉、生山栀，无汗者加葛根。"浊邪蒙闭于上，肺气不舒，则懊侬脘闷，眼欲闭，时谵语，属"邪郁心包"，故用栀豉汤涌泄之剂，引胃脘之阳而开心胸之表，邪从吐散。② 湿伏中焦："湿热证，初起发热汗出，胸痞口渴舌白，湿伏中焦。宜藿梗、蔻仁、杏仁、枳壳、桔梗、郁金、苍术、厚朴、草果、半夏、干菖蒲、佩兰叶、六一散等味。"湿热之邪郁阻中焦，故症见发热汗出，湿热上干，影响肺气之宣化，故胸痞；胃液不升则口渴，湿重于热，故舌苔白腻白滑。由于湿热蕴阻，气机不宣，故治疗以宣开中焦气机为主。③ 湿流下焦："湿热证，数日后，胸痞、自利、溺赤、口渴，湿流下焦。宜猪苓、茯苓、泽泻、萆薢、通草。"此证属"太阴湿盛"，湿热阻滞于下焦，故独以分利为治。若兼有胸痞、口渴须佐杏仁、桔梗、大豆黄卷，开泄中上、清源洁流之意。④ 湿热阻闭中上二焦："湿热证，初起即胸闷不知人，瞀乱大叫痛，湿热阻闭中上二焦。宜草果、槟榔、鲜菖蒲、芫荽、六一散各重用，或加皂角，地浆水煎。"本证湿热俱重，因初起即闭，故当以辛通开闭为急务。

　　总之，薛雪治上焦湿热重在宣散、涌泄，以透达心肺、胸膈气机；治中焦湿热，在于开泄中焦气机；治疗下焦湿热，又在淡渗通利。如此，开上、畅中、渗下，可谓掌握了湿热病治疗的要领。

　　（3）湿与热的偏盛及寒化与燥化：① 湿邪偏盛及寒化：如湿滞阳明，脘闷呕恶，舌遍体白，口渴，宜用厚朴、草果、半夏、干菖蒲等以辛开之，使上焦得通，津液得下。湿浊困脾，但恶寒、面黄、口不渴、神倦、四肢懒、腹痛下利、脉沉弱，是为太阴阳气不足，湿浊弥漫困之，宜仿缩脾饮、大顺散、来复丹等法。若暑湿内侵，腹痛吐利，胸痞脉缓，宜缩脾饮，化湿浊，温脾胃。如湿伤少阴之阳，见身冷汗泄、胸痞、口渴、舌白、脉细，宜用人参、白术、茯苓、附子、益智等味扶阳逐湿。湿伤脾肾，见腹痛下利、胸痞、烦躁、口渴、脉数大，此不仅湿邪伤脾，更有寒邪伤肾，有虚阳上浮之象，宜用冷香饮子凉服。以上种种湿邪偏盛及寒化之证，治疗时薛雪倡导或以苦温燥湿，或以芳香化湿，或者扶阳逐湿，多用半夏、厚朴、干菖蒲、砂仁、草果、白术、茯苓、附子、干姜、肉桂之品。② 热邪偏盛及燥化：热邪偏重，当以清热泄热为急。若阳明之热盛，太阴之湿少者，症见壮热、口渴、自汗、身重、胸痞、脉洪大而长，宜白虎加苍术汤以清热散湿。若阳明实热，上蕴胸膈，下闭胃肠者，症见神昏笑妄、发痉、脉洪数有力，可用凉膈散，或仿承气微下之例，故用清热泄邪和调下肠中蕴结之邪，借阳明为出路。若邪热闭结脏腑，而扰乱神明，见神昏笑妄，发痉撮空，舌苔干黄起刺或转黑色，大便不通者，宜用承气汤以泻结邪通地道。若由于经水适来，邪陷营分，见壮热口渴、神昏谵语、胸腹痛或舌无苔、脉滑数，宜大剂犀角、紫草、茜根、贯众、菖蒲、金银花、连翘等凉血解毒。或毒邪深入营分，走窜欲泄，而见上下失血或汗血，宜大剂犀角、生地、赤芍、牡丹皮、茜根、金银花、连翘之品凉血解毒，救阴泄邪。若邪灼心包，营血受伤而见壮热口渴、发痉、神昏谵语、笑妄、舌黄或焦红、脉弦数等症，宜犀角、羚羊角、钩藤、生地、玄参、金银花、连翘、鲜菖蒲、至宝丹等味，清热泄邪、救阴平肝。以上热邪偏盛及湿热化燥之证，应以清除邪热为急务。③ 湿热并重：湿热两合为病，若治湿过用温燥易助生火热，清热过用寒凉而使湿滞不化。故湿热参半，见舌根白，舌尖红，湿渐化热，余湿犹滞者宜用白豆蔻、半夏、干菖蒲、大豆黄卷、连翘、绿豆衣、六一散等，于辛泄之中佐以清热，以存阳明之液。若见初起即胸闷不知人，瞀乱大叫痛，湿热阻于中上二焦之候，宜草果、槟榔、芫荽、六一散各重用，或加皂角、地浆水水煎,以祛湿清热;其所以祛湿药多于清热药者,以其初起即闭,不得不以辛通开闭为急。以上湿热并重之证,薛雪强调湿热兼顾,或辛泄中佐以清热,或祛湿清热两合,并且分清先后缓急,可谓得其要领。

3. 后期病变 本病大多数经过顺利者,病变仅停留于气分而不再发展,最终进入恢复期,呈现余邪未净,或有胃气不舒、脾气未醒的病机;少数感邪严重或失治误治,湿热化燥化火,深入营血,可见斑疹、昏谵等症;此外,亦有少数素体阳虚,或失治误治导致湿困日久,阳气受损,出现湿盛阳微的寒湿证(前述湿邪寒化证)。

(1)湿热化燥侵犯营血:可见壮热、口渴、发斑、神昏、出疹、痉厥、出血之证。湿热证见壮热口渴、发痉、神昏谵语或笑妄,邪灼心包,营血已耗,宜犀角、羚羊角、连翘、生地、玄参、钩藤、金银花、鲜石菖蒲、至宝丹等味,以清热泄邪救阴平肝。湿热证见上下失血或汗血,毒邪深入营卫,走窜欲泄,宜大剂犀角、生地、牡丹皮、赤芍、紫草、茜根、金银花、连翘等味,大进凉血解毒,以救阴泄邪;血止后,须进参、芪善后乃可。湿热证见壮热烦渴,舌焦红或缩,斑疹、胸痞、下利,神昏痉厥,宜大剂犀角、羚羊角、生地、玄参、金银花、紫草、竹沥、金汁、鲜菖蒲等味。此证属湿热化燥,邪热充斥表里三焦,燔灼气、营、血之极危重的证治,薛雪"独清阳明之热,救阳明之液为急务"的论述,可谓治湿热病的真诠。

(2)余邪未净证治:病情进入恢复期呈现余邪未净,或胃气不舒,或脾气不醒。湿热已解,余邪蒙蔽清阳,胃气不舒,症见脘中微闷,知饥不食等症,宜藿香叶、荷叶、枇杷叶、佩兰叶、芦根、冬瓜仁之品,以轻宣上焦阳气;若余湿未尽而阴液受伤,则口渴、汗出、关节痛,余邪留滞经络,宜元米汤泡于术,隔一宿,去术煎饮,健脾化湿,滋养阴液。如湿热证,曾开泄下夺,恶候皆平,独神思不清,倦语不思食,溺数,唇齿干,此为胃气不输,肺气不布,元神大亏。宜人参、麦冬、石斛、木瓜、生草、生谷芽、鲜莲子等味淡质薄之品清补元气。

薛雪不仅通《内经》《伤寒论》,尤精于温热及湿温病证,反映了他博大精深的医学思想。全篇46条,条分缕析地论述了湿热证的各种临床变化,体现了湿热病变化多端的特点。薛雪对湿热病的研究,首先抓住了湿邪与热邪相合的特点,临证分析重视湿重、热重的不同情况,做到了辨证湿热的关键。其次从三焦分证辨湿热,结合脏腑不同部位,融多种辨证方法于一体,对正确诊治湿热病错综复杂的变化大有裨益。再次从卫气营血、三焦辨证及伤寒六经辨证出发,从表到里,从上到下,从实到虚,论述了湿热病初期、中期、后期及恢复期各个不同阶段的证治情况,充分体现了薛生白强调辨证论治的学术思想。

三、湿热剖析

(1) 根据薛生白《湿热条辨》的四十六条条文及自注,为我们深刻认识该病因病机及各种临床变化的诊治提供了宝贵资料,其中不乏精彩和巧妙之处。如在"邪在肌表"湿邪伤表的自注条中云:"头痛必挟风邪,故加羌活,不独胜湿,且以祛风。"说明苍术、羌活祛风寒,除湿止痛,即"风能胜湿"之义;如在邪在上焦"湿热证,咳嗽昼夜不安,甚至喘不得眠者,暑邪入于肺络,宜葶苈子、枇杷叶、六一散等味"的注释中指出:"人但知暑伤肺气则虚,而不知暑滞肺络则肺实。葶苈引滑石,直泻肺邪则病自除。"给后人指出了病邪在肺的咳喘证有虚实之异。在风湿侵入阳明、太阴经脉的证治中,指出秦艽、威灵仙、海风藤、苍耳子"不独胜湿,重用息风,一则风药能胜湿,一则风药能疏肝也",强调了风药的重要作用;在湿热化燥,阴液亏耗,肝风内动之证治中,指出治以凉肝养阴息风,"投剂以息风为标,养阴为本"的技巧;在暑伤津气而致气短倦怠,肺虚咳喘,用千金生脉散的注解中,薛雪提出"然方名生脉,则热伤之脉虚欲绝可知矣"的独特见解,可见生脉散是纯补之剂。

(2)《条辨》中用药方法也别具一格,或轻或重,或汤或散,或泡或磨,反映了先生渊博的学识和丰富的临床经验。其中湿邪未净,留滞经络的治药中,白术泡于汤液中,隔一宿,去术煎饮,不用煎而用泡,既巧妙亦周致;湿热闭阻腠理发热,肌肉微痛,无汗,用六一散一两,薄荷叶三四分,泡汤调下即汗解,其中薄荷辛凉芳散,清轻宣散,分数轻灵,颇值玩味;在湿热化燥,胃阴亏耗,肝胆之气上逆所致的呕吐不止条中,香附、郁金、木香、乌药用磨服,而不用煎者,取其气全耳;在肺胃不和所致呕吐条中,"川黄连三四分,苏叶二三分,两味煎汤,呷下即止",该方有两个特殊之处,一则药量分数轻,以轻剂恰治上焦之病耳,一则服药方法,用呷而不用分次服用。以上种种,均体现了先生用药的特别之处，或轻灵，或泡磨，为我们提供了新的用药经验，可师其法也。

（3）虽然薛雪对湿温病的研究很有成就，然而，这些毕竟是他本人的一家之见，其中有多处表述不准确或不正确的地方，而且有些条文所列药物尚须加减变化才可以使用。这与有些人评价他"用古方，裁古方，随证用药贴切自然，药物数量适宜，切合病情"的观点有所相悖。如邪在上焦气分的栀豉汤宜"涌泄"两字，按现代观点，在《伤寒论教程》栀豉汤方义后（见第59页），有"本方无涌吐作用，方后云'得吐者，止后服'，可能系衍文"，此其一也。如邪入营血的邪灼心包，营血已耗的表述中，用"至宝丹"应为"紫雪丹"为宜（见冯明主编《温病学》第79页中间的说明）。在邪热内闭厥阴，而致发痉神昏，独足冷阴缩条中，作者论断为"下体外受客寒"。昔贤章虚谷云："发痉神昏，邪犯肝心，若邪重内闭，厥阴将绝，囊缩足冷而舌亦卷，是邪深垂死之证。本非虚寒，今云由外受客寒，更当详细察问为要。"在外感暑病"湿热证，湿热伤气，四肢困倦，精神减少，身热气高，心烦溺黄，口渴自汗，脉虚者，用东垣清暑益气汤主治"中之治病方药，宜用王孟英的"清暑益气汤"，始合病证。此外，还有治湿热下利的论述和自注中，亦有不妥之处。以上概述都是薛雪《湿热条辨》中的一些不够完善之处。

四、讨　论

综上所述，湿温是夏秋雨湿季节感受湿热病邪的一种急性外感热病，历代医家多有论述，但直至清代薛生白的《湿热条辨》才第一次对它作了深刻研究。全文46条，条缕分析，条条有注。它全面、系统地论述了湿热病的病因病机、发病部位、感邪途径、病机演变情况及其与伤寒、温病的区别。《湿热条辨》中根据湿热证的不同部位和湿重、热重的偏盛，有条不紊地层层辨析，为湿热证辨证论治做出了杰出贡献。其文中许多精辟的阐述和巧妙的治疗方法，值得我们学习；对某些经典名方的运用贴切自然，药物数量大多适宜，切合病情，少数药物的运用突破常规，常中有奇；煎服方法亦灵活多变。但它毕竟是一家之见，有些地方不正确或不妥帖是其缺憾，且与《伤寒论》相较，复无参考剂量可阅。尽管如此，他的学术思想和临床经验对湿热证，温热类温病及少数杂病证治有相当的指导意义。

（《光明中医》，2010年第25卷第4期）

《湿热病篇》释疑

辽宁中医学院　　王淑清

《湿热病篇》共46条，从内容上看对于湿温为患的病变，特别是湿温的性质、传变规律、证治等，论述既详细又系统，可以说是学习温病必读之书。本文根据《温热经纬》本，选择其中有关论湿热证治方面的内容予以阐释。

按温病辨证施治规律，将全篇分为湿热病概论、邪在肌表、邪在气分、邪在营血及病后期调理等。

一、湿热病概论

【原文】湿热证，始恶寒，后但热不寒，汗出，胸痞，舌白，口渴不引饮（第1条）。

本条为湿热病纲领，较系统论述了湿热病病因、病机及治疗原则。

1. 病因与发病　湿热病的外因为湿热病邪，内因与人体中气虚、脾胃功能失调有密切关系，正如自注曰"……此皆先有内伤，再感客邪""若湿热证，不挟内伤，中气实者，其病必微……"，内外合邪而发病，即"太阴内伤，湿饮停聚，客邪再至，内外相引，故病湿热"。

就其病邪侵入途径，薛氏明确指出："湿热之邪，从表伤者，十之一二，由口鼻入者十之八九。"

2. 病变重心及转化　湿热病从发病到病变的中、后期，都以脾胃病变为重心，正如文中（自注）所指出："湿热证属阳明、太阴经者居多，中气实则病在阳明，中气虚则病在太阴。"其原因何在？薛氏在自注中解释："阳明为水谷之海,太阴为湿土之脏,故多阳明、太阴受病。"章虚谷指出:"胃为戊土属阳(阳土),脾为己土属阴(阴土),湿土之气,同类相召(性质相同),故湿热病邪始虽外受终归脾胃。"他们均以朴素的理论说明了湿热病以脾胃为重心的道理。

凡外邪伤人,必随人身之气而转化。湿热之邪在人体亦随阳气而转化。人体阳气旺,即随热化而归阳明,表现为热重于湿;阳气虚,即随湿化而归太阴,多表现为湿重于热。

3. 初起证候特点 始恶寒,后但热不寒,汗出,胸痞,舌白,口渴不引饮。其病机是:

始恶寒:因感受之邪是湿热之邪,又以湿为主,阳气被湿郁邪遏,阳气不得宣通,故恶寒。这与伤寒的恶寒,无论从病机,还是从兼症等方面来看,都是不同的。

后但热不寒:因湿邪郁久化热所致。又因湿热之邪黏滞,出入呆滞,所以虽化热,但一开始也未必湿邪就一点没有,故此时发热,以身热不扬为特点,这同温热类温病热入气分之高热还是有区别的。

汗出:阳明热盛,湿为热蒸所致。胸痞:湿热之邪,蒙蔽胸中清阳所致。舌白:湿邪内盛,浊气上蒸,故苔白,特点是带有腻象。口渴不引饮:"引"作继续解。邪内停,气化不利。湿热证脉象无定体,或洪,或缓,或伏,或细,各随证不拘一格。

二、邪在肌表

湿热邪在肌表,本篇论述了三种情况。一为阴湿伤表;二为阳湿伤表;三为湿热甚轻,郁于肌表。

1. 阴湿伤表

【原文】湿热证,恶寒无汗,身重头痛,湿在表分,宜藿香、香薷、羌活、苍术皮、薄荷、牛蒡子等。头不痛者去羌活(第2条)。

临床表现特点:恶寒、无汗、身重、头痛,也可见到无汗、胸痞、腰痛,一般热象不显。

病机分析:本证总的来说是湿邪伤表、湿遏卫阳所致。湿尚未化热,湿遏卫气,故恶寒,因热不甚,所以发热不明显;湿性重浊,邪闭于表,外郁经络,内阻气机,故身重、头痛,或腰痛、胸痞。因湿尚未化热,与寒湿近似,故称阴湿伤表。

治法:芳香辛散以祛表湿,可稍佐淡渗。

药物:藿香、香薷、羌活、苍术、薄荷、牛蒡子等。

2. 阳湿伤表

【原文】湿热证,恶寒发热,身重关节疼痛,湿在肌肉,不为汗解,宜滑石、大豆黄卷、茯苓皮、苍术皮、藿香叶、鲜荷叶、白通草、桔梗等。不恶寒者,去苍术皮(第 3 条)。

临床表现特点:恶寒、发热、身重关节疼痛、有汗等。

病机分析:本证为湿热伤表,热郁于内,湿已化热所致。其中,湿遏卫气,故恶寒,因湿已化热,所以发热。又因湿为阴邪,阳气受邪的阻遏,故身重。湿留关节,故关节疼痛。湿热郁蒸,故见汗。上述之证因湿已化热,故称阳湿伤表。

本症的病机与前条(阴湿伤表)有相同之点,更有若干不同之处,故列表区别如表 1。

表 1   阴湿伤表与阳湿伤表类证鉴别

类　证	共同点	不同点		治　则
		病　机	临床表现	
阴湿伤表	湿热伤表而见恶寒身重	湿未化热,湿郁多偏于寒,所以为阴湿	不发热,或不显,无汗	辛温燥湿
阳湿伤表		湿郁化热,偏于热,故为阳湿	发热,有汗	宣化利湿清热

三、邪在气分

湿热之邪在气分,因湿热轻重及所在部位的不同,所表现的病理变化很复杂。为便于掌握其辨证施治规律,按邪在上、中、下焦三个不同部位,将原文分析归纳如下。

（一）邪在上焦

【原文】湿热证,寒热如疟,湿热阻遏膜原,宜柴胡、厚朴、槟榔、草果、藿香、苍术、半夏、干菖蒲、六一散等味(第8条)。

临床表现特点:寒热如疟(此外,尚应有舌苔白滑而腻、脘腹满闷等症)。

病机分析:本证为湿热阻遏膜原(膜原外通肌肉,内近胃府,为一身之半表半里,故在"自注"中说"膜原为阳明之半表半里"),因病在半表半里,使表里之气失通,营卫不和,正邪交争于半表半里,故寒热往来。

治法:疏利透达。

药用:柴胡、厚朴、槟榔、草果、藿香、苍术、半夏、干菖蒲、六一散。其中,柴胡和解少阳;厚朴、半夏、槟榔、草果理脾燥湿;藿香、菖蒲芳香化湿;六一散清利湿热。

（二）邪在中焦

湿热之邪在中焦,仍以脾胃为病变重心,其邪气转化可出现湿重于热,也可出现湿热并重,还可出现热重于湿等变化,所出现的证型比较多。

1. 湿伏中焦(湿重于热)

【原文】湿热证,初起发热,汗出胸痞,口渴舌白,湿伏中焦,宜藿梗、蔻仁、杏仁、枳壳、桔梗、郁金、苍术、厚朴、草果、半夏、干菖蒲、佩叶、六一散等。(第10条)

临床表现特点:初起发热,汗出,胸痞,口渴,舌白。

病机分析:病变重心以中焦为主,而影响到上焦,属于湿重于热,湿邪不化类型。因湿热在里而不在表,湿热郁蒸,所以发热、汗出;因湿热内伏中焦,阻滞气机,以致影响胃的受纳,浊邪上干,又影响到肺的宣化,故见胸痞;因湿邪盛,故苔白;因湿盛,其邪内阻,津不上升,故口渴(其渴是不欲饮、苔白腻,要注意与舌面干燥、渴欲引饮的胃津不足之渴区别开)。

治则:宣气化湿兼清热。

药物:藿香、佩兰叶、郁金、菖蒲、白豆蔻芳香化浊;苍术、厚朴、半夏、竹叶苦温燥湿;杏仁、桔梗轻宣肺气;六一散清利湿热。共同达到开气化浊、湿热分消之目的。

2. 动风发痉　有关湿热动风发痉的论述，文中共有 6 条，其共同点都是有湿邪化燥、热盛动风，但也有若干不同之处。列表归纳如表 2。

表 2　湿热动风发痉相关条文分析

原文	病机	辨证重点	治则	药物
第 4 条	湿热挟风，侵入筋脉	三四日即口噤，四肢牵引拘急（四肢不能屈伸），甚则角弓反张（头项强直，腰背反折，向后牵曲，如弓状）	祛风胜湿，宣通筋脉	地龙、秦艽、威灵仙、滑石、苍耳、丝瓜络、海风藤、黄连
第 6 条	阳明实热结于胸膈或结于下（指结于肠）	发痉，神昏笑妄，脉洪数有力或大便通（舌苔应黄厚而干）	攻下邪热为主	上结仿凉膈散；下结用承气汤
第 36 条	湿邪化燥闭结胃府而动风（热结比第 6 条重）	发痉撮空，神昏笑妄，舌苔干黄起刺或转黑色	攻下为主，配合滋阴	承气汤之类
第 20 条	湿已化燥，阴液亏耗，风阳鸱张所致，属阴亏风动之证	汗出、热不除，或痉，忽头痛不止	养阴潜阳、凉肝息风	羚羊角、钩藤、玄参、生地、女贞子、蔓荆子。头痛加菊花、竹叶
第 30 条	热闭手足厥阴	发痉神昏，独足冷阴缩（干燥发紫特征），必有舌体蜷缩	清心开窍、凉肝镇痉	若因下体外受客寒，只用辛温之品煎洗，药如吴茱萸、苍术、桂枝、当归、厚朴
第 35 条	湿热化燥津伤，"津枯邪滞"	口满，苔黄起刺，脉弦缓，囊缩舌鞭（同"硬"），谵语，昏不知人，两手撮搦，或脉有力，大便不通	泄热救阴，凉肝息风	生地、芦根、生何首乌、鲜稻根，或加入大黄

下面还有几个问题，集中进一步分析。

第一，在辨证中要注意神志改变的鉴别。发痉、神昏笑妄，在邪入手足厥阴及阳明热盛动风均可见到，但兼症不同。邪入手足厥阴脉细数，舌必红绛。阳明热盛动风，脉洪数有力，或沉实有力，舌不绛，苔黄厚干燥，或焦燥起刺。第二，关于湿温忌下问题。湿温有三禁，其中之一就是禁下，那么为什么在第6条、第36条还用攻下法？湿温禁下指湿未化热，在初期而言。若湿已化热与积滞相结，则当与导滞通下，因积滞不去，则湿热不化。若湿热已化燥，而腑实已结，应攻下以存阴。其中，舌苔老黄，甚至干黑起刺，就可攻下；苔黄而垢腻，不是阳明实热，不可妄行攻下；若苔白而滞滑，是寒湿之象，不可攻下。第三，关于辨别病机有关问题。上述各条在临床表现中只提到1～3个症状，有的缺脉，有的缺舌苔。就所提出的一些症状，也不是每条所独有，在不同病机中也可出现。为此，在判断某一症状究竟属哪一种病机范围之内，必须全面分析，加以区别，才能使辨证更加准确。例如，原文第30条所提"阴缩"，单从这一症来看它既可出现在阳气衰微，又可出现于津伤热盛，两者如何区别？若阳气衰，必见久病体弱，特别是见到肾阳衰的一些表现而舌必淡润。本证除阴缩外，还有神昏发痉，显然是湿邪化燥、热邪盛、邪犯心包、动风发痉所致。

（三）邪在下焦

1. 湿流下焦，分泌失司

【原文】湿热证，数日后自利，溺赤，口渴，湿流下焦，宜滑石、猪苓、茯苓、泽泻、萆薢、通草等（第11条）。

临床表现特点：自利，溺赤，口渴（尚应有胸痞）。

病机分析：为湿热交蒸、流注下焦，影响小肠分清别浊功能导致的自利之证。其中，因湿热流注下焦，影响小肠分清别浊的功能，故除自利外尚见溺赤；又湿热盛，相互交蒸，郁阻气机，故见口渴，也一定会见胸痞。

治法：淡渗分利湿热。

药物：滑石、猪苓、茯苓、泽泻、草豆蔻、通草等。

2. 肾阴亏损

【原文】湿热证，十余日后，尺脉数，下利或咽痛，口渴心烦，下泉不足，热邪直犯少阴之证，宜仿猪肤汤凉润法（第24条）。

临床表现特点：下利或咽痛，口渴心烦，尺脉数。

病机分析：为热郁下焦、湿热化燥、劫灼肾阴而水亏火浮之证。其中，因湿热化燥、劫灼肾阴而水亏火浮，故见咽痛、口渴尺脉数；热郁下焦、劫灼肾阴，故见下利（文中的"下泉"是尿的别称，此处指肾水）。

治法：滋肾泄热。

方药：猪肤汤（猪肤、白蜜、白粉）。其中，猪肤滋养肾阴；蜂蜜滋润；炒米粉增补中焦。

3. 湿热变证

【原文】湿热证，身冷脉细，汗泄胸痞，口渴舌白，湿中少阴之阳，宜人参、白术、附子、茯苓、益智等（第25条）。

临床表现特点：身冷脉细，汗泄胸痞，口渴，舌白。

病机分析：为湿邪从阴化寒（多见素体阳虚，或汗泄太过，或湿邪又重）、损伤阳气（尤以少阴阳气衰弱明显）形成阳虚寒湿之证。其中，因阳气衰，故身冷、脉细（其特点按之无力）、汗泄（特点清冷不黏）、口渴（特点喜热饮）；因阳微气弱，见胸痞（特点是空虚不适而吐纳无力）。舌白是阳虚里寒之象。

治法：扶阳益气化湿。

药物：人参、附子、白术、茯苓、益智仁。若汗出不止加五味子、龙骨。

四、邪在营血

湿邪留恋气分，终必化热化燥。当病邪进一步深入，就可传入营血，导致营血种种病理变化。

1. 邪入心包，引动肝风

【原文】湿热证，壮热口渴，舌黄或焦红，发痉，神昏谵语或笑妄，邪灼心包，营血已耗，宜犀角、羚羊角、连翘、生地、玄参、钩藤、银花露、鲜菖蒲、至宝丹等。（第5条）

临床表现特点：壮热，口渴，舌黄或焦红，发痉，神昏谵语或笑妄。

病机分析：为湿热之邪，留恋日久，而化燥转为温热之邪内陷所致。其中，壮热、口渴、舌苔黄是气分热盛表现，舌焦红、昏谵或笑妄为热灼心包、营阴被耗、心神失常表现。发痉为手厥阴影响足厥阴，以致热极生风，导致肝风内动。

治法：清心窍,滋养营阴,平息肝风。

药物：犀角、至宝丹、鲜菖蒲清心开窍;生地、玄参、连翘、金银花清热救阴;羚羊角、钩藤平息肝风。

2. 气血两燔

【原文】湿热证,壮热烦渴,舌焦红或缩,斑疹,胸痞,自利,神昏痉厥,热邪充斥表里三焦,宜大剂犀角、羚羊角、生地、玄参、银花露、紫草、方诸水、金汁、鲜菖蒲等(第7条)。

临床表现特点：壮热烦渴,舌焦红或缩,斑疹,胸痞,自利,神昏痉厥。

病机分析：湿热化热化燥,内陷入里,其邪热充斥表里三焦,阴津受伤所致。其中,壮热、烦渴,为邪从燥化、气分热盛津伤表现;舌焦红(指舌边红、深绛而干)或缩,斑疹,为热毒邪炽营血、热毒深重的表现;神昏痉厥、胸痞、自利,为热毒盛充斥三焦所致(充斥上则胸闷,充斥下则下利,内陷厥阴则神昏痉厥)。

治法：清热生津,凉血解毒,开窍息风。

药物：犀角、羚羊角清心热、凉肝息风;生地、玄参滋养营阴;银花露、紫草、金汁、方诸水清热解毒(方诸水即"明水",是在大蚌内纳入冰片数分,随即取其泌出的水液入药,有甘寒清热解毒生津作用)。

3. 热灼肠络,大便下血

【原文】湿热证,十余日后,左关弦数,腹时痛,时圊血,肛门热痛,血热内燥,热邪传入厥阴之证,宜仿白头翁汤(第23条)。

临床表现特点：左关弦数,腹时痛,时圊血(圊是厕所的别名,圊血是指大便下血),肛门热痛。

病机分析：湿热内郁、下迫,故肛门热痛;邪热久郁,湿热从火化,转而逼入厥阴,反挟持肝经之火为虐,故脉弦数,腹时痛;损伤肠络,故时圊血。

治法：苦寒清热,坚阴化湿。

药物：仿白头翁汤。

4. 热盛动血

【原文】湿热证,上下失血或汗血,毒邪深入营分,走窜欲泄,宜大剂犀角、生地、赤芍、牡丹皮、连翘、紫草、茜根、金银花等(第33条)。

临床表现特点：上下失血(指吐血、衄血、便血、溺血)或汗血(指肌衄,血从汗孔而外出）。

病机分析：为湿热之邪蕴郁太甚，久郁化火，逼血走窜而导致的热盛动血之证。其中，热邪灼伤阳络、迫血上溢，则见吐血或衄血；热邪灼伤阴络，则迫血下泄，故见尿血或便血；热窜阳明肌脉，则见肌衄（汗出）。

治法：清热凉血解毒。

药物：犀角、生地、赤芍、牡丹皮、连翘、紫草、茜根、金银花。

（《中医函授通讯》，1988 年第 2 期）

薛生白《湿热病篇》浅探

　云南中医学院　　孔庆玺

笔者通过对《湿热病篇》的学习研究，认为薛氏在本篇中的学术思想主要表现在以下几方面。

一、重脾胃，分虚实表里

薛生白指出："湿热证属阳明、太阴经者居多，中气实则病在阳明，中气虚则病在太阴。"人与外界环境息息相通，生理、病理与四时五气相应，脾胃在五行中属土，湿也属土，湿土同气。正如章虚谷指出的："湿土之气，同类相召，故湿热之邪始虽外受，终归脾胃。"湿热病常以脾胃为病变重心，初起邪虽在表卫，但已兼有湿邪阻碍脾胃气机的脘痞、呕恶等见症，呈现出邪遏卫气的证候。章虚谷说："外邪伤人，必随人身之气而变。"薛氏认为湿热之邪为患，如素体胃中燥热或中气未伤之人，则病多在足阳明胃；素体脾虚有湿之人，其病多在足太阴脾。在胃则热重于湿，在脾则湿重于热。其发病常外感、内伤夹杂，虚实互见。或先感湿邪，再加饥饱劳倦、七情所伤，或先因饥饱劳倦、七情伤脾，中气内虚，再感湿热之邪。其湿热之内聚为实，中气之亏损为虚。湿邪伤阳，热邪灼阴，或因本虚而致邪实，或因邪实而致本虚。治疗湿热病证，首先要分清虚实之多少，湿热之轻重，外感与内伤之比例，才能恰中病情。薛氏在论中指出："若湿热之证，不夹内伤中气实者，其病必微，或有先因于湿，再因饥劳而病者，亦属内伤夹湿，标本同病，然劳倦伤脾为不足，湿饮停聚为有余，所以内伤外感孰多孰少，孰实孰虚，又在临证时权衡矣。"实属经验之谈。

二、重肝胆，从脏腑论治

胃为五脏六腑之海，脏腑皆禀气于胃，脾主为胃行其津液，脾胃与其他脏腑的关系十分密切。湿热证虽以脾胃为病变重心，但是，其病变常涉及其他脏腑。薛氏在论中详细论述了湿热病的脏腑论治，他认为五脏之中肝胆与脾胃的关系最为密切。湿热在脾胃，最易传至肝胆，壅滞于经络则见耳聋，胁肋胀痛；胆气上逆则胸闷、口苦、呕逆；胆汁外溢则发黄疸；湿热化燥，灼伤津液，木失柔润则易出现肝风内动之证。他在论中指出："病在二经之表者，多兼少阳三焦，病在二经之里者，每兼厥阴风木。"并在论中列举了湿热在肝胆的证例，如对营阴素亏、木火素旺之人，感受湿热之邪后，湿从热化，阴液愈亏，相火愈炽，致肝胆气逆而见胸闷干呕，胃阴受劫而舌光如镜，脉细数，口中渴之证，以金汁清热解毒，西瓜汁、鲜生地汁、甘蔗汁滋养胃阴，郁金、木香、香附、乌药等疏肝解郁，使邪热得清，胃阴得复，气机得顺而呕逆诸症可愈。对素有痰饮，复感湿热之邪，痰热内郁，脾胃不和，阳明、少阳同病，胆气上逆而呕吐、口苦，痰热内郁而舌苔黄腻、胸脘痞闷、呕吐痰涎之证，以温胆汤加瓜蒌辛开气机，运化痰湿，和胃降胆，以碧玉散清热利湿，使气机得通，湿热得除而胆胃自和。

三、分三焦，使水道通利

湿热之邪性善弥漫，虽然重心在中焦脾胃，但上焦心肺，下焦肝肾、膀胱、大小肠，表里内外无所不至，证型复杂而多样。

湿热上蒙清窍则头重、目眩、耳聋；闭阻上焦气机，肺气不舒则胸闷、懊恼；肺气上逆则咳逆，蒙蔽心包则神识如蒙，时昧时清，郁困中焦，脾胃气机受阻，中气不运，升降失司则脘闷、呕恶、身重；流注下焦，小肠泌别失司则小便短赤；膀胱气化失司则癃闭，下注大肠则自利或大便溏滞不爽；下焦气机阻碍则可见少腹胀满等。薛氏在论中对湿邪上闭、肺气不舒之胸闷、懊侬、眼欲闭、邪扰心包时有谵语之证，以桔梗、淡豆豉轻开上焦气机，以枳壳苦辛温运，以栀子轻清上焦气热以展化气机，无汗者加葛根辛温之品使气机宣发，腠理疏松，则上焦得通，津液得下。对于湿热困阻中焦，湿遏热伏之发热，湿热熏蒸之汗出，湿阻气机之胸闷，津液不升之口渴，湿重热轻而舌白的证候，以白豆蔻、枳壳、厚朴、草果、半夏、菖蒲、苍术等苦辛温之品温运中焦气机，佐藿香、佩兰芳化开上焦，六一散淡渗清利湿热以利下焦，杏仁、桔梗宣肺降气，使肺气得以宣发肃降，三焦气机得通，气化则湿化。对于邪郁中焦，热多湿少之候，症见阳明热盛之壮热、口渴、自汗、脉洪大而长，兼见太阴脾湿之身重、胸痞者，以白虎汤辛寒清气为主，加苍术苦温以燥脾湿。对于湿热下注，湿重热轻，邪郁下焦气机，小肠泌别失司之小便短赤，下注大肠之自利，津液不升之口渴等证，治疗以滑石、猪苓、茯苓、泽泻、萆薢、通草等淡渗之品，分利湿邪，以通畅下焦气机。三焦论治自在其中。

四、善变化，以丝丝入扣

湿热病证十分复杂，除湿热狼狈为奸外，还可兼其他病邪致病。薛氏在论中证变治变，灵活变通。如对湿热遏阻表卫，湿重热轻兼有风邪之证，症见恶寒无汗，身重头痛者，以藿香、香薷辛温芳香以疏散表湿，苍术苦温燥湿之外，更加辛温祛风胜湿之羌活、辛凉疏散风热之薄荷、牛蒡子。薛氏自注："头痛必夹风邪，故加羌活，不独胜湿而且祛风。"选药精当。

从薛氏的治疗范例中可以看出其对湿热证的治疗，重在调畅气机，以芳化辛开之品开畅中、上二焦气机，以淡渗之品利水通阳使下焦气机调畅，气化则湿化。善于以芳化、温运、淡渗三法配伍为用，三焦证治各有侧重，湿邪上壅则芳化轻开为主，湿邪中阻则苦辛温运为主，湿浊下注则偏重淡渗，概以其他治法佐之，使湿去热孤，并据湿热之轻重适当加入清热之品以清除热邪。同时，善于运用祛风药，不仅发挥祛风药胜湿的作用，而且借祛风药以疏肝、祛风、开表，一物而多用，更有利于病邪的祛除。其在三焦辨证的前提下，注重脏腑辨证,针对相应脏腑病机进行治疗,或以宣肺,或以清心,或以和胃,或以运脾,或以疏肝,或以分利……对湿热证的各种证型,灵活机动,随变而治,丝丝入扣。

五、察阴阳,使寒热分清

由于湿热之比重,体质之寒热不同,湿热证后期有寒化伤阳、热化伤阴之不同转归。伤阴者化燥入营,或动血发斑,或动风痉厥;伤阳者,湿盛阳微,甚或阳虚水泛。薛氏在论中对湿伤少阴之阳,身冷脉细,汗泄胸痞,口渴舌白之证,以人参、白术、附子、茯苓、益智等味温阳益气利水。对热化伤阴,水不涵木,肝阳化风,上扰清空,症见汗出热不除,或痉,忽头痛不止者,以羚羊角、钩藤、蔓荆子凉肝息风,以生地、玄参、女贞子滋水涵木。薛氏所云:“投剂以息风为标,养阴为本。”概括了对这一证候的治疗大法,论中有关论治实为后世治疗该证的范例。

六、分缓急,察正局变局

薛氏以“湿热病,始恶寒,后但热不寒,汗出胸痞,舌白口渴不引饮”作为湿热病的提纲,提示了湿热病初期的典型症状。初起湿中蕴热,起病缓慢,湿遏表阳而恶寒,以后渐渐入里则但热不寒,湿郁气机则胸痞,舌白为湿重之见证。由于湿与热是性质相互矛盾的病邪,临证常见互相矛盾的症状,伤寒之发热,汗出则邪随汗解而热退,湿热之发热,其汗为湿热熏蒸之汗,汗虽出而湿邪黏滞于体内,湿不去则热不孤,故汗出而身热不退。热邪灼津则口渴,湿阻气机,津液不升亦致口渴,但湿为阴邪,停聚体内故虽渴而不引饮。这是湿热病之正局,病势虽然缠绵,但不险恶。至于变局,其证常凶险急重。薛氏在论中指出:“以少阳、厥阴同司相火,阳明、太阴湿热内郁,郁甚则少火皆成壮火,而表里上下充斥肆逆,故是证最易耳聋、干呕、发痉、发厥,而提纲中不言及者,因以上诸证皆湿热证兼见之变局,而非湿热证必见之正局也。”湿热郁滞体内,郁而化热化燥,可进一步燔灼营血,出现严重的病变。薛氏在论中对一系列严重见证作了辨证论治,如对湿热化燥,热深动血,出现“上下失血或汗血"之证，以"大剂犀角、生地、赤芍、丹皮、连翘、紫草、茜草、银花等味"，清热解毒、凉血化瘀为治。对于湿热酿痰，进一步阻碍气机，气滞则血瘀，痰瘀随热深入厥阴，闭阻心窍出现神识昏迷之证者，以三甲散破瘀通络，化痰散结，使痰热去，气血流畅。对于湿热化燥，热灼心包、肝风内动，痉厥并见，"发痉、神昏谵语或笑妄"之证，以"犀角、羚羊角、连翘、生地、玄参、钩藤、银花露、鲜菖蒲、至宝丹等味"清心开窍，清热解毒为治。对于化热化燥，灼燔气血，充斥表里内外，有气分之壮热烦渴，胸痞自利；有血分之斑疹外发，神昏痉厥，薛氏称之为"痉厥中之最重者"，以"大剂犀角、羚羊角、生地、玄参、银花露、紫草、方诸水、金汁、鲜菖蒲等"清热凉血、解毒化斑、开窍息风为治。对"热结胃腑，阳明热盛引动肝风，发痉撮空，神昏笑妄，舌苔干黄或起刺或转黑色，大便不通"之证，以承气汤苦寒攻下，釜底抽薪。对津枯邪滞，腑实阴伤，风动之证，则以生地、生何首乌、芦根等味甘寒滋阴清热，大黄苦寒通腑，共奏增水行舟之效。前者重在邪实，故以苦寒攻下，后者虚实互见，故以攻补兼施。由此可见，温病中斑疹吐血、神昏痉厥等严重证候在湿热病变局中均可见到，薛氏所论既有一般湿热证的常见证治，也有严重变证的论治，目的在于使医生知常知变，临证不惑。

七、重调理，使邪去正安

湿热病由于湿性黏滞难移，易阻碍气机，呆滞脾胃运化之功。病解以后，常遗留余邪未净，或脾运呆滞，胃气不舒等一系列病理变化。此时，如不彻底消除余邪，运脾醒胃，则外感可演变为内伤，进一步损害人体健康。因此，薛氏很重视调理，对湿邪已解，余邪蒙蔽清阳，胃气未醒，脘中微闷，知饥不食之证，以五叶芦根汤轻宣气机，芳香醒胃，清热利湿以去余邪，恢复脾胃运化之机。对病后余邪未尽，留滞经络之骨节痛，津液损伤之口渴、汗出则以元米汤泡于术，去术煎饮，取糯米之濡润补益，白术之健脾化湿，祛湿而不伤阴，滋润而不碍湿，邪去而津不伤。对病后中气亏虚，升降失常，吐下并至之证，则以谷芽、莲心、扁豆、薏苡仁、半夏、甘草、茯苓等味健脾除湿，甘淡养胃，使脾气健运，清升浊降而吐下自止。对湿邪留扰肝胆，胆气未舒，惊悸梦惕之证，则以郁李仁、酸枣仁、猪胆汁、姜汁等清泻肝胆湿热、养肝、宁心、安神，使胆气降,心神安。

由此可见,薛氏对湿热证重在脾胃肝胆,后期调理不外清热利湿以除余邪,健脾养胃以复中气,疏肝利胆以畅气机,对临床实践有重大的指导意义。

《湿热病篇》以湿热病因辨证为纲,贯穿有脏腑、八纲、卫气营血、三焦辨证,纵横交错,既有心肺、脾胃、肝肾、大小肠、经络的证治,也有卫、气、营、血的证治;既有上焦、中焦、下焦的证治,也有阳虚不运以及阴液受劫等证治,对湿热病的辨证论治作了较全面的论述,其论既含有深奥的道理,又切合临床实际,颇值得医者玩味。

(《云南中医学院学报》,1986 年第 9 卷第 2 期)

薛生白《湿热病篇》

广州中医学院　　陆乃器

《湿热病篇》条文共 46 条,薛氏自加注解,以详述条文中的未尽之处,《温病学》讲义只选录第 1～第 40 条。综观全文,它实际是论述湿温的病因、传染途径、发病因素、临床分型、一般证型(正局)及特殊证型(变局)的辨证论治等,内容丰富,理论紧密联系实践,对后世《温病学》有着积极的贡献。上期湿温(一)、(二)曾引用过的薛氏之说,此处不再赘述。现只着重谈谈如下几点。

一、诊断上,宜视舌诊

舌诊,在温病中占有很重要的位置,叶桂有"必验之于舌"的明训。薛氏 46 条中,辨舌的占 11 条之多,尤其在第 13 条自注中明确指出:"凭验舌以投剂,为临证时要诀。"可见验舌在湿温的诊治上起着关键性的作用,切莫等闲视之。

二、正局辨证与治疗

正局，可理解为湿温常见的发病证候类型。属卫、气分阶段的一般传变证型。首条提纲："湿热证（指外感湿热合邪为患的病证），始恶寒，后但热不寒，汗出，胸痞，舌白，口渴不引饮。"以简练文字展示湿温初起常见的证候特点。自注中又详加说明与补充，俾得加深理解和掌握好重点。如胸痞，他写道："湿蔽清阳则胸痞。"又说："胸痞为湿热必有之证，四肢倦怠，肌肉烦疼，亦必并见。"意即湿温初起，卫气被邪所遏，气机困阻，故出现上述诸证候，胸痞便是其代表。当然，头重如裹也理应包括在内。提纲为何不一一列出，吴瑭说得精当："文尚简要，便于记诵；又恐简则不明，一切议论，悉于分注注明，俾纲举目张，一见瞭然。"

湿温初起，多见湿重热轻，第2、第3条是常见证候类型。前者湿邪尤盛，遏阻卫阳之气，故恶寒无汗。湿为阴邪，薛氏故有"阴湿伤表之候"，治宜辛透表邪，"上者上之"之意，集藿香、香薷、羌活、薄荷等辛散药物于一炉，其力较强，运用时，必须根据患者的证候，适当酌情而定各药分量的轻重。后者，虽"外候与上条同，惟汗出独异，更加关节疼痛"，薛氏称为"湿邪初犯阳明之表"，总的说来，第3条属"阳湿伤表之候"。所谓"阳湿"，是与第2条"阴湿"相对而言，也含有湿渐化热，热象较显，以致发热、汗出；或与患者素体胃阳偏盛，起病后化热较快有关，故薛氏说"即清胃脘之热"。由于此条有汗出、关节疼痛，治则与药物选用便与第2条明显不同。值得一提的是"苍术皮"一味，现在药材加工多用机械化操作，处方取苍术皮，恐难配备。

从"举一反三"的观点看，湿温初起的一般发病情况，全篇举两条不同证治为例，并可与第10条初起即呈现"湿伏中焦"作比较；在首条自注中曾提出"始恶寒者，阳为湿遏而恶寒，终非若寒伤于表之恶寒"，与伤寒相鉴别，这样，第2条之"恶寒无汗"亦不言而喻，肯定就不是伤寒所致。薛氏用文是较精练、恰当的。

湿温初起，邪遏卫、气，若邪不外解，传入半表半里（如第8条所述），进一步便可出现"以脾胃为病变重心，常留恋气分"，缠绵难解。如第13条证治，

"湿渐化热,余湿犹滞,宜辛泄佐清热",白豆蔻、半夏、干菖蒲,辛苦温以燥化湿浊;川大豆黄卷、连翘、绿豆衣,六一散等味清热、利小便。大豆黄卷一味,已故名老中医秦伯未在其著作中极力倡用,也是笔者临证时的"手头药"之一,"本品善于通达宣利,故可分利湿热,兼能清解表邪"(《中药学讲义》1964年版,第44页);绿豆衣及六一散均有解暑、清热、利尿作用。天水散(即六一散)为刘河间首创,我院已故刘赤选教授积极倡导,有"简验、便、廉"的优点。

第11条,湿流下焦证治,提出兼"口渴胸痞,须佐入桔梗、杏仁、大豆黄卷开泄中上,源清则流自洁",与叶桂的分消走泄法基本一致。第12条"湿滞阳明"证治,是"湿邪极盛之候","宜用辛开",此时湿邪尚未蕴热,故重用辛开。用厚朴等味辛苦温燥之品,燥化中焦湿滞之邪,使"上焦得通,津液得下",口渴可除,三焦水道便能通利。

三、变局证治举例

变局,是与正局相对而言。可理解为湿温发病中有夹杂感染、传变加快等因素,是与一般发病规律明显不同的证候类型。如第4条,"三四日即口噤,四肢牵引拘急,其则角弓反张",同本病常留恋气分,缠绵难愈就不一样。第15条,四五日,湿邪完全燥化,阴津受劫,出现"口大渴,胸闷欲绝,干呕不止,脉细数,舌光如镜"的危笃证候,薛氏称"此营阴素亏,木火素旺",感邪后迅速化燥化火,"木乘阳明,耗其津液",治较复杂,薛氏用"西瓜汁、金汁、鲜生地汁、甘蔗汁磨服郁金、木香、香附、乌药等味"。拟"一清阳明之势,一散少阳之邪"。采取诸汁磨诸香,全不用煎煮,"取其气全",这种制方药法,滋液不壅滞,香散不伤津,开创治疗本病"阴液亏虚,胆火上冲"变局的新方法。难怪王孟英积极倡导,"凡治阴虚气滞者,可以仿用此药"。

第29条,四五日,汗出过多,卫阳暂亡,湿热蕴结,一时表里不通,导致"忽大汗出,手足冷,脉细如丝或绝,口渴,茎痛,而起坐自如,神清语亮",证情似有亡阳之候,但起坐自如,神清语亮,与亡阳显然有别。治用五苓散加减,导邪下出。他选"川黄连、生地清火救阴,芪皮固其卫气,用法颇极周到"。今天仍宜效法仿用。

第5条，湿邪化火，壮火食气，"及至热极逼入营阴"，"邪灼心包，营血已耗"，症见"壮热口渴，舌黄或焦红，发痉，神昏谵语或笑"，较之上述几条，其病情更显得危急严重。选用清心开窍、清热救阴、凉肝息风诸法治疗。这与叶天士的"如从湿热陷入者，犀角、花露之品，参入凉血清热方中"见解大致相同。银花露一味，现在较难得到，可用冬瓜水（密封储存一年以上为佳品）或鲜西瓜汁代之。笔者认为对待此等高热阴损、邪入心包、动风痉厥的危重患者，给药宜以少量多次从胃管送入胃中为上策，免得发生意外，加重病情。

四、独创治法举例

薛氏治病用药及煎服法是丰富多彩的，有些较好的配伍已被《温病学》贯以方名倡导应用。如薛氏五叶芦根汤（第9条）、薛氏参麦汤（第28条）。有的虽未立方名，但也很值得我们参考选用，如上述的第15、第5条等证治。

第17条，肺胃不和，"呕恶不止，昼夜不差，欲死者……宜用川连三四分，苏叶二三分，两味煎汤，呷下即止"。呷下，即每口只能很少量地咽下。笔者在临证使用时，效果甚为满意，称为"薛氏止呕散"，其获效关键在于"轻可去实""气贵流通"。王孟英还"用以治胎前恶阻，甚妙"。赵绍琴在《温病纵横》里说"用之确效"，并体会到"必须冷服"，"加入灶心黄土二两更好"。

第19条用"元米（即糯米）汤泡于术（即白术），隔一宿，去术煎饮"治湿温"病后湿邪未尽，阴液先伤"之证，第27条用"酒浸郁李仁、姜汁炒枣仁、猪胆皮等味"治病后余邪内留肝胆之候。其他则不一一详述，望有志之士潜心研究，继承、发扬中国医药学，定能收到优良的心得体会。

《湿热病篇》是阐述湿温的专论文章，笔者归纳成上面几点，举出舌诊的重要意义、正局与变局的证治及薛氏一些独创治法等，以便初学者提纲挈领，触类旁通。

从薛生白湿热病提纲及自注再析"表证"

河南中医药大学　　周　岩　郭选贤

"湿热证,始恶寒,后但热不寒,汗出胸痞,舌白,口渴不引饮"出自薛生白《湿热病篇》第1条。薛氏在自注中云:"此条乃湿热证之提纲也。"并曰:"然所云表者,乃太阴、阳明之表,而非太阳之表。"观其首条条目及自注,那薛氏"所云表者"究竟有哪些内涵? 何为太阴、阳明之表? 何为太阳之表? 它们之间究竟有什么区别? 这些疑虑很值得深思,下面结合自己的体悟尝试解析以上几点,不当之处还请批评指正。

一、表及表证概念

表与里相对,有外表、表浅之意。诚如前所说,表并非孤立存在,常与里相对而生。因此,表里常作为一对范畴,共同构成了中医八纲辨证中一组重要的分纲,其主要功能属性是区别疾病之病位内外和病势深浅。表里概念有广义和狭义之分。通常意义上讲,我们认为的表里多是狭义的。比如就人体而言,按二分法观点,躯体(包括其附属皮毛、肌腠、经络、肢节、苗窍)相对内在脏腑就为外,故属表。而当机体躯壳外周某一部位(皮毛、肌腠、经脉、肢节、苗窍)出现异常征象表现时,我们称之为表证。正如经方大师胡希恕认为:"表就是人的躯壳,由皮肤、肌肉、筋骨等所组成,是人体最外在,体表的表,病邪反映这个部位,就叫作表证。"

二、表证与恶寒及太阳病联系

传统中医理论认为:有一分恶寒,便有一分表证。说明恶寒在表证识别上占据很大的比重,可谓是很重要的主症。那两者之间究竟能不能划等号呢? 肖相如就直接认为"恶寒"为表证的特征性表现,"恶寒"的形成机制是由于寒邪束表,卫气被遏,卫气无法发挥温分肉的功能所致。也正是由于寒性收引、凝滞,故只有寒邪侵袭肌表,才能束缚卫气,导致恶寒,即形成表证。

而说起表证和太阳病的联系，多认为太阳统摄营卫，主一身之表，为诸经之藩篱，且太阳经气本寒，主气之寒与外来之风寒因同气相召，而更易亲和。当风寒之邪侵袭，太阳首当其冲，故最易发生表证。诚如仲景太阳病篇提纲所云："太阳之为病，脉浮、头项强痛而恶寒。"

但太阳"主一身之表"容易让大家误以为表证就是太阳病。其实非也，表证非独太阳，六经皆有表证。广义地讲，由于表里无绝对固定属性，所以皆能推之可百，数之可千，表里也可再分浅深。具体地说，六经各有所属之脏腑经络，也各有所主之体窍，所以，邪犯某经之经络体窍，便是该经之表证。古有柯韵伯"六经各有伤寒，非伤寒中独有六经"的论断，其更在《制方大法》中明示："麻黄桂枝，太阳阳明之表药；瓜蒂栀豉，阳明里之表药；小柴胡，少阳半表半里之表药；太阴表药，桂枝汤；少阴表药，麻黄附子细辛汤；厥阴表药，当归四逆汤。"尤在泾亦曰："夫风寒中人，无有常经，是以伤寒不必定自太阳，中寒不必定自三阴。论中凡言阳明中风，阳明病若中寒及少阳中风，太阴、少阴、厥阴中风等语，皆是本经自受风寒之证，非从太阳传来者也，学者辨诸。"今人伤寒大家刘渡舟、李培生、姚荷生等也均认为"六经各有表里，六经各有表证"。

三、太阳之表

说起太阳之表，前文已有述及，不过仍恐言意未明，故再单列以尽全意。太阳经，包括手太阳小肠经和足太阳膀胱经，在《伤寒论》中多言后者。它有以下几层内涵：首先，足太阳膀胱经经脉最长、分布最广，循行是从头到足，且与督脉并行于人体的背部。背为阳位，太阳经循行于此，所以总督一身之阳气。其二，太阳又称"老阳""巨阳"。意即太阳之气巨大而旺盛。正因为太阳之气的巨大而旺盛，借助其经脉循行通路这一结构基础，才使其敷布于整个机体躯表，以发挥其主表、卫外的功能。第三，膀胱为寒水之腑，主气之寒与外来之风寒因同气相召，而更易亲和。最后一点，太阳又主开，故太阳为六经之藩篱，主一身之表。在病理状况下，当风寒外邪侵犯机体后，太阳首当其冲，最易出现表证。

现行高等中医药教材《伤寒论》通常认为太阳表证包括太阳伤寒证、太阳中风证。其共同点是：恶寒发热，头身疼痛，脉浮。太阳温病则不在其列，这样解读也未尝不可。但是细究起来，太阳温病乃至温病究竟有没有表证，值得玩味。

四、太阴、阳明之表

再说太阴、阳明，顾名思义，就是足太阴脾经和足阳明胃经。那何为太阴、阳明之表？薛生白在湿热证提纲自注中是这样描述的："太阴之表，四肢也，阳明也；阳明之表，肌肉也，胸中也。故胸痞为湿热必有之证，四肢倦怠，肌肉烦疼，亦必并见。"承接前面"六经各有表里，六经各有表证"的观点及《伤寒论》通行教材传统论述，那是不是表证也仅见伤寒各病中呢？温病真的不会涉及表证吗？其实也不是这样，因为表证内涵揭示了其判定归属的标准。如前所述，表证应是疾病症状呈现部位处于浅表。其实温病初起时，也会出现恶寒身痛等症状，但只是程度细微，为时短暂，传化迅速，不易被察觉罢了。那作为温病中的一大类型，湿热病初起时，当然也有表证。王孟英在条目下作的按语"此湿热在脾胃之表证也"当为明证。

因为胃为戊土属阳，脾为己土属阴。湿为中土之气，同类相召，故湿热邪归脾胃。湿热初起，热势未萌，状若寒湿，湿与寒同为阴邪，阻遏卫阳，而卫出中焦，卫表不布，故早期可出现恶寒等症状。另湿热病感邪途径口鼻上受多于皮毛外受，邪气最常直取中焦。脾胃位处中焦，脾主四肢，胃实肌肉，共为气机升降之中枢，故脾胃受病，其所主四肢肌肉、胸府亦会出现相应症状，就像自注中所云"胸痞，四肢倦怠，肌肉烦疼"。因从广义上讲，四肢肌肉等也处于浅表，当体表皮毛、肌肉腠理、经络、苗窍出现某些病理变化时，亦当归于表证。即如王孟英所作批注"胸痞，四肢倦怠，肌肉烦疼"亦为湿热在脾胃之表证。

五、两者区别

通过前面几点的解读，对两者区别该有一定的明晰。薛氏所云"太阳之表"指代我们通常意义上认知的表证,也即是外受风寒引起的以"恶寒发热,头身疼痛"为特点的表证。其"太阴、阳明之表"在此篇论中乃是指上受湿热病邪而非夹杂风寒外邪导致的以"胸痞,四肢倦怠,肌肉烦疼"为主,当然也包括恶寒等症状的表证。太阴、阳明之表与太阳之表不同在于:湿热病邪侵袭脾胃时,所致恶寒多不如太阳表证程度深重,多为一过性,不具典型意义,且造成恶寒的原因也不尽相同,一为阳郁,一为阳微。另外湿热病邪所致表证如"胸痞,四肢倦怠,肌肉烦疼"乃正局必见症状,且贯穿始终,这个是太阳表证所没有的。这是它们之间最大的不同。

六、结　语

综上所述,通过对提纲自注的解析,薛氏此论最少告知我们两点:① 表证非仅指恶寒,也绝非太阳病专有,虽说其最常见于太阳病中。② 表证也不独见于伤寒六经各病中,温病亦有涉及。薛氏开篇首条条辨就跳脱了中医固有的论断圈子,揭示表证非独恶寒,也暗示非独伤寒,超出了我们通常的认知水平,从而使表证有了更多的活力,有了更大的内涵外延。所以在这一启示下,我们应该注重挖掘《湿热病篇》的学术价值,重新审视表证的边界分属,也应考量伤寒和温病之间的沟通联属。

（《中医学报》,2016 年第 31 卷第 8 期）

对薛生白《湿热病篇》第四条的认识

河北中医学院　　　张再康　冯瑞雪　张紫微

清代名医薛雪,字生白,自号一瓢。他所著《湿热病篇》对湿热病的病因、病机、诊断、治疗、预后、鉴别等方面都作了精辟的阐述。我们通过方名、病机、诊断、治法、方义、鉴别六个方面的分析,对薛生白《湿热病篇》第 4 条提出了新的认识,以期引起同道对该条文的重视,从而促进临床诊治湿热病水平的提高。

一、方　名

薛生白《湿热病篇》第 4 条曰:"湿热证,三四日即口噤,四肢牵引拘急,甚则角弓反张,此湿热侵入经络脉隧中。宜鲜地龙、秦艽、威灵仙、滑石、苍耳子、丝瓜藤、海风藤、酒炒黄连等味。"但书中并无具体明确的方名,李士懋教授将其命名为"薛氏 4 号方"。命名为"薛氏 4 号方",一是能体现方剂的归属,二是能体现方剂的具体出处。我们在李士懋教授命名方名的基础上,根据该条列举的三个主要症状"口噤、四肢牵引拘急、角弓反张",将其进一步命名为"薛氏 4 号通络息风方",既吸收了李士懋命名该方的优点,又能体现该方的功效,达到了见叶知秋、纲举目张的效果。

二、病　机

湿热的病变中心在中焦脾胃。若因过食辛辣油腻醇酒损伤脾胃,或由于外感湿热病邪留于脾胃,形成中焦脾胃湿热证。中焦脾胃为全身气机升降出入的枢纽,中焦湿热留恋不解,气机郁结闭阻,势必影响三焦和肝胆生理之相火(或称为少火)之正常流通,少火郁结而成病理之相火(或称为壮火或贼火)。肝胆中病理之相火妄动,则热极生风,从而导致筋脉拘急,形成肝风内动证。肝风窜入阳明经则出现牙关紧闭、口不能张,肝风窜入太阴经则出现手足拘挛、四肢抽搐,甚则角弓反张。若风助火势,风火相煽,风火上炎,扰乱神明,则神识迷乱。若风火上炎,有升无降,常度尽失,则气不得返,还可形成神志昏迷之厥证。故薛生白对《湿热病篇》第 4 条自注道:"盖三焦与肝胆同司相火,中焦湿热不解,则热甚于里,而少火悉成壮火。火动则风生,而筋挛脉急,风煽则火炽,而识乱神迷。身中之气,随风火上炎,而有升无降,常度尽失,由是而形成尸厥,正《内经》所谓'血之与气,并走于上,则为暴厥'者是也。外窜筋经则成痉,内并膻中则为厥。内外充斥,痉厥并见。正气犹存一线,则气复返而生;胃津不克支持,则厥不回而死矣。所以痉之与厥，往往相连。""此条乃湿邪夹风者。风为木之气，风动则木张，乘入阳明之络则口噤，走窜太阴之经则拘挛。"根据以上分析，我们将该条的病机高度概括为湿热中阻、气郁化火、肝风内动，甚则神迷尸厥。

三、诊　断

湿热中阻、气郁化火、肝风内动，甚则神迷尸厥，临床可表现为口噤、四肢牵引拘急，甚则角弓反张、神识迷乱、尸厥不醒等。根据临床经验，除上述症状外，其他如肢体酸沉、疼痛、麻木、憋胀、肿胀、痉挛、抽搐、转筋、僵硬、萎缩、歪斜、胸闷脘痞、头昏头痛等症状也很常见。以上症状，不必悉具，根据但见一症便是的原则，结合舌红苔黄腻、脉濡数即可诊断为湿热病。西医学的风湿性关节炎、类风湿关节炎、肩周炎、颈椎增生、腰椎增生、腰椎间盘膨出或脱出、腰肌劳损、坐骨神经痛、头晕、头痛、头昏、牙痛、颈肩腰腿痛、颜面神经麻痹、中风后遗症、手足舞蹈症、小儿抽动秽语综合征、癫痫、高热昏厥抽搐等疾病，临床上要特别注意重视从中医湿热中阻、气郁化火、肝风内动等病机入手加以分析诊断。

四、治　法

对于湿热中阻、气郁化火、肝风内动，甚则神迷尸厥证，最基本的治疗方法就是清热利湿、疏肝解郁、活血通络、息风止痉。薛生白独具巧妙之处在于将息风止痉药物的功效发挥得淋漓尽致。他认为息风止痉药物既可走肌表分消湿热，又可疏肝解郁，还可活血通络，一药四用。正如薛生白对《湿热病篇》第4条自注道："故药不独胜湿，重用息风，一则风药能胜湿，一则风药能疏肝也。选用地龙、诸藤者，欲其宣通脉络耳。"故薛氏处方用药并未选用柴胡、香附、川芎、川楝子等药物疏肝理气解郁，也未选用桃仁、红花、乳香、没药等药物活血通络，而是匠心独具地选用地龙和诸藤，同时发挥息风止痉、疏肝解郁、活血通络、清热利湿之功，值得认真学习研究。

五、方 义

薛生白《湿热病篇》第4条中不但没有定方名,而且也没有定处方中药物的君臣佐使,而只是把药物胪列出来。如何认识其君臣佐使的方义呢?我们认为,应以酒炒黄连、地龙为君。黄连苦寒善清脾胃湿热,为治本之药,故应为本方之首选。黄连酒炒,目的是防其苦寒冰伏气机,并增强其宣通脉络之力。地龙性味咸寒,善行走窜,具有清热息风、通络止痉之功,为治疗痹证和惊风之要药。不仅如此,地龙尚有良好的清热利尿通淋之功,可加强黄连清热利湿的效果,临床应用该药治疗前列腺炎、胃炎、咽喉炎、鼻炎、泌尿系感染等属湿热者确有良效。所以,黄连配地龙,清热利湿、行气解郁、活血通络、息风止痉之功并举,相辅相成,配伍绝妙,可谓是神来之笔,共为君药。

该方应以威灵仙、秦艽为臣。威灵仙具有祛风除湿、通络止痛、消痰水、散癖积之功,其分消湿热、消肿止痛之功更胜地龙一筹。《药品化义》称赞道:"灵仙,性猛急,盖走而不守,宣通十二经络。主治风、湿、痰壅滞经络中,致成痛风走注,骨节疼痛,或肿,或麻木。"秦艽与威灵仙功效大体相同,两药相配,相辅相成,既助酒炒黄连清热除湿,更助地龙行气解郁、活血通络、息风止痉之功,对该方迅速消肿止痛之功发挥着重要作用。我们的经验是,秦艽性味甚为苦寒,用量过大,不仅苦寒伤胃,且极易诱发呕吐腹泻,所以临床用量不宜过大,以5～10 g为宜,或去掉不用。

佐药应为滑石、海风藤、丝瓜络、苍耳子。滑石可佐助黄连,使湿热之邪从小便而去,正所谓"祛湿不利小便,非其治也"。海风藤、丝瓜络、苍耳子可佐助地龙、威灵仙、秦艽分消湿热、行气解郁、活血通络、息风止痉。其中,苍耳子性温辛散,流利关节,宣通脉络,配合黄连、地龙、滑石等寒凉药物相反相成,既不助热,又可防止寒凉药物冰伏气机。我们的经验是,苍耳子毕竟辛散性温有毒,用量不宜过大和久用,所以常用苍术代替苍耳子,供同道参考。

六、鉴 别

薛生白《湿热病篇》第4条主要是针对湿热致痉而设。然而痉证的病因病机甚为复杂，并非一见痉证即为湿热所致。故薛氏在该条自注中，从病因、病机、诊断、治法、方药等方面，极其详细地阐述了湿热痉证与伤寒致痉、霍乱的鉴别诊断，对我们认识痉证具有重要的启发意义。如薛生白自注道："药因病用，病源既异，治法自殊。故同一发痉，而伤寒与湿热致病其因不同。伤寒之痉自外来，正属太阳，治以散外为主；湿热之痉自内出，波及太阳，治以息内风为主。""痉之挛结，乃湿热生风；霍乱之转筋，乃风来胜湿……夫湿多热少，则风入土中而霍乱；热多湿少，则风乘三焦而痉厥。"

（《北京中医药大学学报》，2014 年第 37 卷第 9 期）

外感热病重内伤——
一瓢先生的湿热证发病观

上海中医学院　　沈庆法

《随园诗话》作者袁枚称颂一瓢先生之诗不凡，而不少医家亦谓其诗文佳而医稍逊，平生"不屑以医自见"。其实薛氏于医"或阐发前人，或摅己意"，"如啖蔗羹，寸寸各具酸咸"，因而成为一代名医。他关于湿热证发病观的论述，承前启后，很有见地，具有一定的学术价值。概述如下。

一、湿热之邪与湿热证

湿邪为六淫之一，湿郁化热则成湿热之邪。在薛氏以前，言湿热者多指病因，即湿热之邪外袭可见一系列证候表现。如《素·生气通天论》把筋肉拘痿的原因归咎于湿热之邪，指出："湿热不攘，大筋软短，小筋弛长。"《六元正纪大论》把湿热之邪作为黄疸的主要因素，如说："溽暑湿热相薄，争于左之上，民病黄瘅（即疸）而为胕肿。"《至真要大论》说："岁太阴在泉……湿淫所胜……民病饮积。"汉张仲景把湿热发黄，名曰黄疸，称之暴病。元朱丹溪发展了湿热病因学说,他认为东南地土卑弱,湿热相火为病最多。在《金匮钩玄》中,论中风,多是湿土生痰,痰生热,热生风;论疝气,多是湿热内郁,寒气外束所致。可贵的是薛氏继承了这些理论,不仅认识到湿热之邪是作为一种病因,而且把湿热之邪相兼为患产生的一类证候概括称为温热证。他指出,湿热证,其发病除由湿热之邪入侵以外,更重要的因素是"先有内伤",而此"内伤"表现在湿热证的过程中,中气虚实决定了病变的甚微;累及肝肾,产生变证而见痉厥动风。

一般地说,外感热病比较重视外邪即六淫为患。薛氏却于外感热病的湿热证中独重"内伤"。他据《难经·五十八难》所说:"伤寒有五,有中风,有伤寒,有湿温,有热病,有温病。"明确指出:"要之湿热之病,不独与伤寒不同,且与温病大异。"其理由是伤寒者伤于寒邪,邪从皮毛而入,先犯太阳,太阳为寒水之腑,主一身之表,再以传经入里;温病则因少阴不藏,风邪外袭或新感温邪,首先犯肺,而入心营;而湿热证却由"太阴内伤,湿饮停聚,客邪再至,内外相引,故病湿热"。若无"内伤",则外来之客邪不相引,安能患病湿热?应该说,这在外感热病的发病观上可称卓见。

二、先有内伤,再感客邪

薛氏对湿热证的发病,首先认为"先有内伤,再感客邪,非由腑及脏之谓"。这个"内伤",在湿热证的一般表现上显然是指"太阴内伤"。正由于"脏腑相连,湿土同气","太阴内伤"致使运化之职失司,气机流行不畅,升降失常,清气无以上升,浊气无以下降,湿聚饮停。章虚谷谓之"脾主为胃行津液者也,脾伤而不健运,则湿饮停聚,故曰脾虚生内湿也",复由湿热之邪,由口鼻而入,直趋中道,"内外相引,故病湿热"。脾为湿土之脏,胃为水谷之海,饮入于胃,游溢精气,上输于脾,脾之运化失司,湿聚饮阻则无以布散精微,以致胃纳不受,因而薛氏称"湿热之证,阳明必兼太阴"。

《素问·至真要大论》说:"邪之所凑,其气必虚。"在湿热证中,太阴未见内伤,则湿热之邪入里无所相合,故无所依傍,安能为患?许叔微说:"留而不去,其病则实。"湿热之邪入里,与太阴内伤所致内湿相合,故湿热证的一般表现为:"始恶寒,后但热不寒,汗出、胸痞,舌白,口渴不欲饮。"这在《扫叶庄医案》中得到具体应用。如有一案，症见脉右大，舌黄不渴，呕吐黏液，神躁，语言不清，身热不除，薛氏分析其病因病机是劳倦内伤，更感温邪。总由湿困脾土，健运失司，外邪入里，与之相合；由于湿热弥漫，上蒙清窍，故告诫曰须防变痉。药取竹叶、六一散、厚朴、茯苓、白豆蔻、陈皮，功在芳香化浊，运脾利湿。还有一案，他分析其病因病机：饥饱失节为内伤，山岚瘴疠是外因。由于内伤，故六腑阳气不通，乃致滞浊蕴蓄不清，造成经年不愈，不是一般药物可以治愈。在这种情况下，应取生茅术、草果仁、厚朴、制大黄、陈皮、薄桂心，水泛为丸。功在温阳运脾，理气通下泄浊，所谓阳气得通，湿浊自下是也。所以若无内伤，则六腑阳气宜通，湿浊何以留滞、蕴蓄不清？亦有遇山岚瘴疠而不病者，其理在此。

三、病变甚微，审其中气

薛氏对湿热证的发病变化则认为："中气实则病在阳明，中气虚则病在太阴。""中气实者，其病必微。"章虚谷解释说："胃为戊土属阳，脾为己土属阴，湿土之气，同类相召。故湿热之邪，始虽外受，终归脾胃也。"因此，湿热之邪入里，"人身阳气旺即随火化而归阳明，阳气虚则随湿化而归太阴也"。王孟英分析得很清楚："内湿不盛者，暑邪无所依傍，虽患湿温治之易愈。"由此可见，内湿不盛者乃中气实也，故运用宣气化湿、清利湿热之法都能治愈。

当然，这个中气实者，主要表现为"正局"症状。如发病在卫表时宜辨阳湿还是阴湿，入于气分又应注意湿未化热还是湿渐化热，尤须分清湿蒙上焦，湿伏中焦，还是湿流下焦；湿热闭阻胸膈，还是肠腑等。尽管"其病必微"，仍须仔细辨认，否则湿热留恋不去，导致中气渐虚，则生变证矣。

中气虚者，脾湿不化导致水精不布，而成"内湿素盛，暑邪入之，易于留著"，此湿热留恋，内外之邪胶结，久则阳明、太阴湿热内郁，郁甚则致少火变成壮火。盖"少阳、厥阴同司相火"，少阳之气由肝胆而升流行三焦，即名相火，《经》谓之少火，少火者阳和之生气，即元气也，故称少火生气；壮火者为亢阳之暴气，故反食其元气。今以外邪郁甚，使阳和之气悉变亢暴之气，于表里上下充斥肆逆，则见耳聋、干呕、发痉、发厥，即薛氏谓之"变局"的证候，此时病变则陷入营血也。可见病变甚微，须辨中气虚实。《三家医案合刊》中薛生白医案载有一案，述及病本湿温，因元气不能载邪外出，故以宣气化湿、清热等法未能奏效，此时有直犯神经之状，他提出治疗应以栀豉上下分开之，姜枣左右升降之，芳香之草横解之。药取豆豉、黄芩、郁金、生香附、黑栀子、甘草、鲜菖蒲、生姜等。于此可见，中气虚则病变而甚，而在《扫叶庄医案》中记有一案分析道：中宫得健，脾气得和，湿邪无处留着，病势即可转微。病由过饮而见晨泻，中宫留湿，干呕腹痛，是脾不和，阳气不主运用四末，故四肢无力困顿，宜忌湿浊，使清阳转旋，中宫得健，药取草果、厚朴、藿香、广陈皮、茯苓、半夏，意在温运中宫，燥湿健运。

四、痉厥动风，责之肝肾

薛氏对湿热证的论述，以一般症状即"正局"而言，重视中气虚实的变化；而以特殊症状如痉厥动风即"变局"而言，则重视肝肾之虚。同是"内伤"，后者较前者为甚。没有"内伤"，不会引起痉厥动风。他分析道："或问木火同气，热盛生风，以致痉厥，理固然矣。然有湿热之证，表里极热，不痉不厥者何也？余曰：风热为火热引动者，原因木气素旺，肝阴先亏，内外相引，两阳相煽，因而动张。若肝肾素优，并无里热者，火热安能招引肝风也。"正如喻嘉言所说："遇暄热而不觉其热者，乃为平人，盖阴不虚者不畏暑，而暑不易侵，虽侵之，亦不致剧，犹之乎水田不惧旱也。阴虚者见日即畏，虽处深宫之内，而无形之暑气偏易侵之，更有不待暑侵而自成为厥者矣。"

湿热证，未能清热而解，化湿而愈，邪热留著，则易伤阴，加之肝肾阴液亏损，筋脉失其滋养，所谓"内外相引""两阳相煽"也。以痉为例，薛氏指出："湿热之痉自内出，波及太阳，治以息内风为主，盖三焦与肝胆同司相火，中焦湿热不解，则热盛于里，而少火悉成壮火，火动则风生，而筋挛脉急；风煽则火炽，而识乱神迷。身中之气随风火上炎，而有升无降，常度尽失，由是而形若尸厥。正《内经》所谓血之与气并走于上，则为大厥者是也。外窜经脉则成痉，内侵膻中则为厥，痉厥并见，正气犹存一线，则气复返而生，胃津不克支持，则厥不回而死矣。"可见其对危重证候的发病预后是多么重视"内伤"。

又例如，《湿热病篇》第 33 条说："湿热证，上下失血，或汗血，毒邪深入营分，走窜欲泄，宜大剂犀角、生地、赤芍、丹皮、连翘、紫草、茜根、银花等味。"这条可见"热逼而上下失血汗血，势极危"，薛氏强调治疗上宜"救阴而泄邪，邪解而血自止矣，血止后，须进参芪善后乃得"。第 7 条说："湿热证，壮热烦渴，舌焦红或缩，斑疹，胸痞自利，神昏痉厥，热邪充斥表里三焦，宜大剂犀角、羚羊角、生地、玄参、银花露、紫草、方诸水、金汁、鲜菖蒲等味。"这一条"痉厥中之最重者"，薛氏强调指出："救阳明之液为急务者，恐胃液不存，其人自焚而死也。"

由此不难理解，薛氏于危重症中如此重视"内伤"。也提示我们今天在抢救心衰、肾衰、呼吸衰竭、中毒性休克、感染性休克等危急患者中运用治疗内伤的方药，是有一定研究价值的。

五、着眼内伤，救治重症

薛氏于外感热病中，认识其发病重视"内伤"，充分体现了中医理论的辨证论治特色。外感热病的发病，比较多地注重外来之邪，其中为风热之邪、风寒之邪、湿热之邪、寒湿之邪、暑热之邪、燥热之邪、温毒之邪等。吴又可指出了"戾气"。而外来之邪的侵入，引起热病的发生，怎么结合人体内"先有内伤"的变化，发病过程中又注重"内伤"程度而决定病情甚微，发病危重又由"内伤"所决定，这对治疗有重要的意义。在内科急性感染性疾病中，有不少表现为湿热证的证候；对于实质性病变而用过抗生素、激素后的副作用，更多见湿热证的表现。在这些疾病的治疗上，除了针对其外感之邪而施治外，重视"内伤"，结合扶助正气可以提高疗效。对此，笔者于临证体会颇深。如一严重的病毒性感染患者，在救治中，除以凉血解毒的方法外，不忘益气养阴、扶正达邪。患者因发热 2 日，体温在 37.5～38.5℃，外院以上呼吸道感染发热处理，热未退，反而升至 39～40℃，且伴恶心、咽痛，于 1980 年 7 月 17 日急诊，拟诊"肠伤寒"收入病房。检查：体温 39.9℃，心率 112 次/分，血压 114/70 mmHg。急性病容，下口唇、上软腭及右扁桃体窝内有溃疡及脓性分泌物，两颌下及右腋下、双腹股沟有黄豆大小之淋巴结肿大，咽喉充血，牙龈肿痛。心肺（一），肝脾触诊（一），右肾区叩击痛（±），其余（一）。血常规：红细

胞计数 $3.1×10^{12}/L$,白细胞计数 $4.2×10^9/L$,中性粒细胞 50%,淋巴细胞 45%。尿常规(—),红细胞沉降率 30 mm/h,抗"O"(—),血肥达反应(—),肝功能(—),肝炎协同抗原(HAA)(—),嗜酸性细胞绝对计数 99 mm³,嗜异体凝集试验 1:28,骨髓穿刺涂片正常。经讨论,临床拟诊病毒性感染。即邀中医会诊。会诊的病案为:寒战高热,口渴引饮,周身关节酸痛,口腔黏膜溃烂,舌苔白腻而干,脉象滑数。湿邪化燥,热已陷营分,热毒内燔,似有燎原之势,阴液已受耗劫,正气不足以御邪。慎防神昏痉厥之变,急拟凉营解毒,益气养阴。处方:广犀角粉 6 g(吞)、鲜生地 30 g,鲜石斛 30 g,玄参 12 g,生石膏 60 g(先下),知母 12 g,金银花 12 g,甘中黄 10 g,重楼 10 g,太子参 15 g,大青叶 12 g,姜竹茹 10 g。2 剂,每日 1 剂。另用:冰片 1 g,黄柏 2 g,生大黄 3 g,细辛 0.5 g,生甘草 1 g,煅海螵蛸 3 g,研末调敷溃疡及化脓处。药后热势下降,口舌碎痛、溃疡亦见好转。续以原意出入调服 4 剂而愈。

又有一案,患者因肝炎后,肝硬化腹水,脾亢并发肺部支气管周围炎及肛周感染,致体温升高至 39～40℃。每 3～5 日呈现规律性发作,发作前有寒战,继则汗出热退。曾用过卡那、庆大、头孢、复方磺胺甲噁唑、鱼腥草片、四季青静脉滴注及白霉素等,热势时起时伏,已有 2 个月。中医辨证施治如下:湿热蕴蒸,阻于三焦,邪势弥漫,身热不扬,时发时退已有 2 个月,头重如裹,胸闷心烦,口苦,口干欲饮,纳谷不馨,小溲短赤,舌质黯,苔黄腻,脉左弦滑数、右弦细滑数。因于湿,首如裹,胸中清旷之地遂成云雾之乡,心神扰乱不宁。正虚之体,不能透邪外解,治当清透湿热、调畅气机、扶助脾胃之气。处方:清水豆卷 15 g,葛根 6 g,桑叶 6 g,薄荷叶 2.4 g(后下),杏仁 9 g,薏苡仁 12 g,白豆蔻 3 g(后下),黄芩 12 g,佩兰 6 g,益元散 15 g(包),茯苓 12 g,莲子心 6 g,太子参 15 g,郁金 9 g,泽泻 12 g。经服上方 8 剂,热势渐降至正常,精神振作,胸闷亦解,苔腻渐化。正虚之体,复感外邪,内外相引。祛邪同时,注意"内伤"的治疗。

(《上海中医药杂志》,1984 年第 1 期)

《湿热病篇》治湿思想探析

天津中医学院　　冀敦福

薛雪所著《湿热病篇》是论述湿热病的一部专著。其中对湿温的论述尤其详尽，无论是处常处变皆有法可循，对临证诊疗有很大的指导意义，实为后世治疗湿温的滥觞。本文就《湿热病篇》（以下简称《湿篇》）的治疗思想探析如下。

一、湿温治疗关键——分解湿热

湿温初起多内合邪，卫气同病。但为时短暂，很快进入气分阶段。在卫、气阶段，薛氏根据"热得湿而愈炽，湿得热而愈横"的病理特点，明确指出治疗湿温的总原则是"湿热两分"。在原文第 3 条自注中有"而即清胃脘之热者，不欲湿邪之郁热上蒸，而欲湿邪之淡渗下走耳"，这是薛氏分解湿热治疗思想的具体体现。因此，临证如何有效地使湿热分解是湿温治疗的关键。

二、湿热郁遏卫表——当取微汗

湿热在表，薛氏指出"湿病发汗，昔贤有禁"，主要是指湿温与伤寒不同，禁辛温发汗。若误用辛温发散，势必造成湿热郁蒸，蒙蔽于上而出现神昏耳聋，甚则目瞑不欲言的浊邪害清局面。原文第 21 条为膝理暑邪内闭，始终无汗者，由于暑湿闭郁，卫气郁遏，治当泄卫透表，宣泄湿热，使邪得从表解汗泄。故薛氏用薄荷辛凉透泄于外，使其微汗而解，滑石淡渗利湿于下，使湿热之邪表里分消。薛氏明言其治疗思想："此不微汗之，病必不除，盖既有不可汗之大戒，复有得汗始解之治法，临证者知所变通矣。"章虚谷也有湿病固非一概禁汗的主张。然湿性腻滞难解，采用汗法应以"微汗"为宜，务使在表湿邪尽去。

三、权衡湿热轻重——着眼于湿

湿温初起多湿邪偏盛，由于湿中蕴热，热处湿中，湿阻热郁，热以湿为依附,湿不去则热不清,湿去则热势孤立而易清除。因此,湿是矛盾的主要方面。故分解湿热首先应着眼于湿,以祛湿为先。然而湿温为湿热交混为患,祛湿固然重要,清热也不可忽视,临证用药徒清热则湿不退,徒祛湿则热愈炽。因此,掌握祛湿与清热两个治疗环节,关键在于权衡湿热轻重,分清主次而辨证用药。《湿篇》在分解湿热方面颇具章法。

1. 以湿为主者 原文第2条为阴湿伤表(湿未化热),治宜芳香辛散以透邪外出。原文第8条为湿热阻遏膜原,薛氏仿达原饮,用柴胡和解表里,槟榔、草果、厚朴开达膜原,苍术、半夏苦温燥湿,藿香、菖蒲芳香化湿,六一散清利湿热,共达宣透膜原湿浊之效。原文第12条湿邪极盛,重用辛开,如厚朴、半夏、草果、干菖蒲等味。总之,以湿为主者,常用辛开芳化燥湿之品,以祛湿为主。

2. 湿热并重者 原文第14条湿热俱盛,其治不是清热、祛湿并重,而是着眼于湿,正如自注所云"去湿药多清热药少"。但如湿渐化热,如原文第3条乃阳湿伤表(湿已化热)宜利湿泄热;原文第13条为湿热参半之证,其治当"燥湿之中即佐清热""宜辛泄佐清热"。如杨照藜所云"一见湿开化热便即转手清热",恐辛开燥湿之品促湿化燥而变证丛生,同时又恐寒凉凝滞气机,故慎用苦寒,所以有"以病邪初起即闭,不得不以辛通开闭为急务,不欲以寒凉凝滞气机"之说。以上说明,湿热并重的治疗虽清热祛湿并进,但应着眼于湿。治疗时既不可过用辛开,又须防寒凝气机,要做到祛湿而不助热,清热而不碍湿。

3. 热重湿轻者 原文第37条病以阳明为主,热多湿少,治"用苍术白虎汤以清热散湿",转以清热为主,辅以祛湿的方法。若湿热化燥,如原文第6条、第36条湿热蕴结胸膈,热邪闭结胃腑时,当"阳明之邪仍假阳明为出路",仿凉膈、承气下之。

总之,在祛湿与清热方面,近代温病学家赵绍琴教授总结得好:"切不可以湿病而妄用温燥,也不可以温邪而妄用苦寒。"确为经验之谈,值得重视。

四、掌握祛湿之本——宣畅三焦

湿性重浊黏滞,最易阻滞气机。薛氏认为:"湿多热少,则蒙上流下,当三焦分治。湿热俱多，则下闭上壅，而三焦俱困矣。"可见不论湿重、热重或湿热并重，均以阻碍三焦气机为其病理要旨。三焦为决渎之官，主水液运行，三焦受阻气机不畅，则水液运行功能失职，湿必不去。因此，宣畅三焦气机是祛除湿邪的根本方法。气机通则三焦畅，自能湿去热清。诚如柳宝诒所说："治湿热两感之病，必先通利气机，俾气水两畅，则湿从水化，热从气化，庶几湿热无所凝结。"宣畅三焦之法，可有以下内容。

1. 开上启下，气贵流通　　肺主一身之气，为气化之先，又主通调水道，为水之上源。辛开宣通肺气，则三焦气机宣畅，所谓开上启下，"使上焦得通，津液得下也"。薛氏主张"用极轻清之品以宣上焦阳气"，王孟英赞曰："盖气贵流通……惟剂以轻清，则正气宣布，邪气潜消，而窒滞者自通。"又如原文第31条为浊邪蒙闭上焦，宜以栀、豉、枳、桔轻开上焦之气，使气化则湿化。即便是三焦湿邪弥漫之证，薛氏也常佐以轻苦微辛宣肺之品，如杏仁、桔梗、枳壳等取其流动气机之长。湿流下焦，也宜"开泄中上，源清则流自洁"。

2. 升降气机，斡旋中州　　湿温以脾胃为病变中心，脾胃是三焦气机升降的枢纽。因此宣畅三焦气机，当先调理脾胃气机。所以薛氏曰："病在中焦气分，故多开中焦气分之药。"以上所述湿重、湿热并重、热重之用辛开、芳化、燥湿、清热、攻下诸法，其旨皆在使脾胃气机通畅，达到气开湿透热清的目的。

3. 渗利下焦，导湿外出　　湿在下焦，薛氏指出"独以分利为治"，务使湿从小便而出。常用猪苓、茯苓、泽泻、通草、六一散等味。此法不但用于邪在下焦，湿在肌表，中焦也都用之，此即古人所谓"治湿不利小便，非其治也"之意。与叶天士之"通阳不在温，而在利小便"寓意相同。

上述开上、宣中、渗下之法，薛氏多根据证情配合使用。以原文第10条为例说明：此条基本具备《湿篇》提纲中所列症状，属湿邪偏盛。其治疗用杏仁、桔梗、枳壳轻宣上焦肺气，气化则湿化；藿香、佩兰、白豆蔻、菖蒲芳香化湿；苍术、厚朴、草果、半夏苦温燥湿，共畅中焦气机；用六一散淡渗利湿，以疏达下焦。此条祛湿之法具备，可领悟到薛氏治湿重视宣畅三焦气机的指导思想和用药规律。总之，湿温卫、气阶段治疗，清热必先化湿，化湿必先调气，以疏利三焦，宣畅气机为本。

五、湿从太阴寒化——扶阳逐湿

　　湿温中气实则病在阳明,表现为热重于湿,甚而化燥化火深入营血,其治基本同温热性质温病,此不赘述。另有湿盛阳微者,或因中气虚,湿从太阴寒化,或因治不得法,过用苦寒,损伤阳气而致"身冷脉细,汗泄胸痞,口渴舌白,湿中少阴之阳"。此证虽似寒湿,却非寒湿为患,当属湿温正局,中气虚则病在太阴,湿从寒化的一个类型,其治疗当"扶阳逐湿"。若以阳虚为急者,当以温补阳气为主,兼利湿邪。湿温病中既见伤阴的病理,又有伤阳的机转,这是区别于其他温病的特点所在。因此薛氏归纳湿温治疗为:"热邪伤阴,阳明消烁,宜清宜凉;太阴告困,湿浊弥漫,宜温宜散。"可谓要言不烦。

　　湿温后期出现湿邪未尽,阴液又伤时,此时救液则助湿,治湿则劫阴。薛氏宗仲景麻沸汤之法,取气不取味,走阳不走阴,巧妙地用元米汤泡于术、去术煎饮的方法,以"养阳逐湿,两擅其长"。

　　以上这些治疗思想的初步归纳,足以体现薛氏治疗湿温的特色和超凡的学术水平。本文所述仅是薛氏治疗湿温指导思想之一斑,远非书中全貌,然可于此窥其治湿之要领。薛雪《湿篇》治疗湿温的指导思想一直有效地指导着临床实践,被后世医家奉为圭臬,不愧为温病学的奠基之作。

（《天津中医学院学报》,1988 年第 4 期）

从薛生白《湿热病篇》谈气化湿亦化

河北中医学院　　戴桂满

　　"气化湿亦化"是薛生白《湿热病篇》论治湿温的主导思想,湿温病多因内有脾湿,外感长夏湿热之邪而发生。湿为阴邪,其性氤氲黏腻。故湿温为病,多表现为阻滞气机,郁闷清阳,病变中心多在中焦脾胃,邪气留恋气分,缠绵难愈。针对以上特点，薛氏论治湿温，不外清热祛湿，宣气通阳，病之前期阶段多表现湿重于热，治疗以化湿为主，使湿去则热孤。祛湿法的运用，根据湿阻的部位，证情之偏颇，分别有开上、运中、渗下之法，三法均体现出"气化湿亦化"之理。

一、湿在上焦，治宜开上

湿在上焦的证候是湿邪侵袭的初期阶段，是湿邪由口鼻而入，侵袭于肺，导致肺气宣发肃降失司，卫外功能失常的病变，以恶寒发热、头痛身重为其特征。根据湿邪化热与否，又可分为阴湿与阳湿。阴湿为湿邪在表尚未化热之证，可见恶寒无汗、身重头痛等症。湿邪在表，卫气被遏，故恶寒无汗，湿性重着，气机被困，则身重头痛。此乃湿邪在表，治以芳香辛散，用藿香、香薷、羌活、苍术皮、薄荷、牛蒡等轻扬宣透之品，使腠理通达，邪从汗解，且芳香之品又可调畅气机，气机得运，湿则自化。阳湿为湿邪在表渐已化热之候，表现为恶寒发热，身重关节疼痛等症。湿邪伤表，卫阳被遏，必见恶寒，湿渐化热，故见发热。身重关节疼痛，乃湿热之侵邪犯阳明之表。治宜用藿香、鲜荷叶、滑石、大豆黄卷、茯苓皮、通草等芳香宣化，利湿泄热。若湿热阻于上焦气分，浊邪蒙闭心包，症见壮热口渴，脘闷懊侬，眼欲闭，时谵语，舌苔黄腻。其壮热口渴有似阳明热盛，但挟脘闷懊侬，则非无形热盛，而是湿热郁蒸阻于上焦气分，欲内蒙心包，所以眼欲闭而时谵语；舌苔黄腻是湿热内阻之象。治用枳壳、桔梗、栀子、淡豆豉等轻开上焦气分，使气化湿亦化，湿邪一去，热不独存。总之，湿温初起，邪阻肺卫，病在上焦，治宜开上。即宣气化湿，重在宣通肺气，肺主皮毛司开合，肺气宣通，卫郁亦解，外湿得泄；肺又总司一身之气，气顺则一身津液亦顺，水道通调，又可使内湿通过膀胱而下渗。

二、湿在中焦，法当运中

湿温病以中焦脾胃为病变中心，湿邪侵入中焦蕴蒸不化，则致热处湿中，湿热内蕴，胶结难解，形成湿热之邪久留气分的局面。此时过用温燥则伤阳，过用苦寒则遏邪。故一般常采用辛开宣化法，拨开湿邪达热于外。对此《湿热病篇》论述较详。湿邪过盛尚未化热，湿阻中焦气机不畅，症见全舌布满白腻之苔，口渴，脘闷欲呕。治以厚朴、草果、半夏、干菖蒲等，辛开理气，燥中焦之湿。若湿始化热，湿重于热，阻伏中焦气机不畅，症见发热，汗出，不恶寒，胸部痞满，口渴，苔白滑腻。宜辛开宣气化湿为主，辅以清热，使湿开热透。药用杏仁、桔梗开宣肺气使气化则湿化；郁金、菖蒲、藿香梗、佩兰、白豆蔻芳香化浊；苍术、厚朴、草果、半夏燥中焦之湿；六一散清热利湿，使湿去热达，诸证皆除。又湿渐化热，热势渐起，余湿犹滞，湿热参半，症见舌根部白腻苔，舌尖边红者，当化湿清热，以化湿不助热，清热不碍湿为原则。药用白豆蔻、半夏、干菖蒲辛开化湿，大豆卷、连翘、绿豆衣轻清郁热，六一散清热利湿。若湿热浊邪郁于中焦，阻遏膜原，影响脾胃使营卫之气不能宣畅，症见寒热如疟，胸脘痞闷，苔白滑而腻，治当辛开宣化，宣透湿热浊邪。仿达原饮，药用柴胡和解少阳半表半里，厚朴、槟榔、草果、藿香宣透膜原湿邪，苍术、菖蒲、半夏、六一散芳香化湿，健脾和胃，清利湿热。诸药相伍共奏开达膜原、避秽化浊之功。此外尚有太阴之湿与阳明之热相合，热多湿少，症见壮热口渴，自汗身重，脘痞，脉洪大而长者，又当清热化湿，主以白虎加苍术汤。以白虎汤清热，苍术燥湿，合而用之能解阳明之热，兼化太阴之湿。总之，湿在中焦，法当运中。湿重者当着重宣化气分湿邪，必要时稍佐清热之品；湿热并重，则化湿清热并进；热重湿轻又当清热为主兼以化湿。所谓运中，即运脾和胃，以辛苦温燥之品，一则苦温燥湿，温运脾阳，使湿邪得运；二则辛可理气，通过肺和三焦的气化作用，使湿由膀胱下渗。此即叶天士《温热论》所说："虽有脘中痞闷，宜从开泄，宣通气滞，以达归于肺，如近俗之杏、蔻、橘、桔等，是轻苦微辛，具流动之品可耳。"

三、湿流下焦，治当渗下

《湿热病篇》指出："湿热证，数日后自利，溺赤，口渴，湿流下焦，宜滑石、猪苓、茯苓、泽泻、萆薢、通草等味。"此下焦湿热证，乃湿热邪气下注膀胱或小肠、大肠，导致水液代谢障碍，饮食物传导功能失常的病变，以自利、溺赤为其主要特点，可伴见口渴、肠鸣、腹胀疼痛，舌质红，舌根部黄白腻苔。湿热阻于肠部，小肠泌别失职，大肠传导失司，湿阻气滞，水谷传化失常则大便溏泄，腹胀肠鸣疼痛。湿热下注膀胱则溺赤。舌质红，根部黄腻苔是湿热停滞下焦之证。故治以淡渗分利，用滑石清利湿热，猪苓、茯苓、泽泻淡渗利湿，草薢、通草分清浊渗湿邪，使湿从膀胱而去，则大便自固，小便自利。在此阶段，由于水湿困阻，脾胃运化失司，上中二焦证也同时存在。若兼有口渴、胸痞者，须佐入桔梗、杏仁、大豆卷开泄中上二焦，使源清则流自洁。因此湿流下焦者，治当渗下。即以渗湿之品，分利水湿，通利小便，畅达三焦气机，以开决渎，湿有去路。所谓："治湿不利小便，非其治也。"故运用开上、运中之时，亦每每配合渗下之法。

总之，治疗湿热病要懂得恢复三焦气化功能，宣畅三焦，分解湿热之理。三焦乃气机上下升降的枢纽，总司人体一身的气化。水液的代谢，津液的生成和输布，皆赖三焦气化之道路。湿阻三焦，气化不行，升降失司，湿必留滞不去。治当宣通气滞，使气化得行，水湿得运，则湿不复留。祛湿用开上、宣中、渗下之法，即宣通气滞、运脾和胃、通利水道，畅达三焦气机以化湿浊。三法之中无不贯穿"气化湿亦化"之机制，临床运用往往能获得满意效果。例如治疗湿温初起、湿阻卫气内外合邪用三仁汤，即以杏仁开利肺气以宣化湿邪，白豆蔻、厚朴、半夏行气燥湿宣中而健脾，通草、薏苡仁、滑石淡渗以利湿。诸药共畅三焦之气机，开达卫气之郁闭，使表里之湿同去，诸证悉除。

（《黑龙江中医药》，1986 年第 5 期）

从《湿热病篇》谈温病之纵横辨证

陕西中医学院　　袁晓栋

《湿热病篇》为清代著名温病学家薛生白所著，对湿热性质温病的病因病机和辨证施治作了专门论述。文中湿热病本证条文共计 17 条，不仅从卫气营血层面，而且从三焦层面进行了较为系统和全面的阐述，从而将湿热病的发生发展规律及其病理变化清晰明了地呈现出来。

一、卫气营血辨证在《湿热病篇》中的运用

1. 卫气营血辨证理论体系 叶天士在其口授、顾景文整理而成的《温热论》中,创立了温病的卫气营血辨证论治理论体系。卫气营血之名源自《内经》,主要是指维持人体生命活动的精微物质和某些功能,一般属生理概念。概而言之,卫气属阳,营血属阴,其部位有浅深之别,功能亦有重在防御和主营养之异。

叶氏以卫气营血的这一生理功能为基础,提出卫气营血辨证理论,即卫分、气分、营分、血分是温病发生和发展传变的病机理论概括,也是温病过程中温邪由表入里的四个主要证治阶段,更是指导温病辨证施治的纲领。如《温热论》第1条云:"温邪上受,首先犯肺,逆传心包。"第8条云:"大凡看法,卫之后方言气,营之后方言血。"卫气营血辨证的临床意义与运用,可以归纳为3个方面:① 代表温病的四个不同症候群与病机。② 说明温病的浅深轻重和传变趋向。③ 作为确立治法的依据。

2. 在《湿热病篇》中的运用 《湿热病篇》中湿热病本证条文共计17条,原文第1条为湿热病提纲。原文第2、第3、第21条主要论述湿热病湿邪伤表,尚未化热,或已化热,或不得外泄之证治,属卫分;原文第8、第10、第11、第12、第13、第14、第29、第31、第37条主要论述湿热病邪完全入里,已无表证,但尚未化燥化火之证治,属气分;原文第5、第7、第32、第33条主要论述湿热病湿热化燥,气营(血)两燔,或热盛动血,或热入血室之证治,属营(血)分。这就从卫气营血这一横向辨证思维上,由表入里、由浅入深地将湿热病发生发展规律及其病理变化清晰地呈现出来。

二、三焦辨证在《湿热病篇》中的运用

1. 三焦辨证理论体系 吴鞠通"历取诸贤精妙,考之《内经》,参以心得",著成《温病条辨》一书,创立了温病的三焦辨证论治理论体系。《内经》《难经》首用三焦概念将胸腹腔分为上、中、下三部,同时论及三焦的功能。吴氏在此基础上提出三焦辨证理论,既是对包括上焦肺与心(心包)、中焦

脾与胃、下焦肝与肾为主的温病发生发展和传变的病机理论概括,也是温病过程中温邪由上及下的三个主要证治阶段,是指导温病辨证施治的纲领。如吴氏强调"以三焦统领脏腑经络,按脏腑定病位,即上焦包括肺与心,一切温病之属手太阴肺、手厥阴心包等上焦脏腑经络者,为上焦温病;中焦包括脾与胃,病属足阳明胃和足太阴脾者,为中焦温病;下焦包括肾与肝,病属足少阴肾、足厥阴肝、足太阳膀胱等下焦脏腑经络者,为下焦温病"。三焦辨证的临床意义与运用,也表现在三个方面:① 代表温病的三个不同症候群与病机。② 说明温病的浅深轻重和传变趋向。③ 作为确立治法的依据。

2. 在《湿热病篇》中的运用 薛生白精辟地概括出湿热病邪具有"蒙上、流下,上闭、下壅"以及闭阻三焦的特点,提出湿热病当从三焦辨证。原文第14、第31条主要论述湿热病湿热秽浊,或蒙闭上焦,或阻闭上中二焦之证治,属上焦;原文第8、第10、第12、第13、第37条主要论述湿热病阻遏膜原和湿伏中焦,尚未化热,或已化热,或热重湿轻之证治,属中焦;原文第11、第29条主要论述湿热病湿流下焦与湿热结于下焦之证治,属下焦。这就从三焦这一纵向辨证思维上,由上及下、由浅入深地将湿热病发生发展规律及其病理变化明了地呈现出来。

综上所述,卫气营血辨证与三焦辨证皆是中医学外感热病的辨证纲领,临床应用不能各执一端,应将两者有机结合,灵活运用。温病发生发展过程的具体证情,体现为三焦所属脏腑的卫气营血不同阶段的证候类型,即三焦辨证所示的病变部位,不能超越卫气营血辨证所示的病变层次和范围。一般先以卫气营血辨证确定病变浅深层次及其发展趋势,再用三焦辨证确定病变部位。《温热论》卫气营血由表入里、由浅入深,须横看;《温病条辨》论三焦由上及下,亦由浅入深,须纵看。二者互为对照,有一纵一横之妙。此虽不可谓之尽,但仍不失谓之详。

从《湿热病篇》谈脾胃在湿热病证中的重要性

广州市南沙中心医院　　唐梁　向琪

　　《湿热病篇》是清代著名医家薛生白所著的一篇研究湿热病比较系统而完整的文献。全篇共 46 条,其对湿热病邪为患的病变条分缕析,病因、病位、主证、变证、病势传变、各期的治法、选方用药、瘥后调理,莫不论焉。全篇说理透彻,言简意赅,切合临床,一直有效指导着后世的临床实践。纵观篇中从病因病位、主证变证到治法方药、后期调理,无一不与脾胃密切相关,可见薛氏非常重视脾胃在湿热病的地位,现紧扣原篇分析如下。

一、湿热病的病因、病位与脾胃的关系

　　1. 内外湿邪相引为病　薛氏自注云:“太阴内伤,湿饮停聚,客邪再至,内外相引,故病湿热,此皆先有内伤,再感客邪,非由腑及脏之谓。湿热病属阳明、太阴者居多,中气实则病在阳明,中气虚则病在太阴。脾、胃同居中焦。胃为阳土,喜润恶燥,主受纳水谷,其气以和降为顺;脾为阴土,喜燥恶湿,主运化水谷,其气以升为健。”一方面,脾胃的生理病理特点决定了临床上脾胃病多为脾虚夹有湿热之证;另一方面,湿热外受,同气相召,最易侵犯脾胃。诚如王孟英言:“内湿素盛者,暑邪入之易于留着而成湿温病也。内湿不甚者,暑邪无所依傍,虽患湿温治之易愈。”可见在湿热病的发病上,脾胃的功能状态起着重要作用。脾胃虚弱为内因,由于平时摄生不慎,劳逸失宜,或饮食不节,饥饱过度,使脾胃呆滞,运化失常,水湿内停,蕴而化热,虽未致发病,却已潜藏发病之机,一旦外界湿热毒邪较盛,便会“同气相求”“内外相引”而发病。

　　2. 邪气入侵途径　薛氏认为:湿热之邪从表伤者,十之一二,由口鼻入者,十之八九,阳明为水谷之海,太阴为湿土之脏,故多阳明、太阴受病。湿热之邪多从口鼻,或由肌表侵入人体,多伤及阳明、太阴二经。湿温是湿热病邪所起以脾胃为病变中心的急性外感热病。西医常见的传染病如伤寒、副伤

寒、沙门菌属感染、某些肠道病毒感染等，与湿温的临床特征相似，一般归属于湿温范围。而这些传染病多经过消化道感染人体，而且病变的主要部位在胃肠。

二、湿热病的证治与脾胃的关系

1. 邪在卫表 湿温初起，邪气虽可侵犯上焦肺卫，引起发热恶寒、头痛、周身不适等症，但同时也有头身困重，四肢倦怠，胸脘痞闷，身热不扬，食欲不振，口黏不渴，苔薄白腻，脉濡缓等脾胃受邪，湿浊不化的症状。正如薛氏在篇中的第1、第2、第3条云："湿热证，始恶寒，后但热不寒，汗出胸痞……湿热证，恶寒无汗，身重头痛，湿在表分……湿热证，恶寒发热，身重关节疼痛，湿在肌肉……"薛氏在自注中认为：湿热之邪侵袭人体，初起在表，即病在太阴、阳明二经之表，因太阴之表，四肢也，阳明也，阳明之表，肌肉也，胸中也，故有胸痞、四肢倦怠、肌肉烦疼的症状。虽云在表，但与太阴、阳明关系密切，而表现有胸脘痞闷、食欲不振等脾胃症状。治疗上薛氏多用滑石、大豆黄卷、茯苓皮、通草等利湿泄热，伍以藿香、苍术皮、鲜荷叶等宣化肌表。而上述药物多有化湿醒脾的功效。

2. 邪在气分 上焦肺卫病程很短暂，湿热之邪很快侵入中焦脾胃，可进一步出现邪伏膜原、湿热弥漫三焦、湿滞下焦等不同的临床证型。但究其治疗都以中焦脾胃为中心，分清湿热孰轻孰重，随证治之。篇中第10条云："湿热证，初起发热，汗出胸痞，口渴舌白……"为湿重于热，蕴阻中焦，气失宣畅之候，其病在中焦气分，故多开中焦气分之药，用藿香梗、白豆蔻、杏仁、枳壳、桔梗、郁金、苍术、厚朴、草果、半夏、干菖蒲、佩兰叶、六一散等味。第12条云："湿热证，舌遍体白，口渴……"此为湿浊阻滞中焦脾胃之证，治用辛开，如厚朴、草果、半夏、菖蒲等味。第8条云："湿热证，寒热如疟，湿热阻遏膜原……"此条实即邪在少阳而兼湿阻脾胃之证。薛氏在自注中解释道："如疟证发作者，以膜原为阳明之半表半里，湿热阻遏，则营卫气争。"治用柴胡、厚朴、槟榔、草果、藿香、苍术、半夏、菖蒲、六一散等芳香化湿理气之品。第11条云："湿热证，数日后自利溺赤，口渴……"下焦属阴，太阴所司，阴道虚故自利，化源滞则溺赤，脾不转津则口渴，为太阴湿胜、湿滞下焦的表现，以分利为治,宜滑石、猪苓、泽泻、通草等淡渗利湿之品。第9条云:"湿热证,数日后,脘中微闷,知饥不食……"多见于湿热病后期,余邪蒙绕三焦,胃气未舒,宜用极轻清之品,以宣上焦阳气,如藿香叶、薄荷叶、鲜荷叶、枇杷叶、佩兰叶、芦尖、冬瓜仁等味。第37条云:"湿热证,壮热,口渴,自汗,身重,胸痞,脉洪大而长者……"此太阴之湿与阳明之热相合,湿热滞于阳明之经,热重于湿,用白虎汤清阳明之热,加苍术化太阴之湿。

3. 湿热病邪转化

(1) 湿热化燥:湿热病邪,若热偏重或患者素体阴虚火旺,或过用温燥之药,则湿热病邪可化热化燥,或耗伤胃阴,或入营动血。篇中第6条云:"湿热证,发痉神昏笑妄,脉洪数有力……若大便数日不通者,热邪闭结肠胃,宜仿承气微下之例。"此为阳明实热炽盛,扰及神明,波及肝经所致。大便数日不通乃湿热病邪下结,为阳明腑实之证,可用承气汤,正所谓"阳明之邪仍假阳明为出路"。第7条为湿热化燥,热邪充斥气血三焦出现壮热烦渴,舌焦红或缩,斑疹胸痞,自利神昏,痉厥等危重症状。薛氏对此提出"此乃痉厥中之最重者……独清阳明之热,救阳明之液为急务者,恐胃液不存,其人自焚而死"的观点。王孟英也称此观点为:治温热病之真诠也,医者宜切记之。此与治疗其他温热病时强调"保胃津"的观点高度一致。而第15条云:"湿热证,四五日,口大渴胸闷欲绝,干呕不止,脉细数,舌光如镜……"为湿热化燥,胃阴亏损,肝胆气逆,治宜滋养胃阴、疏肝理气。

(2) 湿从寒化:湿热病邪,若湿邪偏重或患者素体阳虚,或过用寒凉之药,则可湿从寒化,或伤阳气,或为寒湿。篇中第25条云:"湿热证身冷脉细,汗泄胸痞,口渴舌白……"及第26条云:"暑月病初起,但恶寒,面黄口不渴,神倦四肢懒,脉沉弱,腹痛下利……"此两条为湿邪伤阳,阳虚湿阻。治疗宜温阳散寒,燥湿运脾之剂。

4. 湿热病后期调理　　湿热病后期,余邪未清,临床表现多样,然治疗多注重调理脾胃功能,薛氏篇中有详细论述。如第17条云:"湿热证,呕恶不止,昼夜不瘥欲死者,肺胃不和,胃热移肺,肺不受邪也,宜用川连三四分,苏叶二三分……"此为湿热余邪留归于胃,胃气上逆而致呕恶不止。黄连以苦降上冲之胃火,苏叶通降顺气以通肺胃。只用少许两味药就治愈好似很重的症状。第19条云:"湿热证,十余日,大势已退,惟口渴汗出,骨节痛……"此为湿热病后期阴液受伤、余邪滞络，予元米汤以养阴逐湿，使养阴不助湿，祛湿不伤阴。第22条云："湿热证，按法治之，数日后，忽吐下一时并至者……"此为湿热病邪已解，中气亏虚，脾胃之气升降悖逆，而见吐泻，用药以恢复脾胃升降运化功能则吐泻自愈。第28条云："湿热证，曾开泄下夺，恶候皆平，独神思不清，倦语不思食，溺数，唇齿干……"湿热病后期邪退正衰，胃气不输，肺气不布，元神大亏，此时只宜清补，以益气生津，调补肺胃，不宜滋腻，否则反不利于气液输布。第38条云："湿热证，湿热伤气，四肢困倦，精神减少，身热气高，心烦溺黄，口渴自汗，脉虚者……"此为湿热余邪未净，正气未复。热渴自汗，脉虚神倦，乃中气受伤脾气虚弱，肺气不足津液受伤。湿热病的辨证多数人主张以三焦辨证为主，然而无论是湿阻中焦或湿热阻遏膜原，还是湿热流滞下焦或湿热蒙绕三焦，都有明显脾胃升降功能失常的表现。观其用药都以芳香化湿、淡渗利湿、理气为主。即使湿热之邪发生化燥或寒化，治疗时也要注意时时保护脾胃。湿热病后期，经治疗或病情演变，湿热病邪大势已去时，要根据患者情况调理各脏腑，但主要还是以调理脾胃功能为主。

三、湿热病病势轻重与脾胃

薛氏自注中言："中气实则病在阳明，中气虚则病在太阴。"又言："若湿热之证，不挟内伤，中气实者，其病必微。"中气，又称脾胃之气，泛指脾胃等脏腑对饮食物的消化转输、升清降浊等生理功能。中气旺盛者发病多表现在阳明胃，其病情多轻浅易治，而中气不足者发病多表现在脾。可见脾胃功能的正常与否，对湿热病的发病轻重影响很大。

四、结 论

薛氏的《湿热病篇》系统论述了温病学中湿热病证的致病原因、发病机制、传变规律以及证候特点，具体辨析了湿热病的各种证候和治疗。根据对原文的分析研究，笔者发现湿热病的病因和发病与脾胃关系密切，如果调理好脾胃功能，注意湿热病邪的传播途径，应该可以减少湿热病证的发生。当患湿热病后，其临床表现多以和脾胃相关的症状为主，运脾清胃就成为治疗湿热病的重要法则。在治疗用药时,根据卫气营血和三焦辨证明确病位、邪正虚实,正确运用宣表化湿、分消走泄、开达膜原、燥湿泄热、分利湿邪、导滞通便、辛开苦降、淡渗利湿等各种治法,以恢复脾胃运化功能和中焦气机的升降。如果邪气传变或转化,需分清化燥和寒化的不同,分清热重、湿重或湿热并重,以决定清热为主,还是化湿为主,治疗同时要时刻注意固护胃阴和健运脾气。在湿热病后期,邪去正衰,调整脾胃功能更是恢复人体正气的关键和不可忽视的重要环节。在整个湿热病的发生发展过程中紧紧抓住脾胃,认清脾胃在湿热病中的重要性必将有助于对该病的认识和提高临床疗效。

(《四川中医》,2015 年第 33 卷第 5 期)

 # 《湿热病篇》二经之“表”“里”正义

南京中医学院　　吴　成　孟澍江

清代薛生白在《湿热病篇》第一条“湿热证提纲”自注中指出:“湿热病属阳明、太阴经居多,中气实则病在阳明,中气虚则病在太阴。病在二经之表者,多兼少阳三焦;病在二经之里者,每兼厥阴风木。”而于“二经之表”与“二经之里”所指何属,众说纷纭,未得定论,致使教学颇多不便,很有必要予以深究。

纵观目前立论大体有两种趋向:一则根据本条自注中有“然所云表者,乃太阴、阳明之表,而非太阳之表。太阴之表,四肢也,阳明也;阳明之表,肌肉也,胸中也。故胸痞为湿热必有之证,四肢倦怠,肌肉烦疼,也必并见”,认为“二经”指脾胃而言,“二经之表”指四肢、肌肉、胸中,且把“病在二经之表,多兼少阳三焦”解释为湿热之邪阻滞中焦脾胃,病变涉及四肢、肌肉、胸中等部位,进则弥漫少阳三焦,从而出现胸脘痞闷、呕吐恶心、口苦、四肢沉重、肌肉酸痛,甚至肢体肿胀等证候。另则根据章虚谷注释:“湿热之邪归脾胃,非同风寒之邪在太阳故也。四肢禀气于脾胃,而肌肉脾胃所主。若以脾胃分之,则胃为脾之表,胸为胃之表也。胸与四肢肌肉皆脾胃之表分,湿热在脾胃,故有诸表证可验也。"认为发热、恶寒、舌苔白腻、汗出、脉濡、身形拘急、头身困重等为"病在二经之表"的证候。

以上两说其实大同小异,持论虽然有据,解释却难免牵强。而且仅能说明"病在二经之表,多兼少阳三焦"的病证,然对"病在二经之里者,每兼厥阴风木"则难以阐明。再说,薛氏所谓"病在二经之表者,多兼少阳三焦"所致之证候为耳聋、干呕,并非发热、恶寒、汗出、身形拘急、头身困重、胸脘痞闷、舌苔白腻、脉濡等一派湿热表证。由此可见,以上解释表里是错误的。

笔者据薛氏自注"以少阳、厥阴同司相火,阳明、太阴湿热内郁,郁甚则少火皆成壮火,而表里上下充斥肆逆,故是证最易耳聋干呕、发痉发厥。而提纲中不言及者,因以上诸证皆湿热病兼见之变局,而非湿热病必见之正局也",认为此处的"二经"指脾胃,"表里"指外内,"少阳三焦"指足少阳胆和手少阳三焦,"厥阴风木"指足厥阴肝和手厥阴心包。详究思路与论据如下。

(1) 薛氏前言"湿热病属阳明、太阴经居多,中气实则病在阳明,中气虚则病在太阴",一语道明,"病在二经"指湿热病在阳明、太阴,即足阳明胃与足太阴脾,毋庸置疑。

(2) 从"以上诸证皆湿热病兼见之变局,而非湿热病必见之正局也",说明对于"二经之表"和"二经之里",不能按照一般的湿热病证来理解。本节所言的变证乃是由于内蕴湿热之邪,没有及时运用清热利湿治疗,而使湿热久郁不解,渐成湿热邪毒,弥漫三焦脏腑,充斥表里上下。当此之际,病位已不仅仅局限于脾胃,而已涉及全身有关脏腑经络,特别是以肝、胆、心包、三焦最为明显。众所周知,心主君火,肝胆三焦心包内藏相火,故火热同气相求,因之湿热毒邪亢盛每及肝、胆、三焦、心包,故而出现耳聋、口苦、干呕、痉厥等一系列逆变之证。

(3) 变证为什么以肝、胆、三焦、心包多见呢? 笔者认为,从脏腑功能与经络走行来看,胆属少阳中清之腑,主胆汁泌别;足少阳胆经起于目外眦,过听会……入里下行至胸中,贯膈,络肝,属胆,湿热迫蒸胆火挟浊上蒙故耳聋,胆热协胃气上逆故干呕。三焦也属少阳,为水谷之道路;手少阳三焦经依次络属上中下三焦,故湿热甚易留恋三焦,弥漫上下内外,其变证更多,本节只是略证而已。肝属厥阴,主身之筋膜,足厥阴肝经沿肢体由下而上,所以,无论是湿热阻滞肝经或湿热化燥化火成毒,引动肝风时,均可导致四肢抽搐、角弓反张、颈项强直、两目上视等痉证。心包亦属厥阴,护心君不受邪袭,故言"邪之在心者,皆在心之包络也"。湿热痰浊蒙扰心包,则有神识不清、昏不知人等症。湿热有形遏阻,清阳失于外达,故见肢冷脉伏等厥证。当然神志改变通常伴随痉厥同时出现。关于变证之病因病机及诊治方药,若能详析《湿热病篇》有关条文,自可明了。

(4) 我们知道,温病辨证体系之形成始于叶天士,经吴鞠通等后贤补充日臻完善,推而广之。而薛生白恰与叶天士系同时代名医,当时并没有卫气营血与三焦辨证纲领,自然不能用其来研讨温病证治。那时《伤寒论》六经辨证理论仍是指导温病临床的有效方法,有关这一点若分析叶天士、吴鞠通、王孟英、余根初、章虚谷等诸家言论,便可发现其说理无不取源于张仲景,薛生白自不例外。按照六经辨证方法,外感病自外及内由表入里将依次经过太阳→少阳→阳明→太阴→少阴→厥阴六个阶段。假若把这个顺序分成三段而论,显而易见,阳明、太阴居于中,太阳、少阳居于外(表),少阴、厥阴居于内(里)。薛氏立论善言表里,故在《湿热病篇》中表里之概念所指甚杂,诸如太阳、胸中、胃、肌肉、四肢、表分、表证、里证等,切不可一见表里,便动辄套用表证、里证、体表、体内之概念,而应紧扣上下文义,并结合《湿热病篇》整个条文来分析。此处"表里"实寓内外之含义,就是说阳明、太阴二经居于中,太阳、少阳居于外,少阴、厥阴居于内,内外表里互辞,相对而提。按照这种划分方法,脾胃二经之表(外)当有太阳、少阳,其里(内)少阴、厥阴,而临床上湿热变证每以少阳和厥阴最为常见,其中少阳以胆为主,厥阴以肝为主,故薛氏曰"病在二经之表者,多兼少阳三焦;病在二经之里者,每兼厥阴风木",一个"多兼",一个"每兼",意在提示我们湿热变证之病位偏重。明乎此点,对于理解薛氏原文大有裨益。

总之,薛氏"二经之表"与"二经之里"有内、外之含义,并非指表证、里证,也非专指病位之在表、在里。

薛雪《湿热病篇》"层次"辨证规律探讨

北京中医药大学　　肖培新　宋乃光

对湿热病的治疗，医家们多宗三焦辨证和卫气营血辨证。作为湿热病之专著《湿热病篇》（下称《湿篇》），其对湿热病的辨证治疗，除卫气营血、三焦辨证的内容外，更有依病邪侵犯的浅深层次而进行辨证施治的内容。探讨《湿热病篇》的湿热病辨证规律，既能加深了解三焦辨证和卫气营血辨证方法在湿热病辨证施治中的作用，又能开拓、启迪湿热病辨治的思路。

一、对湿热病邪侵犯的浅深层次的认识

"湿热之邪，不自表入里，故无表里之分。"言湿热之邪侵袭人体的途径不是由表入里，是与伤寒相比较而言的，但虽说湿热病邪侵犯人体"无表里之分"，却正如章虚谷指出的"亦有浅深当别"，《湿篇》正文及自注展现给人们一个病邪入侵的浅深层次。

首先，阳明、太阴是湿热病侵犯的主要部位。阳明、太阴属土，与湿同类相召，故"湿热病属阳明、太阴者居多"。《湿篇》以阳明、太阴为界分"表里"："病在二经（指阳明、太阴）之表者，多兼少阳三焦；病在二经之里者，每兼厥阴风木。"至此，已将整个人体由浅入深分为三大区域，即："二经之表"、阳明、太阴（二经）、"二经之里"。

在"二经之表"方面，"太阴之表，四肢也，阳明也；阳明之表，肌肉也，胸中也"；而"膜原者，外通肌肉，内近胃腑，即三焦之门户，实一身之半表半里也"。可见，太阴之表为阳明，阳明之表为肌肉，而膜原处于阳明（胃）与肌肉之间。另外，还有位于身体最表面的卫表。

在"二经之里"方面，又有少阴、厥阴之分，如"热邪直犯少阴""邪入厥阴"。

综上所述，湿热之邪侵犯人体的浅深层次如图2所示。

在病因与发病上，薛氏明确指出，湿热病是由于"太阴内伤，湿饮停聚，客邪再至，内外相引"而发。至于病邪侵犯的途径，《湿篇》说"湿热之邪从表伤

者十之一二,由口鼻入者十之八九";"邪由上受,直趋中道,故病多归膜原"。"上受"指从口鼻感受,邪从口鼻入者始见膜原证,从表而伤者始见皮毛肌肉证,但无论是从口鼻而伤还是由表而伤,在出现膜原证之后都按同样的规律由浅入深传变。

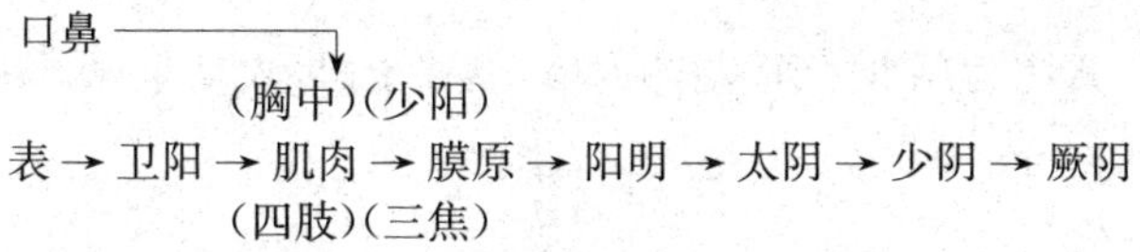

口鼻 ─────────┐
　　　　　　　　↓
　　　　　　（胸中）（少阳）
表 → 卫阳 → 肌肉 → 膜原 → 阳明 → 太阴 → 少阴 → 厥阴
　　　　　　（四肢）（三焦）

图 2　湿热之邪侵犯浅深层次示意图

二、依湿热之邪侵犯的浅深层次辨证

《湿篇》基于对以上湿热侵犯层次的认识,进而阐述湿热病在不同层次、不同部位的病机转化,进行辨证治疗。湿热为患,其病性总的可分为热偏盛、湿热俱盛和湿偏盛三类,但若湿从寒化,亦可出现寒湿证,甚至出现阳虚证。

湿热之邪伤表,湿未及化热,湿热阻遏卫表阳气而出现恶寒,但"终不如寒邪之纯阴,而恶寒甚也"(章虚谷按语)。湿热多少不同,伤人浅深就不同,此点可从恶寒的程度上体现出来。湿热之邪在表,湿邪偏重者,遏阻卫阳较重,故恶寒重而无汗;热邪偏重者,则多伤人肌肉,故恶寒轻而见发热汗出。湿热之邪从口鼻或从皮毛侵入膜原,因膜原位处一身之半表半里,为三焦之门户,湿热之邪交争于此,则外不能达,内不能陷,湿邪不去,热邪不散,营卫交争,故表现为"寒热如疟"。以上言湿热之邪在"二经之表"的病机和证候表现。

阳明与太阴是湿热病的主要病变部位,湿热"始受于膜原,终归于脾胃"(章虚谷按语),"湿热乃阳明、太阴同病也"。然中气的盛衰决定着阳明、太阴的受病情况,"中气实则病在阳明,中气虚则病在太阴"。湿热在阳明者,每多热邪偏重,湿热之邪在太阴者,多是湿邪偏盛,但如果正气亏虚太甚,则可见"湿浊内阻太阴"(第44条);若湿从寒化,则为"湿困太阴之阳"(第26条),表现为寒湿证。

湿热之邪在"二经之里"是指湿热邪气侵犯少阴和厥阴。湿热病在少阴,有寒热之分。湿邪化热者，则为"热邪直犯少阴之证"（第24条），病机为湿热之邪耗伤少阴肾水，虚火独亢，灼于咽则咽痛，滞于大肠则下利便脓；少阴寒湿者，则为"湿中少阴之阳"（第25条），病机为湿从寒化，伤于少阴肾阳，阳虚不温，则身冷脉细。湿热之邪犯于厥阴，则煎烁营血，而致"血液内燥"（第23条）；若邪入厥阴日久，则可致"气钝血滞"（第34条），表现为"心主阻遏，灵气不通"。厥阴为风木之脏，湿热内郁，热盛于里，火动生风，最易致痉厥，多为凶险之证。

三、临床表现

现根据条文所述，将湿热证不同层次、不同部位的病理变化及临床表现归纳如下（表3）。

表3　湿热病层次辨证一览表

病位	病机	临床表现	条文
表分	湿遏卫阳	恶寒无汗，身重头痛（胸痞腰痛）	2
肌肉	湿热伤表（肌肉）化热	（汗出）恶寒发热，身重关节疼（胸痞腰痛）	3
膜原	湿热阻遏	寒热如疟	8
阳明	湿热滞于阳明，湿多热少	壮热，口渴，自汗，身重，胸痞，脉洪大而长	37
	热邪闭结胃腑	发痉撮空，神昏笑妄，舌苔干黄起刺或转黑色，大便不通	36
	湿滞阳明	舌遍体白，口渴	12
太阴	阴虚	尺脉数，下利或咽痛，口渴心烦，下泉不足	24
	阳虚	身冷脉细，汗泄胸痞，口渴舌白	25
厥阴	血液内燥，热入厥阴	左关弦数，腹时痛，时圊血，肛门热痛	23
	气钝血滞	口不渴，声不出，与饮食亦不却，默默不语，神志昏迷	34
	湿热伤营，肝风上逆	汗出热不除，或痉，忽头痛不止	20

四、结　语

湿热病与伤寒皆为外感病,但是,它们的病因及受邪部位、传变方式各不相同。因此,薛氏在《湿篇》总体上不采用六经辨证体系,却又不完全脱离用六经理论来阐明湿热病的病机,这明显地表现在"阳明""太阴""少阴""厥阴"等概念的引入,但其内涵又与伤寒中的不尽相同。文章向人们展现了一个湿热病邪侵犯的表里浅深层次结构,并依此阐明了湿热病的病机和临床表现、治法,此为《湿篇》在外感病辨证施治体系方面的成就,是对六经辨证的发展。

如果说《温病条辨》是以"三焦为经,卫气营血为纬"(《温病学》五版教材)形成的辨证体系,那么《湿篇》则是以人体结构层次为主要的辨证方法,并汇入了卫气营血辨证和三焦辨证的一些内容。薛氏将传统的六经辨证加工后形成了人体结构层次的辨证方法,并应用于湿热病的治疗,是对六经辨证体系的继承和发展,同时又吸取了当时新兴的卫气营血辨证方法,并提出了三焦辨证方法,对后世湿热病辨证体系的完善起了巨大的作用。

(《北京中医药大学学报》,1997 年第 20 卷第 5 期)

《湿热病篇》保津养阴思想探析

天津中医学院　　赵晓梅　冀敦福

《湿热病篇》主要论述了湿热相合为病的辨证治疗。文中对湿热病以阳明、太阴为病变中心,病理转归可依病在二经之表里不同,出现少阳三焦及厥阴风木不同证候的关系,以及清热与祛湿,祛湿与养阴的辨证治疗,阐述甚为详尽,立意明确,说理透彻,一直为后世医者所效法。本文就《湿热病篇》的内容窥探薛氏保津养阴思想,以期能更好地指导临床实践。

一、湿从燥化——保津养阴思想的确立

在《湿热病篇》提纲自注中，薛氏开宗明义："湿热病属阳明、太阴经者居多，中气实则病在阳明，中气虚则病在太阴。病在二经之表者，多兼少阳三焦；病在二经之里者，每兼厥阴风木。""阳明、太阴湿热内郁，郁甚则少火皆成壮火，而表里上下充斥肆逆。"简短数语概括了湿热相合为病以脾胃二经为病变中心，病变转归因患者中气虚实不同而定。若中气实则邪从阳明"热化"，进一步阳明、太阴湿热内郁甚者，更有"少火皆成壮火"的热化转归。所以在湿热病中，湿从燥化，灼伤阴津的病理，普遍地存在于病变的各个阶段中。故薛氏对湿热病的治疗，往往注重保津养阴，尤其是重视保护胃津。如原文第11条自注中述及："若湿热一合，则身中少火悉化为壮火，而三焦相火有不起而为虐者哉……胃中津液几何，其能供此交征乎？"又："其始也，邪入阳明，早已先伤其胃液，其继邪盛三焦，更欲资取于胃液，司令者可不为阳明顾虑哉。"在原文第4条自注也云："中焦湿热不解，则热盛于里，而少火悉成壮火。火动则风生，而筋挛脉急，风煽则火炽，而识乱神迷……痉厥并见，正气犹存一线，则气息返而生；胃津不克支持，则厥不回而死矣。"由此可见，湿热化燥易伤津液，而津液盈亏存亡直接关系着疾病的转归与预后，所谓存得一分津液，便有一分生机。因此薛氏在湿热病的辨证中，刻刻顾护津液的观点多处论及，并进行了具体的施治论述。

二、清热以存阳明之液

薛氏在治疗湿热为患，阴液已伤的病证时指出："救液则助湿，治湿则劫阴。"（第19条自注）即救阴用滋腻阴柔之品则碍湿，祛湿用苦燥渗利之品则伤阴。对这一棘手问题，薛氏注意及早采取防护措施，防患于未然。统观全篇，防湿热化燥伤阴的各种治疗方法贯穿于湿热病的各个阶段。如原文第3条为湿热初起，病在肌肉，湿渐化热的阳湿伤表之候，薛氏即"清胃脘之热"，采用利湿泄热法，一则分解湿热，所谓"不欲湿邪之郁热上蒸，而欲湿邪之淡渗下走耳"；一则恐化热之邪灼伤胃津。故薛氏一转治阴湿的芳香辛散之法，用利湿泄热以清热保津。又如原文第13条乃湿渐化热,余湿犹滞之湿热参半证,薛氏在"燥湿之中,即佐清热者,亦所以存阳明之液也"。第37条乃热多湿少之候,薛氏以白虎加苍术汤,即可清热保津,又可祛湿,自注中言白虎汤种种加减变化时概括曰:"而其实意在清胃热也。"一语破的,求保津以存阳明之液,实乃上工之举。此在选药上也独具匠心。第13条中辛泄佐清热法以连翘、豆卷、绿豆衣等轻清之品,清热宣泄余湿,而慎用苦燥以防伤津之虞。

三、阳明之邪仍假阳明为出路

当病从阳明热化,里结阳明,出现发痉撮空,神昏笑妄,舌苔干黄起刺或转黑色,大便不通者,第6、第36条归结为"热邪闭结胃腑""其为热邪内结阳明,腑热显然矣"。第36条自注指出:"此时胃热极盛,胃津告竭,湿火转成燥火……湿温病至此亦危矣哉。"当此危急之际,薛氏当机立断,以釜底抽薪,急下存阴之法,"承接未亡之阴气于一线也",且明确指出:"清热泄邪,止能散络中流走之热,而不能除肠中蕴结之邪。"此只能"阳明之邪仍假阳明为出路也"(第6条自注)。论中虽寥寥数语,却道出了湿热化燥、里结阳明的病机,治疗原则,下法指征,可谓言简意赅,寓意深刻,发人深省。第35条是津枯邪滞证,更虑其"胃津劫夺,热邪内踞,非润下以泄邪则不能达,故仿承气之例"。方中不仅仿承气通腑泄热以除滞,复用生地、芦根、何首乌等甘寒濡润之品生津,共奏泄热保津之效。

以上3条虽都有邪滞,但津伤程度不同,治当同中有异。第6条津伤不甚,宜"仿承气微下之例"。第36条津伤较甚,故"用承气汤下之"。第35条"胃津劫夺"之"津枯"重证,只宜"仿承气之例,以甘凉易苦寒"。其中仿承气之例,阳明之邪仍假阳明为出路,"承接未亡之阴气于一线",甘凉易苦寒,"正恐胃气受伤,胃津不复也"。方法不一,而其旨意皆在护阴保津。此立法用药之精细,堪称后世楷模。

四、凉血解毒,救阴而泄邪

阳明燥热进一步发展必致深入营血、心包,甚而引动肝风,出现昏谵痉厥，此即"病在二经之里者，每兼厥阴风木"壮火之属。第5条为邪灼心包，营血已耗之证，正如自注所言："及至热极，逼入营阴，则津液耗而阴亦病。"治疗文中列举犀角、羚角、连翘、银花露以清热泄邪，生地、玄参等养阴救液，颇合"用药以清热救阴，泄邪平肝为务"之旨。原文第7条为热邪充斥表里三焦，气血两燔之重证，治疗除条中列犀、羚、生地、玄参、银花露、紫草、金汁等以清热解毒，凉血救阴外，薛氏更强调指出"独清阳明之热，救阳明之液为急务者"的重要性，否则"恐胃液不存，其人自焚而死也"（自注）。由此可见薛氏"清阳明之热，救阳明之液"这一治疗思想，不仅在气分阶段适用，而在病邪深入手足厥阴经出现昏谵痉厥时使用，也同样具有重要意义。"独"之涵义，是"必须""强调"之意，示人要予以高度重视，不可忽略。集温病大成的王孟英赞曰："此治温热温之真诠也，医者宜切记之。"第33条为毒邪深逼血分，走窜欲泄而致上下失血或汗血。此证"势极危"，治宜"大进凉血解毒之剂，以救阴而泄邪，邪解而血自止矣"。方中用药寓养阴活血于清热凉血之中，较《千金》犀角地黄汤功效更著。上3条薛氏遵《内经》"热淫于内，治以咸寒"之旨，提出"方中当增入咸寒之味"，每用犀、羚、玄参等咸寒之品，配用生地等甘寒濡润之药，达到凉血解毒、救阴泄邪之目的。其他如第32条邪陷营分，热入血室；第30条热闭手足厥阴而发痉神昏，其治亦然。原文第20条为营液大亏，厥阴风木上升之证，自注更明确曰："湿热伤营，肝风上逆……热气已退，木气独张，故痉而不厥。"当此热退营亏之际，薛氏指出："投剂以息风为标，养阴为本。"与邪热鸱张之时的治疗侧重不同，医者务必明辨，方能恰中病情。

五、养阴逐湿，宜远腻滞阴药

湿热证后期，出现多种病证，原文第19条集中反映了薛氏对"湿邪未尽，阴液已伤"病证治疗的指导思想。因"救液则助湿，治湿则劫阴"，故薛氏宗仲景麻沸汤之法，"取气不取味，走阳不走阴"，用元米汤泡于术，去术煎饮，达到救液不助湿，治湿而不伤阴，所谓"养阴逐湿，两擅其长"。第28条为肺胃气液两虚之证，文中用人参、麦冬、莲肉、石斛、甘草等补元气而养胃津，木瓜既可和胃化湿，又与上述诸药协同而有酸甘化阴之效。对此"胃气不输，肺气不布，元神大亏"之证，薛氏指出"理合清补元气，若用腻滞阴药，去生便远"，这与后人治疗肝肾阴亏之邪少虚多证用厚味滋填之法迥然不同。原文第 39 条热伤元气而致津气欲脱之证,《千金》生脉散中人参大补元气,麦冬、五味子酸甘化阴。因方偏酸敛,只适用于纯虚无邪之证。第 24 条为湿热化燥"热邪直犯少阴之证",薛氏"仿猪肤汤凉润法",凉而不寒,滋而不滞,滋肾泄热,阴复热除则诸症自解。第 15 条为胃液受劫,胆火上冲之阴虚气逆证,阴虚宜滋,气滞宜疏。然选药不当,则投滋阴而有壅滞之害,进香散而有耗液之弊,文中巧妙地选用诸汁甘凉濡润,滋养胃液而清阳明之热,辛香疏滞而散少阳之邪。王孟英曰:"凡治阴虚气滞者,可以仿此用药。"此外,原文第 29 条为湿热仍结,阴液已伤,卫外之阳暂亡之证,文中以四苓散加滑石,酒炒川连导湿下行,生地清热救阴养液,芪皮以固卫气,用法颇为周密。

通过以上对原文的分析可知,《湿热病篇》在治疗湿热病中,注重即早保津护阴。初、中期病在卫表,气分阶段,采用"清阳明之热,以救阳明之液""阳明之邪仍假阳明为出路"的方法重在祛邪,以清除伤津的原因。病在极期,邪在营血分,心包,甚则出血,引动肝风,邪热鸱张,营阴耗损,则凉血养阴泄邪,祛邪养阴二者并举,但仍侧重清阳明之热祛邪为主。在热退营亏之时,才以养阴为本,息风为标。至病后期,热渐湿存,扶正不忘祛邪,或凉润,或清补,或酸甘化阴,但宜远腻滞阴药以免恋邪。

《湿热病篇》中薛氏精湛的理论与丰富的经验,充实了湿热病学的内容,吾辈当以孜孜不倦的精神,学习探求其真谛,只有不断地发扬光大,才能更好地运用于临床。以上仅为学习《湿热病篇》的一得之见,不当之处,恳请同道斧正。

(《天津中医学院学报》,1991 年第 1 期)

 # 薛雪论养生

上海中医药大学   朱伟常

清代医家薛雪有言:"人须到得半个神仙身分,方当得起名医二字。"究其含义，是说医者不但当拯危救亡，还须会延年益寿。薛氏曾认为，医家"反五行相克者为相生"，实轩岐治病之秘旨，而五行之相生，即《内经》人寿可得百年之说。先生享年九秩，摄养有道。他吐故纳新、运动肢体，及其所论交通水火、静摄工夫和养营滋液等法，实都有利于五脏的相生，一以治疾，二可延龄，无异是养生家的"金丹大道"。

一、学吐纳常健步

"先生七十颜沃若，日剪青松调白鹤……口嚼红霞学轻举，兴来笔落如风雨。"这是诗人袁枚《病中谢薛一瓢》的诗句，描述先生古稀之年精神矍铄。袁诗还纪先生"为龟作巢，学其吐纳"，颇有意思。龟乃长年之物，调气借鉴于龟息早在《抱朴子》有所记载：城阳郤俭，误堕冢中，"有大龟数数回转，所向无常，张口吞气，或俯或仰。俭亦素闻龟能导引，乃试龟所为，遂不复饥……后竟能咽气断谷。"这是一则既饶有趣味又很值得探讨的故事。

昔孙思邈尝嘱老年人，在四时气候和畅之日，出门行二三里，有益于健康。薛雪晚年也注意行步。他有一枝镌名"铜婢"的手杖，时常拄而登高舒啸，临流赋诗。袁枚赞他"两足轩轩能健步"，乃是写实之笔。由于薛雪能持之以恒，故当他80岁以后，犹能徜徉于山水之间，如袁诗所咏："襟抱烟霞外，湖山杖履前，人间小游戏，八十有三年。"其腰足之轻健是可以想象的。然而先生的修养不只为了寿己，且更为了寿人，"衰年难掩户，也为活苍生"，其医道之精诚确实令人敬佩！

二、水火交永不老

古代道家对养生术的研究十分精湛。《丹诀》有"水火交，永不老"的说法，薛雪大加赞赏，认为是长寿之要诀。所谓水火，系指心肾，亦称坎离，故"水火交"即心肾相交之意。薛氏说："离（☲）中耦画生阴，心气日欲下交；坎（☵）中奇画生阳，肾气日欲上承，是即心肾交也。"对于坎离相交的实质，道家的《契秘图》曾有更清楚的解说："坎为水、为月，在人为肾。肾藏精，精中有正阳之气炎升于上；离为火、为日，在人为心。心藏血，血中有真一之液，流降于下。此言坎离之交媾也。"明确指出了肾精与心血的相互作用。一般论心肾相交，多以脾脏（道家称"黄婆"）为枢纽。然而薛雪却特别强调心肾与肝木的关系，认为"火以木为体，木以水为母。先天一炁，由是通明"。正因为肝木由肾水所生，而心火乃肝木所发，故薛雪在宁心、实肾的同时，还注重和肝。他以为欲求水火相交，"无非寻常日用之间，心欲宁、肝欲和、肾欲实"。心宁则神清智慧，肝和则气畅血调，肾实则精充志强，这些对于养性延年确是十分重要的。

三、论颐养须静摄

颐养之术，在常人固当重视，对患者更为紧要。薛雪有丰富的临床实践经验，善于从脉象的变化推求体内的病变。他指出：寸脉空大，是心不藏神；关脉滑数，是木无水养；尺来浮大，是水气不衡。这种患者如欲求心宁、肝和、肾实，则其颐养之法，最要在于"静摄工夫"，以冀其坎离既济，阴平阳秘。当然，先生对肺脏之患亦不疏忽，他认为患者如有"金木两伤之势"，单凭药石是难以奏效的，其治疗之上策，同样是"静摄乃得，药饵其次"。因之，凡虚损患者，必须"绝去费心劳碌之事，一毫凡念不起，助之以药，或可延年"。

薛雪说："心静则气定而神住。"若是思劳过度、刻意营求者，确应注意一个"静"字。静则神气内敛，阴气自生，有利于心阴的滋养和肾阳的潜藏，可免心悸、失眠、遗泄等患，从而保证精力充沛地进行工作，如薛氏所说："观簿书旁午，是心阴不得不养，肾阳不得不藏，以供日用之精神。"总之，先生提倡"静摄工夫"，实为烦劳过度、心肾两亏者指出了养生的正确途径，也是无病者所当注意的。

四、求药饵贵滋营

薛氏对人体阴液极其重视，认为"一身之中，津液真精皆为切要"。老年人多精血不足，凡花甲之年，两尺脉不宜独大，这是肝肾精血俱衰的表现，急当进"乙癸同源法"。他对于先天精气不足，后天饮食不强者，主张制成膏、丸常服，所谓"必以直走先天之品，剂为膏丸，朝斯夕斯，久久自足。元气元精，一朝而复，后天饮食，不强自强矣"。这种膏丸多采滋营养阴之品，"生津补液"而使"周环百脉"。其所制的滋营养液膏为代表方，方由女贞子、墨旱莲、桑叶、芝麻、杞子、菊花、当归、白芍、熟地、沙苑、稆豆、南烛、茯神、玉竹、广陈皮、炙甘草等组成，以天泉水、桑枝火熬膏，收入阿胶、白蜜，瓷瓶贮用，每晨开水送服。薛雪赞誉此方，说是"林下服食之大药，肝气不和之妙品"，并以为"服之不特调元却老，且以见天地之生生有如是也"。此方效二至丸以暗转阴阳，用杞菊、桑麻承流宣化，归、芍一通一泄，地、蒌一填一养，稆豆滋水息肝，南烛培元益气，茯神、玉竹调营卫，橘红、甘草和脾胃，阿胶能激浊扬清，蜂蜜如和风甘雨。寿亲养老，莫因其平淡无奇而忽视之！

叶桂、薛雪学术思想相同点例析

山东中医学院　　王振国　张志远

　　叶桂与薛雪，均为我国清代的名医。其二人医学理论与用药规律，相同或相近之处很多，今略举两则并试析其原因。

一、补虚擅用血肉有情，辨证重视奇经八脉

　　在诸内科杂证中，叶氏是以善治虚损之证而著称的。其根据虚损之病多由七情、劳倦、欲念、房室等损伤精髓气血所致的病机特点，认为治疗虚损"非草木攻涤可却"，主张用血肉有情之品填精补髓，益气养血。他说"夫精血皆有形，以草木无情之物为补益，声气必不相应"，唯有用"血肉有情，栽培身内之精血"。由于肾脏"受五脏六腑之精而藏之"，因而虚损治疗的关键常在于肾之一脏，叶氏主张通过血肉有情之品，质重味厚，填补滋养，以培补精血。益精滋肾多用鳖甲胶、龟甲胶、阿胶、淡菜、海参；温通任督用鹿茸、鹿角胶、羊

肾;培元益胃用人乳、霞天胶;固本纳肾用河车、坎𤆄;壮骨填髓用牛、羊、猪脊髓;滋阴潜阳用龟甲、鳖甲、牡蛎;温养扶羸用羊肉等。特别是对奇经病,叶氏谓"奇经八脉,皆丽于下",说明奇经是依附于肝肾的,因而奇经治虚,病机与治法不同于一般虚损疾病。"医人只要入脉之理,但指其虚,刚如桂附,柔如地味,皆非奇经治法。"也主张用血肉有情之品进行填补以壮之。例如产后体虚,"任脉为病,用龟板以静摄,督脉为病,用鹿角以温煦"等,体现了其辨奇经而遣药的特点。

考诸裘吉生《珍本医书集成》所收薛雪《扫叶庄医案》,特别是其中的虚劳案和经产淋带女科杂治诸案,对血肉有情之品应用既多,论述亦较详明,颇可与叶氏媲美。薛氏认为,虚劳之中,下损尤为难治。而许多疾病久延不愈,往往积而成劳,最终影响下焦,如"久咳不已则三焦受之"之类即是。"精血有形,易亏难复","用药不宜偏寒偏热,但主养精血有情、无损胃口者",因为"形气精血消惫,生生不来,岂草木可以充复"。他喜以鹿胎、坎𤆄、河车、羊肉为"固下摄纳补养"之药,此外,人乳粉、海参胶、淡菜胶、腺鱼胶、鹿角胶,皆其常用之品。用牛肉胶和丸或用牛、羊、猪脊髓和丸,也是其别出心裁地运用血肉有情之品的方法。

薛氏于经产淋带女科诸杂证,特别重视奇经八脉的作用。他指出妇女之病,由于其特殊的生理,多见胎损血崩等证,病久最易致八脉损伤,必须"调经和养气血,不得见病治病"。他用紫石英、淡苁蓉配血肉有情之品,"兼暖冲任,为孕育之基";对冲任脉衰而久漏成带,多固涩温纳,用海螵蛸、鲍鱼、阿胶;认为"维脉乃一身之纲维,阳司外护,阴主内营",阳维失护则出现背脊烘热、汗大出,继则畏冷、不寐、心悸等,药配鹿茸;若连次小产,"初伤冲任,久而督带跷维皆伤,八脉不匀约束,阴不下固,阳乃上浮",出现淋带、晨泄、上热下冷、水肿脊酸、腰垂、耳鸣、不寐等证,"久损不复,必以从阴引阳,通固兼用",鹿茸或鹿角霜配紫石英是为必用之品。总之,薛雪虽然不及叶桂对奇经用药分得那么细,但以血肉有情填补下焦,充实八脉,治诸虚劳损,却是如出一辙的。

二、倡言"久病入络"观点,运用虫类药物通络

叶桂"久病入络"学说,是其内伤杂病理论的重要组成部分。他认为"初

为气结在经，久则血伤入络"，因为络乃聚血之所，久病则必瘀闭。不仅如此，在血瘀的同时，还常常伴有痰瘀互结互患的病理状况，"化为败瘀凝痰，混处经络"。叶氏在此病理分析基础上，大开运用虫类药物通络之法门。他指出络病"散之不解，邪非在表，攻之不驱，邪非着里，补正祛邪，正邪并树无益"，草木攻涤之力，根本不可能逐除如此深痼之邪，唯有虫类药物灵动迅速，能"追拔沉混气血之邪"，使血不凝着，气机宣通。虫蚁为血肉之质，动跃之性为阳用，故能深入隧络，攻剔痼结之瘀痰，转旋阳动之气。虻虫、水蛭、蜣螂、鳖甲、地龙等药，被叶氏广泛应用于治疗疟母、积聚、久痛（包括头痛、胃痛、胁痛、痹痛）等病。

历览薛氏医案，也多见"久病入络"的理论及虫类药的应用。《清代名医医案精华》所载薛雪诊案中云："思初病在气，久必入血，以经脉主气，络脉主血也。此脏腑经络气血须分析辨明，授剂自可入彀。"这一见解，宛若出自叶氏之口。再如某癥瘕案云："仲景谓结为癥瘕者，气血交病，病已入络，久必成满胀疟母，胶固粘着，又非峻攻可拔，当遵鳖甲煎丸之例，日饵不费，以搜络邪。"此外，于辛凉开泄、芳香逐秽无效者，则以活血通络行气攻瘀，加醉蟅虫、醋鳖甲、炒山甲珠、生僵蚕。

在薛氏治疗湿温病的方剂中，有"仿吴又可三甲散"一方，由醉蟅虫、醋炒鳖甲、土炒穿山甲、生僵蚕、柴胡、桃仁泥六味组成。此方用于湿温病中暑湿不得外泄，深入厥阴，引起络脉凝瘀、心血阻遏，灵气不通，而出现的神识昏迷，默默无语，口不渴，与饮食亦不却等证候。因为叶氏论述络病当用虫类药物时，语言酷似吴又可"客邪胶固于血脉，主客交浑"等语，故薛氏便径言三甲散证为"络病"。

仅以上数例，即可见叶、薛二人关于络病的理法方药一脉贯通，何其相似乃尔。

关于叶、薛二医家学术思想与临床实践上的众多相同特点，笔者认为其形成原因主要有三点。

1. 经典著作是共同的理论基础 《内经》《伤寒论》《金匮要略》历来是业医者必读的经典，后世著名医家的学术思想，无一例外都是在继承经典理论的基础上发展起来的。薛雪曾经将《内经》分类编述而成《医经原旨》，是研究《内经》的重要文献之一。叶桂在论述络病理论和虫类药物应用的源流时说：

"昔轩岐有刺疟之旨，深虑邪与气血混成一所，汗吐下无可分其邪耳。后汉张仲景推广圣经蕴奥……制方鳖甲煎丸，取用虫蚁。"对此，程门雪评说道："天士用方，遍采诸家之长，不偏不倚，而于仲师圣法，用之尤熟。"

薛雪在分析"仿吴又可三甲散"的作用时也说："良以为百脉一宗，悉致其病，元气不布，邪气淹留，乃祖仲景法用异类灵动之物，鳖甲入厥阴，用柴胡引之，俾阴中之邪，尽达于表；䗪虫入血，用桃仁引之，伴血分之邪，尽泄于下；山甲入络，用僵蚕引之，俾络中之邪，亦从风化而散。"由此可见，二人学术思想上的众多相同之处绝非偶然，对经典理论的继承发挥是其重要原因之一。

2. 师承授受有着深刻的影响　师承授受，历来是中医学赖以发扬传播的主要形式，并由此形成了众多的医学流派，创立了各具特色的理论与方法。叶、薛二人也不例外。

王晋三（子接）是吴中四大医家之一。叶氏 10 余年内，曾师事于 17 位老师，王晋三是给予他较大影响的一位。他对王氏的学术思想有许多继承阐发。譬如叶氏治络病之用虫类药物，其理论分析几乎全部可以从王氏《古方选注》对仲景鳖甲煎丸、大黄䗪虫丸的论述阐释中见其端绪。王氏曰："鳖甲煎丸都用异类灵动之物，若水陆、若飞潜，升者降者，走者伏者咸备焉。""䗪虫破坚通络行瘀，却有神功。"叶氏则概括虫类通络为："飞者升，走者降，灵动迅速，追拔沉混气血之邪。"

薛雪小于叶氏 15 岁。据张志远教授考证，他也尝问学于王晋三先生，甚得心传，术相伯仲。王氏代表作《古方选注》就是由门人叶桂、吴蒙等人校定，且经薛雪等人陆续整理而成。由此可见，二人学术上一脉相通，也是这种衣钵相传的必然结果。

3. 学术气氛的相互传递与交流　康乾年间的苏州，经济繁荣，文化发达，是我国的人文荟萃之地。叶、薛同时行医于苏州，虽相传彼此有门户之见，但学术上的交流与影响，却是不可能隔绝的。薛氏曾说："古人爱才如命，其人稍有一长，即推崇赞叹，不避寒暑，今人则惟恐一人出我之上，娼嫉排挤，不遗余力，虽有著作，视此心术，天将厌之。"（《一瓢诗话》）由此可一窥薛氏对学术的态度，当不会为门户所囿。而且当时商贾云集，所见病种相近；文人医者之间相互唱和之风极盛，也加速了学术间的交流与沟通。

程门雪氏在《未刻本叶氏医案校读记》中，曾对叶、薛方案之异同有所比较，论颇恰切："若（与天士）同时生白诸公方案虽佳（生白文学高于天士，方按至佳，实经琢磨，方则平实逊之），方之结构，逊之远矣。亦有极相似者，风气移人不自觉耳。"无可否认，这种"风气移人"也是叶、薛两大名医在学术上有许多共同点的原因之一。

（《山西中医》，1988 年第 4 卷第 4 期）

叶、薛二氏论治湿温之异同

南京中医药大学　　钟燕春　杨　进

湿温是临床常见的湿热类温病，是感受湿热病邪引起的急性外感热病。本病起病较缓，病势较重，病机复杂，证候错综，传变多端，治难中的。叶天士、薛雪同是清代杰出医家，都精于温病的论治，其医学成就同鼎盛于乾隆年间，二氏皆独具慧眼，力辟新说。以下从《温热论》与《湿热条辨》论治湿温病的思想和方法上作比较分析，分析其病因病机、辨证思路、用药方法等方面的异同，以期更好地指导临床治疗。

一、首重辨病因病机及转归

1. 病因病机复杂　湿温病，以湿热合邪为患，因所感之气极为繁杂，故证候变化犹如抽丝剥茧，病无定势，诸家颇感治疗棘手。那么湿温发病，湿热病邪由何侵入人体？吴又可之前的诸医家多效仿张仲景伤寒发病说，认为湿热病邪自太阳膀胱经而入。直至清代叶天士，在《温热论》指出"温邪上受，首先犯肺"，即湿热病邪自口鼻而入。薛雪在《湿热条辨》中将湿热病的侵犯途径归纳为三个方面。第一，"湿热之邪从表伤者十之一二"，即有少数患者邪气是从皮毛侵入。他这一看法，不同于叶天士的温邪上受，只强调温邪从口鼻而入的观点。第二，"湿邪由口鼻而入者十之八九"。这一点似同于叶天士的观点,但又有所不同。盖叶天士所论温病是邪从口鼻而入,先伤于肺。而薛雪认为湿热病邪虽然也从口鼻而入,但所伤脏腑则主要在脾与胃。因为脾土属太阴,主燥而恶湿,湿邪最易伤脾。阳明胃为阳土之脏,水谷之海,主湿而恶燥,易于化火。因此,病变多在于此。第三,"邪由上受,直趋中道,故病多归膜原"。即指邪气从上而受,初起时既不在脾,又不在胃,而是侵犯膜原。

虽然病因认识不同,但叶、薛二氏均强调内外合邪导致湿温病变。如叶天士云:"又有酒客里湿素盛,外邪入里,与之相抟。"薛雪云:"太阴内伤,湿饮停聚,客邪再至,内外相引,故病湿热。"因湿温的致病因素是湿热病邪,夏末秋初雨多而炎热,湿热交蒸,湿热病邪较易形成。且在湿热偏盛的季节,脾胃运化功能多呆滞,容易导致内湿留困。如恣食生冷,饮食不节,或劳倦过度,损伤脾胃,均可使运化失常,湿饮内聚。一旦脾胃失调,内湿留滞,外来之湿热病邪即与脾胃内湿"同类相召"而侵入人体,发为湿温。

2. 转归传变多端 叶天士论湿,首述上焦肺卫湿证,次论湿滞三焦之半表半里证,再论中焦气分证。叶天士云:"在阳旺之躯,胃湿恒多,在阴盛之体,脾湿亦不少,然其化热则一。"阳旺之躯即中气实,阴盛之体即中气虚而湿邪内盛。并针对湿温在中焦气分流连不解、病程长的特征,点出了"在一经不移"的理论。事实上临床实践告诉我们,湿温单纯邪在卫分少见,如化火化毒深入营血则与一般温热类温病同。惟中焦气分证病情最为复杂,叶、薛二氏同样抓住了要害,即病变主在中焦足阳明、足太阴经,并将病机转归纳入三条主线:湿重于热、湿热并重、热重于湿。所不同者,叶天士强调发病个体的禀赋体质差异:① 面色白者阳虚之体。② 面色苍者阴盛之体。③ 酒客。④ 痰湿素盛之体。薛雪论湿则强调经络传感:二经之表手少阳三焦经,二经之里足厥阴肝经。

薛雪十分重视脾胃盛衰在湿热病发病过程中的作用,指出脾虚湿盛是湿热病产生的内因条件。他在《湿热条辨》提纲自注条款中提醒后学曰:"湿热病属阳明、太阴经者居多,中气实则病在阳明,中气虚则病在太阴。"与叶天士之论异曲同工。薛雪点出了湿热病邪自口鼻侵入后,因其湿性阴柔黏滞,重着向下向内且易入络的特性。初起即以上焦卫分表证,同时兼有中焦足阳明胃经、手阳明大肠经与足太阴脾经气分证。并曰:"病在二经之表者多兼少阳三焦,病在二经之里者每兼厥阴风木。"薛雪论湿将中气的虚与实作为湿温病病机转归之枢纽，并指出兼表的手少阳三焦经与兼里的足厥阴肝经，实是一大贡献。中气实即是脾气充足，中焦斡旋功能强，抗邪能力大，湿邪易从阳化，病程相对较短，疾病易于截断。中气虚者正好相反。

二、侧重舌诊

值得一提的是，叶、薛二氏在论治湿温中多重证轻脉，重舌轻脉。纵观叶天士《温热论》全文共 37 条，其中涉及舌证 17 条，辨舌之法极为专注详尽，而脉证仅 2 条，验齿却有 4 条。薛雪《湿热条辨》全文共 46 条，论及舌证 10 条，脉证 11 条，全文重心亦致力于舌证。薛云："而提纲中不言及脉者，以湿热之证脉无定体，或洪或缓，或伏或细，不拘一格，故难以一定之脉拘定后几眼目也。"这绝非叶薛不重视脉证，而是湿温之病性使然。

三、最重辨证立法

1. 三焦分治　叶天士《温热论》全文共 37 条，论治温热类温病概统以卫气营血辨证，但辨治湿热类温病多立三焦分治，倡气化学说。如第 6 条："再论气病有不传血分而邪留三焦，亦如伤寒中少阳病也。"此言"气病"邪留三焦，指的是感受湿热病邪，因湿土之气同类相召，邪留上、中、下三焦，在气分留恋易"在一经不移"。又《温热论》第 10 条："再论三焦不得从外解，必致成里结。里结于何，在阳明胃与肠也。"湿温病久居三焦，邪不从表去，多成足太阴脾的肠腑积滞证。此"三焦"也是指湿邪客居的病位。叶天士三焦分治原则为：① 祛湿清热，分消湿热，祛湿为要。如叶天士云："或渗湿于热下，不与热相搏，势必孤矣。"即湿去热孤，热无所恋而邪自解矣。② 通阳开气，畅通气机。因气开则湿化，气行则湿行，气滞则湿阻。③ 调和脾胃，尤其是在恢复期，宜扶脾益气、醒胃消导。

再看薛雪《湿热条辨》全文共 46 条，辨治湿温，条分缕析，均以三焦分治气化学说通贯到底。如"瞀乱，大叫痛，湿热阻闭中上二焦""湿流下焦""邪热充斥表里三焦""浊邪蒙闭上焦"。三焦立论始于《内经》《难经》，嗣后诸家纷起，究其内涵有二：三焦为六腑之一，有运行水液和通行元气之功；三焦的部位学说,将人体所辖五脏六腑划分为上、中、下三部位。叶、薛二氏论治温病,虽有医家谓其彼此不亲善和睦,然于湿温,辨证大法如出一辙,不谋而合。这是因为湿温发病必由湿邪与热邪相合,舍一不成其病。湿为阴柔黏腻重浊之邪,热为动数熏蒸之气,再湿土之气同类相召,终归脾胃。故湿邪上受直趋中道,病在中焦,始呈卫气同病,继以足太阴脾为重心的中焦气分证。湿邪侵犯中焦,脾气受困,清阳不升则肺气不降,水谷精微难以输布周身,所以治湿应宣发肺气,输布水液。又脾阳受困,则湿热秽浊之气不降,中脘痞满困顿,膀胱气化失司,故薛雪用"湿流下焦宜滑石、猪苓、茯苓",意谓治湿不利小便非其治也。可见辨治湿温实与三焦气化学说相切合,叶、薛二氏论治湿温,在其代表著作中均相同者:① 立三焦部位说为辨证纲领。② 以气机升降出入、水液运行泄纳的气化说为立法处方的依据,湿温发病的病因病机及转归恰好与三焦学说相符,同时为吴瑭创立三焦辨证体系奠定了基础。

叶薛二氏三焦立法虽同,但究其具体治法又各显其能。举半表半里证和解法为例:叶天士设分消走泄法,杏仁开上,厚朴宣中,茯苓导下,或用温胆汤宣畅气机,泄化痰热,使三焦气分湿邪分而消之,走而泄之。薛雪则用开达募原法,以草果、厚朴、槟榔之辛开,白豆蔻、石菖蒲、大豆黄卷之辛泄佐清湿热,是用辛开苦降法辨治湿遏热伏的半表半里证。

2. 结合脏腑、三焦、表里辨证 薛雪对湿热病的论治不仅能以三焦辨证,还突出了湿邪与热邪相合为病的特点,抓住了湿热二邪轻重不同的要害的同时,结合脏腑、三焦、表里等辨证方法,使之融为一体,解决了湿热病的证型辨析,有利于临床应用。在治疗上,虽然有温化、清泻、清热祛湿诸大法,同时又有补阳、益气、养阴、生津诸法的配伍,然其用药时注意到清热不碍湿,祛湿不助热,扶正不碍祛邪,祛邪当注意扶正等方面。治疗不拘泥于固定成方,体现了湿热病治疗的特点,成为后世治疗湿热病的规矩,影响极其深远。

四、倡衡法治湿,用药质轻灵动

治湿之法贵在二分:化湿以孤其热,清热以孤其湿,邪方可解。因湿为阴邪、热为阳邪,二者相互裹结,胶着难解,故湿温病病势缠绵,病程长而难以治愈。治必以湿热二分,湿重于热,治拟芳香化湿。如用药过于温燥,易伐伤人身津液，是为忌者。湿热并重，需以清热化湿，亦需用芳香辛透合苦寒。热重于湿，急须苦寒清化湿热，然苦寒过头易伐伤人身清阳，亦在所忌。故苦寒用到几分？温通应至何量？此为治湿之概括，成败在于化湿、清热药间配伍之孰轻孰重。叶、薛二氏，以启后学。叶天士对于素体阳虚罹染湿温发热者曰："法应清凉，然到十分之六七，即不可过于寒凉。"素体阴虚火旺者，"须要顾其津液，清凉到十分之六七"即可，用药切忌温补，以防"死灰复燃"。

叶天士治湿：① 始上焦皆辛凉轻剂，桑菊饮加芦根、滑石。② 病在三焦表里之间，用杏、朴、苓、陈之辛开苦泄，旨在宣化气机，战汗而解。③ 湿阻三焦气化失司，用杏仁开上宣肺，白豆蔻温中斡旋脾阳，薏苡仁导下宣通膀胱气机。④ 即使是湿邪内搏成肠垢积滞证，不用大承气、小承气而选用轻法频下的枳实导滞汤。⑤ 湿在中焦，脘中痞满用杏、蔻、橘、桔之轻苦微辛，并告诫"慎不可乱投苦泄"，防伐伤人之清阳。⑥ 邪入营分亦提醒"犹可透热转气"，在凉营药中掺入气分轻药，急须流通耳。从上中下三焦、卫气营血诸阶段，处处贯穿以轻药取胜的原则。此皆由湿性氤氲黏腻，如油入面，抑遏中焦脾阳，若药用重浊阴柔性苦味寒，势必窒滞三焦气机成湿温坏证。"湿胜阳微"，故治湿之诀，贵在乎流通上中下三焦气化功能，务使湿热两孤，惟清虚灵动之药组方乃可胜任。

再观薛雪用衡法治湿在其条文中比比可见：① 湿邪郁于上焦表证，治用芳香疏理法，选藿香、香薷之微温配以牛蒡子、薄荷之辛凉。② 湿滞中焦，治用辛开化湿法，选杏仁、白豆蔻、草果之辛开，伍以滑石之性寒。③ 湿滞下焦，治以淡渗利湿法，药用猪苓、茯苓、草薢之甘淡，配以杏仁、大豆黄卷之苦辛微温等。④ 湿热侵入经络脉隧致痉者，治拟清热息风法，用地龙、秦艽之咸寒、苦寒配苍耳子、海风藤之苦温。叶、薛二氏治湿善用衡法而选药皆倡质轻灵动，俱流通之品。如薛雪治"湿邪蒙绕三焦"，不用藿香、薄荷、枇杷叶之茎块而一概用其叶之轻扬；又如治湿热证肺胃不和，胃热移肺，仅用二味药，"川连三四分，苏叶二三分"。

总之，湿温属于温病较为特殊的一个疾病，临床应效法叶、薛，悉心研习湿温的特异性，详查细审病因病机、掌握辨治思想、谨慎选方用药，综观全局，谨守病机，圆机法活，随证治之。

叶桂与薛雪温病学术思想比较

广州中医药大学　　李树强

叶桂与薛雪都是清代杰出的温病学家,他们对中医温病学的形成与发展做出了不朽的贡献。《温热论》和《湿热病篇》分别是叶、薛的代表作,也是温病学理论的经典之作。这两篇著作,不仅反映了叶、薛两家在温病学上的成就,而且对后世的中医临床实践也有着极其重要的意义,直到今天它们仍是温病学说的支柱。

叶、薛两家虽各自从"温热""湿热"立论,但二人对温病的认识,在对温病的病因、感邪途径及传变趋势、病理变化、诊断方法和治疗方法的论述上却基本一致。现就个人浅见,对两者作一比较。

一、《温热论》与《湿热病篇》的基本理论 与诊疗方法比较

1. 病因　首先,叶氏认为温病的病因是"温邪",包括了风热病邪、暑热病邪、湿热病邪、燥热病邪及伏寒化温、温毒及疠气等。薛氏认为温病的病因乃"湿热之邪",且单纯的外湿不能致病,必须要有内湿为基础。薛氏有言:"太阴内伤,湿饮停聚,客邪再至,内外相引,故病湿热。"又言:"或有先因于湿,再因饥劳而病者,亦属内伤夹湿,标本同病。"这种"内外相引""标本同病"的观点,阐明了湿热病的发病是内外因联合作用的结果,而内因则往往起主导作用,但不管如何,温病的病因仍是温邪。这一点与叶氏理论大致相同,只不过是二者着眼点大小不同而已。

2. 感邪途径与传变趋势　在感邪途径与传变趋势方面,两家均有明确阐述。叶氏在《温热论》开宗明义地指出:"温邪上受,首先犯肺,逆传心包。"温病的感邪途径从"上受",即由口鼻而入,肺卫首当其冲,同时温病传变有顺传与逆传的不同,诚如王孟英所释:"然则温病之顺传,天士虽未点出,而细释其议论,则以邪从气分下行为顺,邪入营分内陷为逆也。苟无其顺,何以为逆?"后世医家多以叶氏之语为温病的证治总纲,可见其意义重大。薛氏认

为："温热之邪，从表伤者，十之一二，由口鼻入者，十之八九。"又谓："邪由上受，直趋中道，故病多归膜原。"并进一步解释说："膜原者，外通肌肉，内近胃腑，即三焦之门户，实一身之半表半里也。"所谓"上受"仍是指从"口鼻"而入。但从传变来看，则两者各有偏颇。叶氏注重于病邪从口鼻到肺的呼吸道传染，而薛氏则注重病邪从口到脾胃的消化道传染。薛氏有言："阳明为水谷之海，太阴为湿土之脏，故多阳明、太阴受病。""中气实则病在阳明，中气虚则病在太阴。"以笔者陋见，倘若作为温病的证治总纲，传变途径，则应以两家所言相合更加全面。

3. 病理变化　温病的病理变化，叶氏谓："大凡看法，卫之后方言气，营之后方言血。"提出了卫气营血的病理变化模式，为临床治疗提供了有力依据。薛氏在阐发病理变化上尤为精辟，将湿热病的病理变化分为"湿遏卫阳""湿在表分""湿在肌肉"等邪在卫表；"湿热伤肺""湿热阻遏膜原""湿伏中焦""湿滞阳明""湿在下焦"等邪在气分；"邪灼心包，营血已耗""邪陷营分""上下失血"等湿热化燥化火，入营动血的病理变化。这些论述与叶氏的卫气营血病理变化模式基本上是一致的。

4. 诊断方法　在温病的诊断方面，历代温病学家均重视察舌，其中尤以叶、薛二人为最。叶氏注重舌诊，《温热论》中有将近三分之一的篇幅论述了辨舌的方法，无论对舌质、舌苔，辨之俱十分精细。其主要方法是观察舌质、舌苔的色泽、润枯和形态等变化，作为辨别属卫、属气、属营、属血，以及判断津液存亡、病情转归和预后好坏的重要指征，此为后世温病舌诊奠定了基础。薛氏亦谈辨舌，他对湿热病的辨治，常以舌苔为主要依据，谓"验舌以投剂，为临证时要诀"。如"舌白"或"舌遍体白"，多为湿未化热或湿重热轻之证；"舌根白，舌尖红"，乃"湿渐化热"；"舌焦红或缩"，为热入营血等，其辨证论治注重察舌，由此可见一斑。

5. 治疗方法　温病治疗方面，叶氏提出了"在卫汗之可也，到气才可清气；入营尤可透热转气，入血就恐耗血动血，直须凉血散血"的温病治疗大法。虽只寥寥数语，但精辟地概括了四个阶段的证候特点及治疗原则。对卫分证的汗法，提出了"在表初用辛凉之剂"，较之《伤寒论》太阳病之麻桂辛温解表，一凉一温，有明显区别。"入血就恐耗血动血，直须凉血散血"更有深义：当温邪侵入血分，出现吐血、便血、溲血等"耗血动血"的临床表现，采用滋阴凉血一类方药,自无疑义,但既有出血,必然会产生瘀滞,且瘀血不散势必使病情加剧,所以叶氏主张在"凉血"的同时强调"散血",凉血散血并用,对后世温病治法影响深远。薛氏亦按湿热病湿热在卫表、邪在气分、邪在营血的不同情况确立治疗方法。如邪在卫表的"汗解","此不微汗之,病必不除";邪在气分的"湿滞阳明"用"辛泄"以及"热邪闭结肠胃"的"仿承气微下之""阳明之邪仍假阳明为出路"等。又如湿热化燥化火入营动血的"清热救阴"和"凉血解毒"等,与叶氏的卫气营血论治基本吻合。

二、叶氏的《温热论》包含薛氏的《湿热病篇》

叶天士的《温热论》虽为论温热,但湿热亦包含其中。如"湿与温合,蒸郁而蒙蔽于上,清窍为之拥塞,浊邪害清也""邪留三焦"和"其邪始终在气分流连者"等原文讨论的就是湿热为患的情况,并对湿热病的病因、病理变化、病变中心以及治疗原则作出了与薛生白基本相同的论述。

叶氏认为湿热病的病因是"外邪入里,里湿为合",这与薛氏"内外相引,故病湿热"的论述是一致的。

叶氏认为湿热病"湿(温)热虽久,在一经不移""在阳旺之躯,胃湿(热)恒多,在阴盛之体,脾湿亦不少";薛氏则认为"湿热病属阳明、太阴经者居多,中气实则病在阳明,中气虚则病在太阴"。可见叶、薛两家对湿热病的病理变化和病变中心的认识是相同的,对外邪伤人必随人体正气而变的认识也是一致的。湿热病的病理变化以湿热留恋气分阶段时间较长,以脾胃为病变中心。湿热病邪侵入人体脾胃之后,将随人体脾胃的功能状态而各从所化。在"阳旺之躯"和"中气实"者,则病偏阳明胃,湿从热化,表现为热重于湿;在"阴盛之体"和"中气虚"者,则病偏太阴脾,从湿化,从寒化,表现为湿重于热;或者表现为湿热并重。

对湿热病的治疗,叶氏提出"渗湿于热下,不与热相传""分消上下之势"和"通阳不在温,而在利小便"等方法,这与薛氏的"湿热两分"和"三焦分治"的方法是一致的。

对湿热病的治疗,要分清湿热的偏轻偏重和在上、中、下三焦的不同。热重于湿者,以清热为主,兼以祛湿;湿重于热者,祛湿为主,兼以清热;湿热并重者，湿热两清。若湿热重者，邪在上焦，则宜芳香宣化；邪在中焦，则宜苦温燥湿；邪在下焦，则宜淡渗利湿。宣上、燥中、渗下此三法在临床上往往又相互配合运用。这些也可以说是叶、薛两家对湿热病治疗方面的共同认识。叶氏还提出"如面色白者，须要顾护阳气，湿胜则阳微也"，提示在湿热病的治疗过程中要注意顾护阳气。薛氏在《湿热病篇》中也谈到"湿中少阴亡阳"和"湿困太阴之阳"等阳为湿伤的情况应以温阳化湿治之。至于叶、薛两家何以分别立论"温热"与"湿热"，是学术上的互补，抑或是观点上的对峙？笔者认为两家立论不同，固然与他们各自师承门户、阅历思想、临床实践不同有关，也与两家立论的着眼点大小不同有关。但从两家著作成书的先后（《温热论》篇出不晚于 1746 年，《湿热病篇》著于 1770 年之前）以及他们晚年的友谊来看，应当说是学术上的互补，至少在客观上起到了相互补充，是相得益彰的效果，而不是观点上的对峙。

通过比较，不难看出叶、薛两家虽然立论不同，叶立"温热"，薛立"湿热"，但作为同一时代、同一地域的医家，他们对温病的认识，无论是致病原因、感邪途径与传变趋势、病理变化，还是诊断方法及治疗方法，都基本是一致的。两者的学术思想相互影响，相互补充，在温病学理论的形成上可谓珠联璧合，星月交辉。

（《甘肃中医》，2004 年第 17 卷第 10 期）

临床证治探讨

　　薛雪在临床证治中，每以三焦为纲领，重视与八纲、卫气营血、脏腑等多种辨证方法的结合。薛氏认为湿热病邪具有蒙上、流下、上闭、下壅以及闭阻三焦的特点，"未尝无三焦可辨"，提出湿热病当从三焦辨证。在用药上重视宣畅三焦，善用透化渗清之品。薛氏强调：湿热在上焦者，应宣通上焦阳气，用药宜轻清芳化，禁投味重之剂，如五叶芦根汤方、黄连苏叶汤方等，均属此例。湿热在中焦者，则须据病情之不同而区别用药，若以太阴湿盛为主，治以辛香开泄，燥湿泄热；若以阳明热盛为主，而治以清热燥湿；若湿热化燥而热结阳明，则用攻下泄热之法。湿热在下焦者，则当用分利渗湿之法，或再兼以开泄中上，源清而流自洁。总之以疏利三焦、宣畅气机为着眼，从而继刘河间、喻嘉言之后，进一步发展并奠定了湿热病三焦辨证及其立法用药的初步基础。

　　薛氏在湿热病的治疗过程中，始终贯彻养阴、救阳的精神。湿热病在发展过程中，湿热之邪每易伤阴损阳，因此薛氏既重视养阴保津，又留意扶阳救阳。如肝肾之阴受损而致痉厥之症，用鲜生地、玄参以滋阴息风。而胃阴受伤则用西瓜汁、鲜生地汁和甘蔗汁滋养胃津。当"胃津劫夺，热邪内据"而出现邪盛正衰之证时，则师古而不泥古，治以甘润通下法，以鲜生地、芦根和生首乌等滋阴通下，既寓承气之意，又保护了患者的正气。正如薛氏指出"恐胃气受伤，胃津不复也"，既体现了薛氏重视阴津的思想，也体现了他同中求异、圆机活法的临证思路。

《湿热病篇》辨证论治规律探讨

南京中医药大学　　刘炳凯

薛生白所著《湿热病篇》，所论湿热病以湿温为主，兼及温热夹湿、暑湿等证。温病是多种外感热病的总称，又根据其是否挟湿而分为温热与湿热两类。因此湿热病作为温病的一种，其发生、发展、演变必然符合温病传变的一般规律，即由浅入深、由表及里，卫气营血均受其累。但由于病邪性质的特异性，又具有自己特定的发病特点。

一、总　论

湿温病多发生于长夏季节，是由湿热病邪引起的急性热病，初起以身热不扬，头身皆重，脘痞不渴，苔腻脉缓为主症的一类病证。其发病多因素日不慎于摄生，恣食肥甘生冷或劳倦饥饿，造成太阴内伤，脾失健运，不能运化水液，导致湿邪内停，又逢长夏复感湿热之邪与内湿相合为病。正如薛生白所说："太阴内伤，湿饮停聚，客邪再致，内外相引，故病湿热。"湿为阴邪，其性黏滞，易阻气机，热为阳邪，性喜熏蒸，湿热合邪，如油入面，难分难解，病程较长，多犯气病。湿热属土气，"同类相召"，故致病之后，在卫分停留时间不长，直驱中土，滞留脾胃气分久而不解。故为病多以脾胃为病变中心，初起多表现为卫气同病。气分证在湿热病中，病程最长，变化较多，应据其湿热孰轻孰重以及部位的不同，可按邪在上、中、下三焦的不同进行辨证。原文自注中说："湿热证属阳明、太阴经者居多，中气实则病在阳明，中气虚则病在太阴。"说明由于个体差异，中气的盛衰不同，决定气分证主要有热偏盛与湿偏盛两个主要方面的临床表现。进入营血分之后，由于燥化、寒化的不同而有伤阴、伤阳之别，故在温热病后期，其既有热邪伤阴的一般温病的转归，又有湿邪寒化伤及人体阳气这一独具的结局。

二、辨证规律

1. 卫气同病　卫气同病是湿热病的初起阶段。薛氏认为湿邪犯表必伤脾胃。篇中论述了三种情况均具恶寒身重,胸痞。

阴湿伤表:不发热或发热不明显;阳湿伤表:发热有汗;湿热微邪郁于肌表:始终无汗。

2. 邪在气分　邪在上焦:邪初犯气分,表现为恶寒发热,头胀身重,胸痞等;郁阻胸膈则胸膈痞满,心烦懊恼,不饥;湿邪上蒙心包则身热不退,神志淡漠,时或昏谵,苔多黄垢腻,脉滑数等(原文第18、第31条)。

邪在中焦:表邪不解则传少阳三焦。

湿兼秽浊,阻于膜原。表现为寒热如疟,脘腹满闷,舌苔白滑而腻。

湿重于热,病变以中焦为中心而影响到上焦,表现为初起发热、汗出,胸痞、口渴、舌白等症。

热重于湿,见于暑湿病以里热为主挟有湿邪或湿热之邪阻滞阳明(白虎苍术汤证),多表现为脘腹痞满,烦闷呕恶,身热口渴,身体微痛等。

湿热并重,湿热郁阻中焦可以发生许多变证,湿热酿痰,蒙闭心包,湿热挟风侵入经脉,湿热胶结,阻滞经络。湿热还可兼挟其他的病邪而存在。如湿热内阻,兼挟秽浊,闭塞气机而引起胸闷不省人事。如湿热挟滞内阻胃肠可引起胸闷呕恶,呕吐不止,大便溏而不爽等。

鉴于以上原因,故将湿热发痉归入气分中焦证中,其他致痉多归入营血分中。

邪在下焦:湿阻小肠,泌别失司,则小便不通,热蒸头胀,神昏呕逆。乃因"湿邪为病,有蒙上流下"特点。湿郁气结,肠道传导受阻则表现为大便不通,少腹胀痛或大便秘结或下利黏垢,舌苔黄腻,邪从热化可耗伤下焦阴液。

湿热下注,泌别失司,自利、溺赤、口渴为主要见症。

肾阴亏损,湿热之邪久羁下焦,湿热化燥,劫灼肾阴而水亏火浮,多表现出咽痛、口渴、心烦等症。

真阳受损,湿邪从阴化寒,损伤阳气,多见于素体阳虚之人,又加之汗泄太过或湿邪太重而致,阳气虚衰,寒从内生,成为"湿盛阳微"之候。多表现为腹痛下利,身冷脉细,汗泄胸痞,口渴舌白,小便不利等。

3. 邪入营血　湿热留恋气分日久,化热化燥,病邪进一步深入就可传入营血分,主要表现如下。

邪入心包,引动肝风,邪陷心包且高热伤阴,阴液亏损,肝阳上亢无制而成肝风发痉。表现：壮热口渴,舌塞肢厥,发痉,神昏谵语,舌质红绛,苔黄燥或焦黄。

气血两燔,热邪充斥气、营、血及表里三焦,故表现为：壮热烦渴,斑疹隐隐,神昏痉厥,胸闷热利,舌绛或短缩。

热灼肠络,大便下血。湿热郁滞肠道阻遏气机,其健运失常,且挟肝经邪热为患而入血分,故常出现胸痞腹痛,下利脓血,肛门热痛或后重。

热盛动血,湿热化燥,热邪侵入营血,热伤及血络,迫血妄行。阳络伤则血从上溢为衄血、吐血;阴络伤则血从下陷,为便血、溺血。血从肌肤而出,则为汗血、发斑。此外妇人患湿热病,若恰逢经水适来,则易致热入血室,表现出壮热口渴、神昏谵语、胸腹痛而舌无苔之象。

三、治疗规律

湿热病系新感温病,故其治疗应以祛邪为基本原则,体现在具体治法上则以祛湿、清热为大法。湿热病后期易耗气伤阳,耗阴动血,且在整个疾病过程中也要注意人体的正气,故扶正也是治疗中的一个重要环节。

(1)祛湿：病变初起,多为湿重于热证。治疗以祛湿为主,使湿去热孤,则邪自消。根据湿阻的部位不同而有开上、畅中、渗下之异,非只邪在中焦才用此法,对此头脑中应有一个清醒的认识。"气化湿亦化",这三种方法的共同目的就是流通气机,恢复气化功能,因湿邪为病的主要病机就是湿阻气机。

(2)开上：即开宣肺气,宣通气滞,使郁遏于肌表,肺卫之湿邪随之而散,亦即"气化湿亦化"之理。多用杏仁、豆豉、藿香之类。

(3)畅中：即温运中焦。太阴湿土易生湿受湿,而湿为阴邪,遇寒则凝,遇热则行,故多用燥湿、理气、芳化之品,使湿去脾健,气机通畅,驱逐秽浊之邪,多用半夏、厚朴、陈皮之品。且要注意虽需用温运之药,但不可过用温燥,以防助热或伤阴,且剂量宜小。

(4)渗下：即淡渗利湿。湿为阴邪,易趋阴位,湿热流注于下则清浊不分,浊以分利为治,且古人云治湿不利小便非其治也,从而达到渗湿于热下,使湿热分离。适用于一切湿邪为患之病,多用茯苓、猪苓、滑石、通草之属,且这些药中许多本身就可以清热利湿,一物两用。临床上这三个方面常配合应用。

在湿热病的治疗过程中，始终贯穿着畅达三焦、恢复气化、分解湿热之理。

（5）清热：在正确运用化湿药的同时，必须配伍清热药。而且湿热病邪在气分热重于湿或邪入营血的情况下，则要以清热药为主。

（6）轻清气热：温邪在上焦者用之，宜辛寒清气，选用轻清灵动之品配入化湿方中，如三仁汤之用菊花、竹叶、连翘之品。

（7）苦寒清泄：适用于湿热病热邪偏盛或湿热并重者。即选用黄连、黄芩等苦寒清热、燥湿之品以清泄热邪。

（8）苦寒攻下：多用于湿热之邪与积滞交结于肠道者，多用承气之类，但应注意需轻法频下，中病即止，不可恣意妄攻，以防伤正。

（9）咸寒清热：此类药物多用于湿热之邪化燥，内陷心包或传入营血分，常配伍开窍救阴或凉血解毒之品，该类药物有犀角、羚羊角等。

（10）扶正：该法不仅适用于湿热病后期，在整个温热病过程中都要注意运用该法。但主要还是用于善后调理，以脾胃为主，兼顾肾脏。因肾为先天，脾为后天，四时疾病，有胃气则生，无胃气则死，湿热病病位以脾胃为中心，受害尤甚，故养护脾胃的重要性尤为突出。但扶正又要考虑到湿热余邪未尽，若燥湿则易伤阴，救阴又易助湿，左右难于着手，故在临证中还须细审脉证，正确运用该法。

综上所述，湿热病证总的演变规律是：由表入里，由浅入深，始上焦再中焦后下焦，先卫气后营血，以卫气营血为纲，病变主要时期以三焦为目。以留恋气分为主要表现，在气分时变证虽多，但以脾胃为中心。其治疗则不外祛湿、清热、扶正。故其书内容虽博，辨证论治还是有规律可循的。

（《甘肃中医》，1997 年第 10 卷第 4 期）

《湿热病篇》寒湿证辨治规律初探

北京中医药大学　　肖培新　张晓梅

清代薛雪所著《湿热病篇》，对湿热病证的论治条分缕析，详细地论述了寒湿证的治疗,而且有法可循。今就此浅作探讨。

一、病因病机

1. 外感寒湿 《湿热病篇》中所说外感寒湿有其明显的季节性,即只限于暑季,因此它与《金匮》《伤寒》之外感寒湿有异。"此由避暑而感受寒温之邪,虽病于暑月,而实非暑病,昔人不曰暑月伤寒湿,而曰阴暑。""暑月为阳气外泄、阴气内耗之时。"若湿邪随风寒之邪侵袭卫表,则卫表"阳气为阴寒所遏"而成寒湿证,此多由于夏暑之时乘凉过度而所致。

2. 饮冷内伤 夏日炎炎,饮冷本可消暑,但若过饮冰冷,则脾胃之阳受损,寒冷阻遏,湿邪内停,则胃不和降,脾不升清,而发吐利;或由于脾胃之阳素虚,复纳冷物,中阳不支而为病。由于体质不同,因此临床表现各异,或表现为"湿困太阴之阳",或表现为"湿浊内阻太阴"。

肾主火,脾得肾阳温暖而能运化,胃得肾阳温暖而能腐熟。寒湿伤脾,损伤脾阳,亦可累及肾阳,肾阳不足,又可加重脾阳之虚。所以临床常出现脾肾同病的病证,如第46条:"此不特湿邪伤脾,抑且寒邪伤肾。"

另外,夏暑之日,乘凉饮冷,常常兼行,因此寒湿外袭与寒湿内侵常同时为病;也有素体阳虚,寒湿袭表,里气不支而伤脾阳者,表现为表里同病。

3. 湿热转化 由于患者素体阳虚,或过用寒凉,湿邪未去,阳气已伤,而成寒湿证,如"痢久可伤阳"。又如第22条"湿热病,按法治之",而突然出现"中气亏损,升降悖逆"之证,清代王孟英认为"必是过服寒凉所致"。

二、临床表现

由于寒湿侵犯方式和侵袭部位不同,其临床表现也不相同。寒湿之邪外袭,卫阳被郁,表现为恶寒无汗,身重头痛(第2条),或皮肤蒸热,凛凛畏寒,头痛头重,自汗烦渴(第40条)。湿困脾阳者,但恶寒,面黄口不渴,神倦,四肢懒,脉沉弱,腹痛下利(第26条);湿浊内阻太阴,则表现为腹痛吐利,胸痞脉缓(第44条);甚则水谷不分,上吐下泻,肢冷脉伏(第45条);痢久伤阳,则又可为大便滑脱不禁,脉虚(第42条);若吐下一时并至,则为"中气亏损,升降悖逆"。寒湿伤及肾阳者,可表现为身冷脉细,汗出胸痞,口渴舌白(第25条);或腹痛下利,胸痞烦躁口渴,脉数大,按之豁然空(第46条)。

除单纯的寒湿证外,还可出现寒热夹杂证。如第30条,本是湿热证,但又感受外寒,出现"足冷阴缩"。所以必须总体辨认,此证"不但证非虚寒,并非上热下寒可拟"。

此外尚需识别假象。如第29条,本是湿热证,但是突然出现大汗出,手足冷,脉细如丝或绝,而起坐自如,神清语亮,此为"一时表里不通……非真阳外脱也"。因此临床必须注意鉴别。

三、治疗方药

基于以上认识,薛氏治疗寒湿证,强调分清邪气所犯部位,《湿热病篇》始终以伤表、伤脾、伤肾为总纲。

寒湿伤表者,当解表祛湿。薛氏以香薷饮为基本方加减,香薷为主药,"香薷之用,总为寒湿外袭而设",同时针对不同兼证进行加减。若无腹痛吐利者,则去厚朴、扁豆疏滞和中之味;若湿盛于里,腹膨泄泻者,则用五味香薷饮(香薷、厚朴、扁豆、茯苓、甘草);若中虚气怯,汗出多者,则投十味香薷饮(即前五味香薷饮加人参、黄芪、白术、橘皮、木瓜)。

暑湿浊邪,损伤脾胃之气,而致土用不宣,太阴告困者,则宜芳香涤秽,辛燥化湿,方用缩脾饮(缩砂仁、乌梅肉、草果仁、甘草、干葛、白扁豆);若脾胃之阳为寒湿所蒙,不得升越,而为上吐下泻、水谷不分、脉伏肢冷者,则宜用温热之剂,调脾胃,利气散寒,用大顺散(甘草、干姜、杏仁、肉桂)加广陈皮、茯苓。

寒湿伤肾,则又当脾肾同治,如第46条,以冷香饮子(附子、陈皮、草果、炙甘草、生姜);若久痢脾肾虚寒,滑脱不禁,当以真人养脏汤加减,甚者加附子等,以火为土母,欲温土中之阳,必补肾中之火。

综上所述,《湿热病篇》中寒湿证有其特定的意义,即大都限于暑季,外感寒湿和过食生冷是其主要原因。湿困太阴,脾胃升降失常为其基本病机。因此,薛氏对寒湿证的治疗,终不离太阴脾脏,更不离芳香温燥之法,不但注重寒湿的比重,也须斟酌表里之偏颇。

温病湿热证辨证论治规律初探

湖北中医学院　　张俊英　程方平

在中医文献中,湿热既指病因,又指病症。薛生白在《湿热病篇》中将"湿热证,始恶寒,后但热不寒,汗出胸痞,舌白,口渴不引饮"作为湿热病提纲。《温病条辨》云:"头痛恶寒,身重疼痛,舌白不渴,脉弦细而濡,面色淡黄,胸闷不饥,午后身热,状若阴虚,病难速已,名曰湿温。"叶天士首次系统地总结了湿热病的治则与治法,提出湿热为患,首当祛其湿。叶氏在《温热论》中指出:"渗湿于热下,不与热搏,势必孤矣。"并对湿热的治疗提出湿热之邪在上、中、下三焦时,分别采用开上、宣中、导下之法,并举出分消三焦湿热而用的杏、朴、苓三味药。吴鞠通认为,湿热之邪多犯中焦脾胃,治疗需遵循"治中焦如衡,非平不安"的原则,提出"惟以三仁汤清开上焦肺气,盖肺主一身之气,气化则湿化"。薛生白在《湿热病篇》中说:"湿伏中焦,宜藿梗、蔻仁、杏仁、枳壳、桔梗、郁金、苍术、厚朴、草果、半夏、干菖蒲、佩兰叶、六一散等味。"薛氏强调的"宣湿、化湿、燥湿、渗湿"四法,对临床颇具指导意义。笔者仅就温病湿热病辨证论治规律浅述如下。

一、病因与病机

1. 湿热证的病因　病因包括湿与热、内与外两个方面。薛生白在《湿热病篇》中说:"太阴内伤,湿饮停聚,客邪再至,内外相引,故病湿热。"吴鞠通认为,湿热"内不能运化水谷之湿,外复感时令之湿","外邪入里,里湿为合"。脾胃失调,内湿停聚,复感受外来之湿热病邪,邪气乘虚而入,与内湿相引,同类相召,发为湿热证。

2. 病机传变规律　传变规律具有湿热蕴结、蒙上留下、伤阳伤阴之特性。湿热之邪由口鼻、肌表直入中道,内外相引,发为邪遏卫气证。表邪进而入里,流连气分,困遏气机,湿热证以脾胃为病变中心,故中气的虚实决定湿热类型的转化。薛生白云:"中气实则病在阳明,中气虚则病在太阴。"素体中阳偏旺者,邪从热化,病变偏于阳明胃,发为热重湿轻证;素体中阳偏虚者,邪从湿化,病变偏于太阴脾,发为湿重热轻。然本病病变重心虽在脾胃,但由于热蒸湿动,湿热之邪也可蒙犯上焦,流注下焦,或充斥三焦,既可伤阴,又可伤阳,故病变范围广泛而病情复杂。治疗得当,湿热邪气渐解,并转入恢复期;治疗不当,病变进一步发展湿热之邪,可化燥化火伤阴,深入营血,出现动风、神昏、动血等变证;湿浊之邪久郁不解,则湿渐伤阳,发展为寒湿或湿胜阳微等变证。

二、湿热证的辨证规律

湿热主证一般以身热不扬、头身困重、汗出不畅、胸闷纳呆、脘痞腹胀、恶心便溏、小便短赤、舌红苔黄腻、脉濡数或滑数为主要临床表现。

临床辨证,首应辨别湿与热的偏重与否。湿重热轻者,多见热势不扬,早轻暮重,头身重痛,大便溏,小便混浊不清,渴不引饮,或口淡无味,苔白腻、白滑或白如积粉,舌质略红,脉濡滑。热重湿轻者,多脉滑数,热势较高,汗出不解,大便秘,或下利黏垢,秽臭难闻,小便短赤,渴不多饮,口苦、口秽,苔黄厚腻,舌质红脉滑数。

其次,应辨别邪在三焦的所属部位。湿热证虽以脾胃为病变中心,但因湿邪有蒙上流下的特性,故可弥漫三焦。偏于上焦者,多见发热汗出不畅,头痛如蒙,胸中痞闷,口不渴,神情淡漠,甚则昏蒙谵语等;偏于中焦者,多见脘腹胀满,恶心呕吐,饥不欲食,四肢倦怠,苔厚腻等;偏于下焦者,多见小便短赤不利,甚或小便不通,大便溏泄或不爽,或下利黏垢等。

三、湿热证的治疗原则

以分消湿热,使湿去热孤为原则。

薛生白云:"热得湿而愈炽,湿得热而愈横。湿热两分,其病轻而缓,湿热两合,其病重而速。"吴鞠通认为:"徒清热则湿不退,徒祛湿则热愈炽。"因此应根据病因病机特点、湿与热偏重、湿热多少,以及病变部位等情况,采取不同治疗方法。

1. 分消上焦湿热以宣透湿邪,佐以轻清为法　湿热初起邪在卫气阶段,以上焦气机被湿热之邪所遏，肺气不能宣化湿邪为主要表现，同时兼有湿邪困脾证的临床表现。此阶段以湿重热轻为特征，治宜用芳香之品宣透表里之湿，兼以轻清，以藿朴夏苓汤或三仁汤主之。吴鞠通称：湿阻上焦，"肺病湿，气不得化"，故用芳香辛透之品宣通肺气，常用藿香、佩兰、苏叶、香薷等，肺气得宣，抑郁肌表之湿即散；湿中蕴热者，佐以竹叶、连翘、黄芩等轻清宣透之品，以清宣湿中之蕴热，使肺痹开达，水道即能通调。同时，配伍淡渗之品，可使阻于气分之湿从小便尽去。华岫云在《临证指南医案·湿》中说："治湿不用燥热之品，皆以芳香淡渗之药，疏肺气而和膀胱，此为良法。"

2. 分消中焦湿热以苦辛温燥湿，佐以清热，兼以健脾为法 邪在中焦，要注意湿热的偏重。若湿重于热，宜以芳香之品宣化湿热，以苦辛温之品开达透泄湿浊，药用半夏、苍术、百部、厚朴、大腹皮、陈皮等，有苦燥、辛通、温运等作用，以雷氏芳香化浊法主之；湿热并重，治以苦辛开降，用苦辛温之品行气化湿、苦寒燥湿，常用黄芩、黄连、栀子等。正如叶天士所说："苦以清降，辛以通阳。"苦辛并进，顺其脾胃升降，以达到分解中焦湿热的目的，方用连朴饮或黄芩滑石汤；湿热蕴毒症状显著者，予清热解毒化湿法，方用甘露消毒丹；湿热蒙蔽心包，而见神志昏蒙者，治以清热化湿，兼以豁痰开窍；湿浊盛者以苏合香丸治之，热势较盛者以至宝丹治之。湿邪进一步转变为热重于湿，邪热炽盛者，应以清热为主，祛湿为次，再用石膏达热于外，方用白虎加苍术汤。

3. 分消下焦湿热以淡渗利湿为法 湿邪偏重，流注三焦，小肠泌别功能失司，治以淡渗利湿法，使湿邪从小便而解，方用苓皮汤，常用茯苓、滑石、泽泻、生薏苡仁等。所用淡渗之品，性多偏凉，既能渗湿，又可泄热，具有祛湿除热之效。由于热蒸湿动，蒙上流下，充斥三焦，上三法常同时并用。

总之，湿热证的治疗总以分解湿热，使湿去热孤为原则。首先针对湿邪，以化湿为法，如湿郁上焦者，以宣肺化湿为主；湿阻中焦者，以苦温燥湿为主；湿留下焦者，以淡渗利湿为主。同时要针对热邪治以清热，如热在上焦者，轻清气热为主；热在中焦者，苦泄热邪为主；热在下焦者，苦寒通导为主。四诊合参，全面分析湿、热轻重，以此决定化湿与清热的主次。

（《湖北中医学院学报》，2008 年第 10 卷第 3 期）

《湿热论》三焦辨证法临证探析

福建中医药大学附属第二人民医院　　胡剑云　刘启鸿

柯　晓

《湿热论》是清代著名医家薛雪所著，全文仅 6 000 余字，共 35 条，条文简明扼要地论述了湿热证的病因、病机、理法方药等，并在叶天士卫气营血辨证基础上创新性地提出了湿热之邪治从三焦的辨证思想。薛氏谓："湿热之邪，不自表而入……而未尝无三焦可辨，犹之河间治消渴，以三焦分是也……热得湿而热愈炽，湿得热而湿愈横。湿热两分，其病轻而缓；湿热两合，其病重而速。湿多热少，则蒙上流下，当三焦分治；湿热俱多，则下闭上壅，而三焦俱困矣。"由此可见薛雪认为三焦辨证、辨湿热孰轻孰重是湿热病证之机要。

福建地区地处东南沿海，属亚热带湿润季风气候，天人相应，易滋生湿热邪气而中人。三焦辨证作为临床辨治湿热病重要辨证法之一，若在临床中掌握其规律，则当效如桴鼓。为此，有必要对其展开探析。湿热病全程可分为 3 个阶段，初起邪由口鼻而入，可有阳明、太阴表证，感邪重者可见湿伏中焦，中期邪可因体质偏胜寒化亦或热化，或因感邪湿热之偏胜出现不同的邪陷三焦证候。邪传上焦，可见心肺之证；滞留中焦，可见脾胃之证；下传下焦，可见肝肾之证。后期正气已耗，以中下焦证多见。

一、湿热蒙扰上焦

《湿热论》第 9 条："湿热症……脘中微闷，知饥不食，湿邪蒙扰上焦。宜藿香叶、薄荷叶……佩兰叶、芦尖、冬瓜仁等味。"此条文阐述湿热已解后余邪留滞上、中二焦导致胃气不舒，脾气不运，而见"脘闷""知饥不食"证候。从薛氏用药尽是轻清芳香之品以宣肺胃之气，可见本证应是湿重于热亦或是以湿邪蒙扰上焦为主，湿性重浊黏滞易困清阳，清阳不升，浊阴上干，《内经》云："其高者，因而越之。"故以五叶芦根汤轻灵之品芳香化湿，醒脾开胃，大气一转，其气乃散，气行则湿化，从而恢复自身气机升降之常，透邪外出。

《湿热论》第 31 条："湿热症，初起，壮热，口渴，脘闷，懊憹……时谵语，浊邪蒙扰上焦。宜涌泄用枳壳……淡豆豉、生山栀。无汗者加干葛。"此条文阐述湿热症初起,湿热蒙扰上焦,所致"壮热""口渴""懊恼""脘闷""眼闭谵语"等证候。不同于第9条用药轻清,结合证候热象明显又有神志之改变可知本条应是湿热证中热重于湿,薛氏用栀子豉汤涌泄祛邪,旨合《伤寒论》"虚烦不得眠""反复颠倒,心中懊恼"之治法清宣上焦郁热,同时又加枳壳、桔梗以宣上肺气,气行则湿化,由此可见薛氏临证思辨之细、用药之专。上两条条文结合来看,同是湿热蒙扰上焦,又有病之初起或病后、湿热偏颇之区别,也告诫临证当细慎之,不可忽也。

二、湿热蕴伏中焦

《湿热论》第10条:"湿热症,初起发热,汗出、胸痞、口渴、舌白,湿伏中焦。宜藿香、蔻仁、杏仁……干菖蒲、六一散、佩兰等味。"第12条:"湿热症,舌遍体白,口渴,湿滞阳明。宜用辛开,如厚朴、草果、半夏、干菖蒲等味。"上述列举两条条文均是典型湿热蕴伏中焦,湿重于热之证治,可见"发热汗出""口渴""胸痞""舌白"等证候。湿为阴邪,其性重浊黏滞,最易阻碍气机,本病病在中焦之气分,薛氏以杏仁、桔梗、枳壳辛微苦,辛以开宣肺气,藿香、蔻仁、佩兰、菖蒲、郁金芳香醒脾、行气化湿,苍术、厚朴、草果、半夏燥湿健脾,再用六一散淡渗利湿,使湿热之邪从小便而去,体现了上述提及的薛氏治疗中焦湿热"湿多热少,则蒙上流下,当三焦分治"的思想,也与《内经》"其高者,因而越之,其下者,引而竭之,中满者,写之于内"之旨相契合,展示了"宣湿、化湿、燥湿、利湿"治湿4法。脾胃乃仓廪之官,胃主受纳,脾主运化,若湿热内伏中焦,脾胃失健可导致食积证,薛氏认为可加用瓜蒌、山楂肉、莱菔子等健脾行气消食之品助脾运化。

若中焦热重于湿,如《湿热论》第17条:"湿热症,呕恶不止,昼夜不瘥,欲死者,肺胃不和……宜用川连三四分、苏叶三五分,两味煎汤,呷下即止。"本条病机在于胃热上逆于肺,肺胃之气升降悖逆,治宜通降肺胃之气,以黄连降湿热,苏叶通肺胃,药剂虽轻,却能去实。又如第6条提及"湿热症……若大便数日不通者,热邪闭结胃肠,宜仿承气微溏之例",此乃热结胃肠之实证,非下不能去其结,非清不能除其热,又因湿热胶着缠绵,恐峻下余邪留滞,法当缓下微溏，以承气类缓缓图之。

若中焦湿热并盛，薛氏喜重用祛湿药温开而少佐清热药，如《湿热论》第14条提及："湿热证，初起即胸闷，不知人，瞀乱，大叫痛，湿热阻闭中上二焦。"薛氏用草果、槟榔、鲜菖蒲、六一散、芫荽、皂角末、地浆水等燥湿、利湿，而清热药鲜少，只因本病乃湿热初起，邪虽盛但正气未伤，散邪为急，治以辛通，湿去则热无以依附，且薛氏认为湿热初起，大量使用清热药尚有寒凉凝滞气机之弊，故少用之。如需少佐清热之品，可参《湿热论》第13条所言："湿热证，舌根白，舌尖红，湿渐化热，余湿犹滞。宜用辛泄，佐以清热。"薛氏在白豆蔻、半夏、干菖蒲、豆卷、六一散三焦分利湿邪基础上增连翘、绿豆壳清热之功，使得湿热两解，而未用黄芩、黄连等苦寒燥湿之品。

三、湿热留滞下焦

《湿热论》第11条："湿热症……自利溺赤，口渴，湿留下焦。宜滑石、猪苓、茯苓、泽泻、萆薢、通草等味。"此条文阐述湿热症迁延数日后，湿热下流，滞留膀胱气化失常而见小便黄，大肠传导失司而见泄泻，湿滞太阴，水液输布失常而见口渴等证候，薛氏谓"阴道虚故自利，化源滞则溺赤，脾不转津则口渴"。治疗法当分利湿邪，以猪苓汤去阿胶加萆薢、通草以清热利水，使湿从小便而去，所谓"治湿不利小便，非其治也"。然薛氏不止于此，自注中他提及湿留下焦，不可独用分利之品，因症状上常常兼有口渴、胸痞，须佐入桔梗、豆卷以开泄中上，正所谓"源清则流自洁矣"，其与《伤寒论》"上焦得通，津液得下"相契，亦为后世医家所指"提壶揭盖"之意。

邪传下焦，湿邪偏胜，伤及阳气，甚者出现"身冷脉细，汗泄胸痞，口渴、舌白"等湿中少阴之证，治以人参、白术、附子益气温中，茯苓、益智仁健脾益肾除湿，中下二焦同治以扶阳逐湿；若邪传下焦，热邪偏胜，诚如第23条所言："湿热症……腹时痛，时圊血，肛门热痛，血液内燥，热邪传入厥阴之阴。宜仿白头翁法。"此条病机在于肝经湿热下迫大肠而见腹痛便血，肛门灼痛，薛氏认为阳明下利法当仲景小承气之法，然厥阴下利与阳明下利主要鉴别在于圊血与否。

本条文治疗上循仲景治热利法用白头翁汤清热燥湿，凉肝止利，由此可见薛雪临证思辨之慎。

四、临床实践

祝某,女,47岁。2019年3月25日初诊于福建省第二人民医院脾胃科门诊。主诉:反复便溏半年余。大便2～3日一行,便前腹痛,大便不成形,质黏,肛门灼热,排便不尽感。胃脘闷胀痛,晨起口干口苦,喜温饮,知饥,纳可,寐安,晨起小便黄。时有头晕、乏力、肠鸣。月经尚可(末次月经2019年3月10日),白带正常。查体:身高160 cm,体重63 kg,舌淡红,齿痕,苔黄腻,根部有裂纹,脉细少弦。2018年12月7日胃镜示:① 萎缩性胃炎Ⅰ(轻度C1)伴糜烂。② 降部黏膜下隆起:囊肿?肠镜:结肠炎性改变(降乙交界)。西医诊断:结肠炎;中医诊断:泄泻(肝郁脾虚,湿热瘀阻证)。治则:理脾疏肝,清化祛瘀。方予清化肠饮加味。药用:茵陈12 g,白扁豆12 g,黄连3 g,仙鹤草10 g,地榆炭6 g,炒白芍10 g,萹蓄草10 g,炙甘草3 g,砂仁4.5 g,枳壳10 g,防风4.5 g,莪术10 g。7剂,每日1剂,水煎服,早晚分服。嘱其慎起居,调情志。二诊(2019年4月2日):大便成形,口涩,纳可,易乏,小便黄,夜尿1～2次/日,双膝酸,舌淡红齿印苔根黄腻。治以理脾清化、调气。上方去仙鹤草、地榆炭、炒白芍、萹蓄草、防风,加黄精15 g、赤芍10 g、郁金10 g,以固健脾益肾、调气舒络之功。随访服药后,上述症状明显改善。

【按】患者中年女性,以反复便溏半年余为主诉,归属中医学"泄泻"范畴。《素问·脏气法时论》曰:"脾病者……虚则腹满肠鸣,飧泄食不化。"泄泻病变与脾胃密切相关,本病脾主运化水湿,脾病脾虚,健运失职,清气不生,清浊不分,自可成泻。结合病程可见患者有脾虚之本,素喜温饮恐有伤阳之虑,知饥纳可示脾胃虽伤,但腐熟、运化水谷功能尚存;患者胃脘闷胀痛、口干苦、便前腹痛,结合脉象有肝木克土之虞;大便质黏,肛门灼热、便不尽感考虑湿热下注。久病入络,初痛在气,久痛在血,结合患者辅助检查,可见病及血分。

综上,本案患者证属肝郁脾虚、湿热瘀阻之证,法当理脾疏肝、清热化湿、活血化瘀。方拟清化肠饮加减,方中茵陈、黄连清热祛湿为君,臣以仙鹤草、地榆炭助君药加强清热敛湿之功,萹蓄草利尿通淋使邪从小便而走,炒白芍去性存用,去其寒而存其养阴和络之功,合甘草酸甘化阴固护阴液;白扁豆、砂仁和中祛湿,枳壳理气宽中,行气消胀,防风辛能散肝,香能舒脾燥湿以止泻,莪术行气解郁,破瘀止痛,甘草调和诸药为佐使。

二诊大便成形,去仙鹤草、地榆炭、炒白芍、萹蓄草、防风,加黄精 15 g、赤芍 10 g、郁金 10 g,以健脾益肾、调气舒络,巩固疗效。临床辨治湿热病常常三焦同治,注重三焦气机升降调和,本案湿热上扰以茵陈芳香化湿,中阻以黄连苦寒燥湿,枳壳行气化湿,扁豆健脾化湿,下注以萹蓄利尿通淋,使邪从小便而走,使邪由下泄,精从上升,用药之巧,犹如战场上排兵点将,丝丝相扣。

五、小　结

湿热之邪可留滞于三焦,三焦发病可独立,也可相兼起病,薛雪在《湿热论》中始终贯穿着"分利湿热"这一治法思想。在上宜宣开,即芳香化湿;在中宜清化,即清热化湿;在下宜通利,即淡渗利湿,兼以通下。可上中二焦同治,可中下二焦同治,还可上中下三焦并治。通过《湿热论》的学习,结合跟师临床实践,告诫后学者临证中法当谨守病机,各司其属,随证化裁,在临证中辨治湿热病掌握多元辨证思想,对提高临床疗效大有裨益。

（《中国民族民间医药》,2021 年第 30 卷第 7 期）

从《湿热病篇》看薛生白对脉诊的认识

陕西中医药大学　　曾　璐
陕西省中医药研究院　李耀辉　许建秦

薛生白《湿热病篇》是一部论述湿热病发生和诊治规律的著作,其中记载了16种湿热病主病脉象,这些脉学内容非常丰富,极大拓展了医者对湿热病脉象的一般认识,很有临床意义,值得深入分析。

一、虚　脉

虚脉脉象特点是"迟大而软,按之无力",隐指豁豁然空,一般代表正气不足的虚证。《湿热病篇》有两个条文提到了虚脉,但含义有差异。一个是津气两伤、湿热未尽;一个代表湿邪内阻、脾阳不足。

1. 脉虚为津气不足、湿热未尽　第38条:"湿热证,湿热伤气,四肢困倦,精神减少,身热气高,心烦尿黄,口渴,自汗,脉虚者,用东垣清暑益气汤。"这一条文描述的是湿热耗气伤津出现的病证,脉虚指的是津气两伤、湿热未尽之象。《濒湖脉学》里描述虚脉:"脉虚身热为伤暑,自汗怔忡惊悸多,发热阴虚需早治,养荣益气莫蹉跎。"《古今医统》中记载:"虚为伤暑,气血耗散,惊悸恍惚,倦瘦汗出……夏虚伤暑,身热汗泄。"说明虚脉代表暑热伤气的脉象。对于津气两伤、湿热未尽的证候,薛氏选东垣清暑益气汤(党参、黄芪、当归、白术、甘草、苍术、升麻、葛根、泽泻、神曲、麦冬、五味子、青皮、陈皮、黄柏)气阴双补、清利湿热。

2. 脉虚代表湿邪内阻、脾阳不足　第42条:"痢久伤阳,脉虚滑脱者,真人养脏汤加炙甘草、当归、白芍。"薛氏自注:"脾阳虚者,当补而兼温。"可以看出,此处的脉虚指的是湿邪内阻、脾阳亏虚,这与第38条脉虚(指的是津气两伤、湿热未尽之象)含义不同。所以此处用真人养脏汤补虚温中、固肠止泻,加入当归、白芍兼以和营。

二、细　脉

细脉主要特点是"脉细如线,应指明显",元代戴起宗《脉诀刊误》总结细脉"主血少气衰"。《湿热病篇》中细脉及其相兼脉包括:脉细、脉细如丝或绝、脉细数。前两种脉象都不代表阴虚或阴阳两虚,而是湿盛;脉细数代表的也不是阴虚火旺,而是湿热化燥、胃津不足。

1. 细脉不是阴虚,乃寒湿伤阳　第25条:"湿热证,身冷脉细,汗泄胸痞，口渴舌白，湿中少阴之阳，宜人参、白术、附子、茯苓、益智等味。"这是一条描述寒湿的条文，脉细显然不代表阴虚证，代表的是湿从寒化而阳气大伤之证。"身冷脉细、汗泄胸痞"，是阳气大伤、不能固摄津液而湿邪内留的征象，应该扶阳逐湿。"身冷、脉细、舌白"是阳气虚弱而寒湿内盛所致；"口渴"是寒湿内盛、阳虚不能运化津液之故；"胸痞"为寒湿阻遏气机所致。病机为"湿中少阴亡阳"，指的是寒湿伤及肾阳。正如薛氏在自注中所言："此条湿邪伤阳，理合扶阳逐湿，口渴为少阴证，乌得妄用寒凉。"关于细脉主阳气不足，元代滑寿《诊家枢要》中记载："细者，盖血冷气虚，不足以充故也。为元气不足，乏力无精，内外俱冷，痿弱洞泄。"李中梓曾曰："细主气衰，诸虚劳损。"可见，细脉在临床上可以主阳气不足。

2. 脉细如丝或绝不是真阳外脱，而是湿热邪气内阻、表里气机不通　第29条："湿热证，四五日，忽大汗出，手足冷，脉细如丝或绝，口渴茎痛而起坐自如，神清语亮，乃汗出过多，卫外之阳暂亡，湿热之邪仍结，一时表里不通，脉故伏，非真阳外脱也，宜五苓散去术加滑石、酒炒川连、生地黄、芪皮等味。"条文描述的症状"大汗出，手足冷，脉细如丝或绝"等类似于"亡阳证"表现，但薛氏自注"此条脉证，全似亡阳之候，独于举动神气得其真情"，强调不是亡阳证，是"湿热之邪仍结，一时表里不通"。此处的"脉细如丝欲绝"代表湿热邪气未尽、表里气机不通，不是阳气亡脱之证。这与《伤寒论》第351条"手足厥寒，脉细欲绝者"的当归四逆汤证的"脉细欲绝"病机不同，后者脉细主血虚，且因寒邪滞于血分，脉流不畅，故脉细欲绝，属于血虚寒凝证，而前者的"脉细如丝或绝"属于湿热证表里气机不通。

3. 细数脉非阴虚火旺，而是湿热伤津、胆火上冲　第15条："湿热证，四五日，口大渴，胸闷欲绝，干呕不止，脉细数，舌光如镜，胃液受劫，胆火上冲，宜西瓜汁、金汁、鲜生地汁、甘蔗汁、磨服郁金、木香、香附、乌药等味。"这是湿热证的变证，湿热化燥，耗竭胃阴，胃津不足、胆火上冲导致的胃气上逆证，脉细数是湿热化燥、胃津不足的表现。

吴鞠通《温病条辨》有细数脉见于湿热证的条文，如下焦篇"噤口痢，左脉细数，右手脉弦，干呕腹痛，里急后重，积下不爽，加减泻心汤主之"，吴氏自注为"脉细数，湿热著里之象"，这也是对于湿热证脉象的扩展和发挥。

三、缓　脉

缓脉是湿邪的常见脉象，《湿热病篇》中的缓脉见于：脉缓和脉弦缓。

1. 脉缓是寒湿内阻足太阴　第44条："暑湿内袭，腹痛吐利，胸痞，脉缓者，湿浊内阻太阴，宜缩脾饮。"这是一条寒湿困阻脾阳出现呕吐下利的条文。薛氏自注所言"暑湿内袭"，实质是感受夏暑之时的秽湿湿浊犯于中焦，脾胃升降失调、脾阳不运、气机失于宣化。所以脉缓不是虚证，是湿邪内阻、气机失于宣化的脉象。吴鞠通《温病条辨》上焦篇第49条："寒湿伤阳，形寒脉缓，舌淡，或白滑不渴，经络拘束，桂枝姜附汤主之。"其中脉缓也代表着寒湿。

但缓脉主病相对复杂，除了主寒湿，也主湿热和热重于湿。《温病条辨》中焦篇第54条"湿热上焦未清，里虚内陷，神识如蒙，舌滑脉缓，人参泻心汤加白芍主之"里的脉缓代表湿热混杂；中焦篇第63条："脉缓身痛，舌淡黄而滑，渴不多饮，或竟不渴，汗出热解，继而复热，内不能运水谷之湿，外复感时令之湿，发表攻里，两不可施，误认伤寒，必转坏证，徒清热则湿不退，徒祛湿则热愈炽，黄芩滑石汤主之。"其中的脉缓又代表着热重于湿的脉象。

2. 脉弦缓为湿热化燥、腑气不通　第35条："湿热证，口渴，苔黄起刺，脉弦缓，囊缩舌硬，谵语昏不知人，两手搐搦，津枯邪滞，宜鲜生地黄、芦根、生首乌、鲜稻根等味，若脉有力，大便不通者，大黄亦可加入。"这是湿热化燥，燥热伤及胃津、波及厥阴的热证，弦缓脉指的是邪热壅盛、胃津亏损、肝风内动之象，正如薛氏自注所言："胃津劫夺，热邪内据。"

可见，缓脉既可见于寒湿，也可见于湿热混杂，也可以见于热重于湿；甚至弦缓脉还可以见于湿热化燥、胃津不足、肝风内动证候。所以缓脉主病还需要结合具体症状仔细分析，才能辨出完整的病机。

四、伏　脉

伏脉一般代表阴寒内盛。《濒湖脉学》中记载："伏为霍乱吐频频，腹痛多缘宿食停。蓄饮老痰成积聚，散寒温里莫因循。"在《湿热病篇》里，伏脉代表寒湿内伏之象。

第45条："暑月饮冷过多，寒湿内留，水谷不分，上吐下泻，肢冷，脉伏者，宜大顺散。"薛氏自注："夫吐泻肢冷，脉伏，是脾胃之阳，为寒湿所蒙，不得升越，故宜温热之剂调脾胃，利气散寒。"大顺散由甘草、干姜、杏仁、肉桂组成，有温中散寒、健脾燥湿的功效，以方测证，显然伏脉代表寒湿盛的程度较重。《温病条辨》中焦篇53条："卒中寒湿，内挟秽浊，眩冒欲绝，腹中绞痛，脉沉紧而迟，甚则伏，欲吐不得吐，欲利不得利，甚则转筋，四肢欲厥，俗名发痧，又名干霍乱。转筋者俗名转筋火，古方书不载，蜀椒救中汤主之，九痛丸亦可服。"吴鞠通自注"中阳本虚，内停寒湿，又为蒸腾秽浊之气所干"，转筋火"实为其实乃伏阴与湿邪相搏之故"。这里的伏脉与薛氏上条原文中伏脉的含义基本相似。

不过，伏脉也可以见于"热深厥亦深"的温热病。《温病条辨》中焦篇第6条有一条关于伏脉的条文："阳明温病，面目俱赤，肢厥，甚则通体皆厥，不瘛疭，但神昏，不大便七八日以外，小便赤，脉沉伏，或并脉亦厥，胸腹满坚，甚则拒按，喜凉饮者，大承气汤主之。"这里的伏脉与上两条不同，不是阴寒内伤的含义，而是"热深厥亦深"的真热假寒证。吴鞠通指出："此一条须细辨其的是火极似水、热极而厥之证，方可用之。全在目赤、小便赤、喜凉饮定之。"

五、洪　脉

《湿热病篇》里与洪脉有关的脉象包括：脉洪大而长和脉洪数有力。前者为湿热证热重于湿证的典型脉象，后者为湿热化燥、蕴结胸膈之证。这两种脉象都是湿从热化、以热为主的脉象。

1. 脉洪大而长为热重于湿的典型脉象　第37条："湿热证，壮热，烦渴，自汗，身重，胸痞，脉洪大而长者，此太阴之湿与阳明之热相合，宜白虎加苍术汤。"这里面"壮热、烦渴、自汗、脉洪大"，类似于阳明气分热盛的白虎汤证的"四大证"；而"身重、胸痞"为湿热病必见之证候。薛氏在湿热病提纲证里指出："热盛阳明则汗出，湿蔽清阳则胸痞。"此处"脉洪大而长"是湿热滞于阳明，乃热多湿少之象，是湿热证热重于湿的典型脉象。

2. 脉洪数有力代表湿热化燥、邪热内盛　第6条："湿热证，发痉，神昏笑妄，脉洪数有力，开泄不效者，湿热蕴结胸膈，宜仿凉膈散。若大便数日不通者,热邪闭结肠胃,宜仿承气微下之例。"发痉、神昏笑妄用凉膈散、承气汤,显然不是湿热证,而是阳明腑实证,脉洪数有力提示湿热化燥、热结肠腑。

六、数　脉

数脉及其相兼脉是《湿热病篇》里出现次数最多的脉象,包括:滑数、细数、洪数有力、软数、数大按之豁然空者、左关弦数、迟脉数(其中细数和洪数有力已分别在前文中做了介绍,兹不赘述)。代表的意义包括邪陷营分、湿热伤津、热重于湿、湿热阻滞、脾阳亏虚、厥阴湿热、湿热伤及肾阴等多种临床意义,内容非常丰富。

1. 脉滑数为湿从热化、邪陷营分　第32条:"湿热证,经水适来,壮热口渴,谵语神昏,胸腹痛,或舌无苔,脉滑数,邪陷营分,宜大剂犀角、紫草、茜根、贯众、连翘、鲜菖蒲、银花露等味。"壮热口渴是气分热盛,谵语神昏属于邪陷营分证。脉滑数提示湿热病从热而化,热入心营,病势较重,薛氏强调用药"不第凉血,并须解毒,然必重剂乃可奏功",可谓要言不烦。

2. 脉软数为湿热阻滞肠道　第41条:"湿热内滞太阴,郁久而为滞下,其证胸痞腹痛,下坠窘迫,脓血稠黏,里结后重,脉软数者,宜厚朴、黄芩、神曲、广皮、木香、槟榔、柴胡、煨葛根、银花炭、荆芥炭等味。"这是湿热交蒸、阻滞肠道的一条条文,湿热阻滞气机,故胸痞腹痛,下坠窘迫,里急后重;湿热伤及血络,故脓血黏稠。脉软数,提示湿热阻滞肠道、气机不通。

3. 脉数大、按之豁然空者不是气分热盛,而是虚阳外越　第46条:"腹痛下利,胸痞,烦躁,口渴,脉数大,按之豁然空者,宜冷香饮子。"烦躁,口渴,脉数大,容易让人判断为气分热盛,但本条条文描述的是湿邪内袭,伤及脾肾阳气之证。薛氏自注:"烦躁热渴,极似阳邪为病,惟数大之脉按之豁然而空,知其燥渴等证为虚阳外越,而非热邪内扰。"冷香饮子由生附子、草果、橘红、甘草、生姜组成。虽然是脉数大,薛氏指出"惟数大之脉按之豁然而空",这不是阳热证,而是虚阳浮越、真寒假热之证。

古人对数脉是从热和寒两方面认识的,阳虚有寒的数脉一般是数而无力或按之中空。《四诊抉微》指出:"脉来浮数,大而无力,按之豁然而空,此阴盛于下,逼阳于上,脉数无神,虚阳浮露于外,而作身热面赤,戴阳于上,脉数无神。"《景岳全书》中曰："爆数者多外邪，久数者必虚损，数而无力仍是阴证。""滑数、洪数者多热，涩数、细数者多寒。"《脉学阐微》中曰："细数之脉，阴虚阳亢，细数无力，阴虚阳亦弱。数大无力，按之豁然为虚阳浮越；数小无力，按之中空为虚寒。"可见薛氏把"脉数大、按之豁然空者"解释为阳虚证是有渊源的。

4. 左关弦数为厥阴湿热　第 23 条："湿热证，十余日后，左关弦数，腹时痛，时圊血，肛门热痛，血液内燥，热邪传入厥阴之证，宜仿白头翁法。"左关脉代表肝，弦滑脉代表肝经湿热。左关弦数一方面指明了病变部位在肝，另一方面也指明了病理性质为湿热。这种具体脉象加具体部位的脉象描述很有特点，吴鞠通在《温病条辨》上焦篇里也有类似的脉象描述："喘粗不宁，痰涎壅盛，脉右寸实大，肺气不降者，宜白承气汤主之；左迟牢坚，小便赤痛，时烦渴甚，饮不解渴者，导赤承气汤主之。"这里的"脉右寸实大、左迟牢坚"分别代表肺、小肠邪热壅盛，与薛氏的"左关弦数"代表厥阴湿热，在脉象描述特点上有异曲同工之妙。

5. 尺脉数，湿热伤及肾阴　第 24 条："湿热证，十余日后，尺脉数，下利或咽痛，口渴心烦，下泉不足，热邪直犯少阴之阴，宜仿猪肤汤凉润法。"《濒湖脉学》中言"尺属滋阴降火汤"，提示尺脉数代表肾阴不足、阴虚有热，薛氏也认为尺脉数是湿热证后期，湿热伤及肾阴"下泉不足"的证候，"宜用猪肤汤凉润法"。

七、沉弱脉是寒湿困脾

第 26 条："暑月病初期，但恶寒、面黄、口不渴，神倦，四肢懒，脉沉弱，腹痛下利，湿困太阴之阳，宜仿缩脾饮，甚则大顺散、来复丹等法。"薛氏自注："太阴告困，湿浊弥漫，宜温宜散。"所用药方以温中散寒、健脾化湿为主，病机符合《濒湖脉学》中"沉潜水蓄阴经病"的脉象主病特点。

通过以上分析，我们可以看到，薛生白《湿热病篇》中的脉象描述很有特色：湿重于热或寒湿的脉象有"脉沉弱""脉细""脉数大，按之豁然空者""脉缓""脉伏"；热重于湿的脉象有"脉弦缓""脉洪大而长""脉洪数有力""左关弦数""脉弦缓""脉滑数""脉软数"；湿热病后期的脉象，气虚的"脉虚"，津液亏虚的"脉细数",下泉不足的"尺脉数"。尤其是缓脉既可以见于寒湿,也可以见于湿热,甚至弦缓脉还可以见于湿热化燥、大便不通的腑实证。

湿热证的脉象表现如此复杂多样,临床上不好把握,薛氏进行了解释:"以湿热之证,脉无定体,或洪或缓,或伏或细,各随证见,不拘一格。""湿热之证,脉无定体。"这非常关键,这说明在诊断湿热证的时候,不能仅仅拘泥于脉象的变化,不能把疾病与脉象的关系固化起来,需要四诊合参,具体情况具体分析。

《吉林中医药》,2022 年第 42 卷第 5 期)

薛雪《湿热条辨》舌诊辨证及用药探析

黑龙江中医药大学　　　侯森泷　张福利

所谓湿热,指湿邪与热邪合而为一,进而侵犯人体,或伏留于人体内的邪气。湿热证,是指湿热蕴结体内,脏腑经络运行受阻,可见全身湿热症状的病理变化。湿热具有两重性,兼有属阴邪之湿邪与属阳邪之热邪的特性,其转变既可随过用寒凉而寒化,又可从素体热盛而热化。湿热证的证候表现,既有如恶寒、胸痞、不欲饮食的类似湿邪的症状,又有如但热不寒、汗出、口渴的类似热邪的症状。针对湿热证的一般症状和特殊兼证,薛雪在《湿热条辨》中将湿热证分为"正局"和"变局"分别加以阐述。但由于湿热证的复杂性、多变性,单一凭借脉象诊断湿热证的证型,特别在兼有特殊兼证时,便显得捉襟见肘。正如《湿热条辨》中的提纲注解所言:"湿热之症脉无定体,或洪或缓,或伏或细,各随症见,不拘一格,故难以一定之脉拘定后人眼目也。"脉诊"难以一定",则舌诊的重要性便得以彰显。当代国医大师杨春波认为,舌象是湿热病辨证中的首要和关键,并在其一则验案中介绍了结合舌象变化治疗湿热泄泻的经验。厦门大学医学院王彦辉教授介绍其应用舌诊治疗湿热病的经验时也指出,舌象是判断身体寒热湿邪状况的重要依据,在湿热病辨证治疗的过程中占据关键地位。这表明在湿热证证候诊断与用药治疗的过程中，舌诊的诊察结果，有时会对证型判定和加减用药具有决定性的影响。

一、舌诊在湿热证辨证中的作用

《湿热条辨》中与舌诊有关的条文共 10 条，分别是第 1 条、第 5 条、第 7 条、第 10 条、第 12 条、第 13 条、第 15 条、第 25 条、第 32 条和第 35 条。其中，舌诊的作用主要是辨病位所在、辨病势轻重、辨病程转归 3 个方面；舌诊观察的角度主要是看舌苔多少、舌苔分布、舌苔颜色、舌质颜色、舌体变化 5 个方面。

1. 由舌诊辨病位所在　《湿热条辨》中，载有通过舌诊辨病位所在的条文有第 10 条、第 12 条和第 25 条。第 10 条中记载："湿热证，初起发热，汗出，胸痞，口渴，舌白，湿伏中焦。"发热、汗出、胸痞、口渴，这 4 个经问诊所得的症状，若是热证，亦可出现类似情况，但在薛雪看来，因为舌苔为白色，而未见舌苔黄或舌质红等热象，故认为此时侵犯人体的邪气是湿邪而非热邪。至于判定病位在中焦，则因为中焦乃气机上下之枢纽，唯有湿伏中焦，气机上下交互受到郁滞，上不得下，下不得上，故有胸痞；郁而化热，故有发热；上焦气机尚通畅，故能有汗出；津液输布亦须从中焦而行，因湿邪伏于中焦，输布失常，故有口渴。仅从问诊所得的症状难以判定邪气性质及病位，薛雪用"舌白"这一舌象，察明邪气性质为湿邪，再与其他症状相合，辨明此证为湿热证，正处于初起的阶段，其病位在中焦。

第 12 条记载："湿热症，舌遍体白，口渴，湿滞阳明。"舌遍体白指的是舌苔颜色为白且分布于整个舌体。口渴而舌苔反白而满布，说明并非是热灼津伤，而是湿困气机，津液不能布化而有类似津伤的症状，所受邪气是湿邪而非热邪。舌苔为胃气所生，在此条中，其分布遍于全舌，是湿邪正中于足阳明胃并滞于其中，受胃气蒸腾，上化而为苔所致，所以最终可辨其病位为足阳明胃。

第 25 条记载："湿热症，身冷脉细，汗泄胸痞，口渴，舌白，湿中少阴之阳。"此处身冷、胸痞为外寒、气郁之症，汗泄、口渴好似热证，病位病性就这些症状来说难以把握。然从舌脉两诊来看，舌诊仅有舌苔白，并未提及有苔黄质红，或舌体裂纹、萎缩等典型热邪伤阴的舌象，而脉诊却出现脉细，说明脉细并非热邪伤阴所致，而是内有阳气衰微，外有湿邪困阻，此消彼长之下，其人脉道较其体型而言为细，正如薛雪后文所说"肥胖气虚之人夏月多有此病"，此证为湿邪所致，而非热邪所成。足少阴肾乃人身之命门，其中相火为人一身阳气之本，相火为湿所困，温煦周身不利，郁而化热，则易有外寒内热、脉细舌白之症。从这3条条文来看，舌诊在湿热证的辨证过程中可以起到先定邪气性质，继而由邪气性质参合其他症状来明确病位的作用。

2. 借舌诊察病势轻重 《湿热条辨》中，载有通过舌诊辨病势轻重的条文有第5条、第7条、第15条和第32条。第5条中记载："湿热证，壮热口渴，舌黄或焦红，发痉，神昏，谵语或笑，邪灼心包，营血已耗。"壮热口渴、发痉、神昏、谵语或笑，这些为热扰心神的症状。心主血而属营，故知其病位在营血。而其舌象为"舌黄或焦红"，此处"黄或焦"当指舌苔，"红"当指舌质。营和血，较卫和气而言同属于阴，阴当以平静和缓为其本性，缓慢渗注、濡养全身当为其常态，故舌质以淡红为佳。条文中的舌质为红，是由热盛耗血动血所致；舌苔焦黄，是热邪伤津，又不得营血所养，进而出现了由黄而焦、焦而欲黑，火极似水之象，故可断为营血已耗。

第7条中写道："湿热证，壮热烦渴，舌焦红或缩，瘫疹，胸痞，自利，神昏，厥，痉，热邪充斥表里三焦。"壮热烦渴、胸痞、瘫疹，是热在上焦的表现；自利为邪在中焦；痉、厥为热邪入下焦，伤于阴精，阴不敛阳而引起，仅由这些症状，虽可知患者热势已盛，遍布三焦，但对其病势进展、危重程度的认识尚不直观。而从舌诊来看，所谓"舌焦红或缩"，指的是舌苔颜色焦黄、舌质红、舌体萎缩。舌苔颜色焦黄，说明热盛在表，耗伤气津且程度较深；舌质红，说明热盛于里，耗血动血；舌体萎缩，标明体内阴精大损。由舌象的诊察可知患者体内热邪早已充斥表里，遍及各层，且可直观地看出热邪对人体各层面损伤的程度已深，进而可以得出热邪已充斥表里三焦，情况危重的结论。

第15条中论述："湿热症，四五日，口大渴，胸闷欲绝，干呕不止，脉细数，舌光如镜，胃火受劫，胆火上冲。"由舌光如镜可知胃阴大伤，兼有脉细数可知胃火较盛；而口大渴、胸闷欲绝等症看似上焦热证，但在已知胃阴大伤的前提下出现这些症状，则不可武断为上焦热证，而是阴不敛阳，胆火犯胃所导致的兼证，此时病已入后期，需小心处理，且预后不佳。

第32条中写道："湿热症，经水适来，壮热口渴，谵语神昏，胸腹痛，或舌无苔，脉滑数，邪陷荣分。"此处的"舌无苔"为判断病势轻重的指标，若有，则病势较重，为邪陷营分且营阴大伤；若无，则病势较轻，没有到达营阴大伤的程度。

从以上4条条文中可以看出，舌诊在湿热证的辨证过程中可以通过舌苔、舌质和舌体的变化，直观地显现出病势的轻重，进而为医者判断其预后提供重要的依据。

3. 经舌诊明病程转归 《湿热条辨》中，用舌诊辨病程转归的条文有第1条和第13条。第1条为湿热病提纲："湿热证，始恶寒，后但热不寒，汗出，胸痞，舌黄或白，口渴不引饮。"此条文中，"舌黄或白"不仅仅是体内寒热状态在舌象上的客观反映，更是对于湿热证后期病程如何转归的判断依据。由于湿热具有两重性，既可寒化变为寒湿内盛，也可热化导致化燥伤阴。若为舌苔黄兼有其他症状，即使兼有的症状是"恶寒""不引饮"这种看似偏于寒邪伤人、阳气虚衰的症状，也不过是湿邪在表而郁热在里，整体为热邪偏盛。虽然暂时有寒湿较盛的症状，其之后的转归极大可能会向热证转化；若是舌苔白兼有其他症状，即使兼有的症状是"但热不寒""口渴"类似热证的症状，也是整体湿邪偏重而局部有郁热，之后病程的转归基本会向湿重于热的方向发展，若此时不慎投入较多寒凉药剂，则易最终导致湿热转为寒湿。

第13条则记述："湿热症，舌根白，舌尖红，湿渐化热，余湿犹滞。"此条条文对于舌诊中舌苔的分布、动态变化有了描述，从而直接由此判断湿热证的病程转归。舌尖红而舌根白，表明舌尖之处舌苔已然略显稀疏而舌根部分舌苔相对致密，因此给医生的直观舌象是舌尖红而舌苔白。而对"湿渐化热，余湿犹滞"，这一在此舌象基础上对湿热证后期病程转归的判断，薛雪在这条条文下自撰的注释中如此解释："盖舌为心之外候，浊邪上熏心肺，舌苔因而转移。"也就是说，薛雪认为舌苔转移的原因是心开窍于舌，是心这一"内藏"在"外象"上的反映，而浊邪此处应当指湿热夹杂而热重于湿的秽浊之邪，热重于湿，上熏心肺，而在舌苔上有所表现。而之后的病程转归，由于舌质红而舌苔已有分散、减少的趋势，所以被认为是湿热走向热化。虽有"余湿犹滞"，亦须加大寒凉药物的用量。由此二条条文可知，舌诊相较于其他症状明显有异，往往对之后湿热证的寒化或热化的转归有所提示；同时，舌象总处在不断动态变化的过程中，而非一成不变或忽而转变的，明确舌象动态变化的趋势，对于辨明湿热证的转归也具有一定的提示作用。

二、舌诊对后续用药的影响

《湿热条辨》中,舌诊对用药的影响主要从舌象本身来看。舌苔的多少、舌苔的分布、舌苔的颜色、舌质的颜色以及舌体的状态决定了湿热证用药时药物种类与用量的加减变化。具体而言,薛雪共列举了3种湿热证可见舌象,以此为示例对湿热证舌诊辨证及用药进行阐述。

1. 舌苔白、多且分布较广则需辛味药条畅气机　在湿热证中,舌苔颜色为白色、舌苔较多、分布较广,多意味着湿盛而气机不畅,或为脾阳虚衰而化湿无力。与其他症状合参,若兼有口渴、胸闷等症,则为湿盛而气机不畅,在兼顾其他症状用药的同时,需用辛味药条畅气机。如第10条、第12条和第13条,均有舌白,而之后的用药中,第10条浊邪上干、胃液不升、湿伏中焦,用藿香梗、白豆蔻、杏仁、枳壳、桔梗、郁金、苍术、厚朴、草果、半夏、干菖蒲、佩兰叶、六一散等味;第12条湿邪极盛、尚未蕴热,用厚朴、草果、半夏、干菖蒲等味;第13条湿渐化热,舌苔白之外兼有舌质红,用白豆蔻、半夏、干菖蒲、大豆黄卷、连翘、绿豆衣等味。3条条文中,均有厚朴、半夏、干菖蒲等辛味药;若兼见脉细身冷,则为湿邪伤阳,脾阳虚衰而化湿无力,如第25条,湿中少阴之阳,此时正气已虚,辛味药虽能燥湿,但大开大合,透散耗泄之力较强,不利于正气的恢复。故用人参、白术健脾补气、固本培元,用茯苓健脾兼淡渗利湿,用益智仁、附子提振一身之阳,以共奏通补并用之效,达补正祛邪之功。

2. 舌苔黄焦、苔少而舌质红则兼甘寒药清热养阴　若舌苔颜色为黄色或焦黄、舌苔较少、舌质红,则多象征着热盛而有阴液耗伤,但耗伤不甚,此时用药,若仅用苦寒类药物清热解毒,则易苦燥伤阴,使自身阴津被进一步耗伤,以致阴阳失衡,病入膏肓。因而对于这种状况,需在清热解毒,兼顾他症的同时,兼以甘寒类药物清热养阴。如第5条中,壮热口渴、神昏谵语,为湿热致厥证。在用药时,除用犀角、羚羊角、钩藤息风通络,连翘、银花露清热解毒,鲜菖蒲、至宝丹开窍醒神之外,另加生地、玄参等甘寒类药物,以达养阴之效用。3类药物相合,可成清养并举之势,达标本兼治之功。

3. 苔焦黄、舌质红而舌体萎缩则投清热养阴重剂　若出现舌苔焦黄、舌质红而舌体萎缩，则有阴伤过重、阴液耗竭之危象，此时则亟需加大清热及养阴用药的剂量，增投力道更为强劲之药剂，切莫踌躇不前，举棋不定，以致错失良机，徒呼奈何。如第 7 条中所述之证较第 5 条中为重，同为湿热致厥证，第 5 条中症状仅出现壮热口渴、神昏谵语，而第 7 条中症状除壮热口渴、神昏之外，出现了心烦、斑疹、胸痞、自利等症状，此时已热邪充斥三焦，阴伤更重，舌体亦出现萎缩，故薛雪在用药时，用"大剂"犀角、羚羊角、生地、玄参、银花露、菖蒲等味，并在此之外，又加紫草、方诸水、金汁鲜 3 味药物。紫草甘咸而性寒，内可疗脏腑之热结，外可透斑疹与疮疡，为凉血活血、透热于表之要药。方诸水所指代之药物众说纷纭，一说谓其为镜面所承之露水；另一说谓其为在月盛之时，以蚌壳摩擦生热后置于月下所聚之水；第三说谓其为阴符所取之水。据李佛基考证，清代医家朱心农认为方诸水为活蚌水，并将体重 500 g 至 800 g 的活河蚌剖开，以其中 200～300 mL 体液为此药，配伍治疗时病和内、儿科急重症，效果显著。清代赵学敏在《本草纲目拾遗》中称其"有清热行湿治雀目夜盲之力"，为"真阴天一之精"。现代皖南名医张必烈以方诸水挽救危重症经验颇丰，谓此物为血肉有情之品，可有草木难奏之捷效，并常以其沃将竭之真阴，屡建奇功。金汁鲜即鲜金汁，又名"粪清""黄龙汤"，由人的粪便制取而成，味苦性寒，能大解五脏实热。石斌豪等认为，其属浊阴，出下窍，性速而能下泄，存极苦大寒之气味，入足阳明经而制其阳亢，又因埋土时久，得土气厚，去浊留清，更增其效。总体而言，在第 7 条中，随着舌象的变化，用药的种类进一步增多，剂量进一步加大，无论是作用范围还是作用力度均有所增强，以此来挽狂澜于既倒，急救亡而图存。

三、总结与讨论

《湿热条辨》全书仅 46 条，其中涉及舌诊辨证及用药的条文便有 10 条，由此可见舌诊对于湿热证辨治的重要性。此 10 条条文，从其自身横向而论，阐明了舌诊所察之舌苔多少、舌苔分布、舌苔颜色、舌质颜色、舌体变化各自的"象"与对应的人体内生理病理变化的"藏"之间的联系，并将如何运用舌诊结果结合其他症状，判断湿热证病位所在、病势轻重、病程转归的方法全盘托出；若将条文之间进行纵向对比，书中列举的"舌苔白、多且分布较广""舌苔黄焦、苔少而舌质红""舌苔焦黄、舌质红而舌体萎缩"3种湿热证可见舌象，以及薛雪对应总结出的"用辛味药条畅气机""以甘寒类清热养阴"及"急投清热养阴重剂"的用药法则更可体现舌诊结果对湿热证用药的种类、性味和剂量的影响，并可从中体悟湿热证随舌象变化加减用药的理法。

就同期医家而言，温病四大家均重视舌诊，且著作中多有对舌苔、舌质、舌体等各种舌象的诊察，但叶天士、王孟英、吴鞠通侧重基于卫气营血辨证体系，对温热证的舌象诊察规律进行总结，对湿热证的认识有所不足；薛雪则更侧重基于三焦辨证体系，对湿热证的舌象变化及相应的用药时机、种类、剂量进行了总结，为温病湿热证的诊疗提供了宝贵的理论及经验。而就当前《温病学》教材的湿温部分而论，虽汲取多名医家的著作对湿热证各种证型的舌象与用药有所总结，较之《湿热条辨》的一家之言更加全面，但也因此使得证型之间的衔接不够连贯，易被理解为多个典型证型的集合，证型之间舌象转化关系并不紧密，用药风格迥异；且对单一证型的病机发生转变时虽亦有用药加减的描述，却只是"症状＋对应用药"的列举，而对舌象变化及其内蕴理法的解释不够详尽，使得在临床面对复杂病机，如新患湿热却兼有基础性疾病、体质影响导致证型不典型等情况时捉襟见肘。而《湿热条辨》中虽列举证型不及教材全面，却衔接紧密，多有"舌象—用药—舌象变化—用药变化"的描述并对其中理法进行了详尽解释，具有较高的临床应用价值。

然而，由于薛雪其人受《易》学影响颇深，推崇"融会古人，出以新义"，用药风格灵活多变。林志斌、孙利祥等认为，薛雪用药特色之一便是注重因证给药创新方、师古方而不泥古方。在《湿热条辨》中，各条文之后药物均剂量不明且不组为成方，仅列举多味可用药物，表明薛雪作《湿热条辨》之立意更侧重理法大要的阐述，其用药的种类及性味更似与前文理法相呼应之示例，这也使得《湿热条辨》中对于舌诊辨证与对应用药之间的关系论述相对较少，虽有规律可循，却也显得纲要精准而细节不足。不过即使如此，《湿热条辨》中对舌诊辨证及用药的阐述也较全面而翔实，其中体现出的"动态观察舌象""凭舌而不泥于舌"的思想，对于现代中医舌诊的临床及科研也具有一定的启发和指导意义。

薛生白辨治湿热病浅析

广西中医学院　黄　欢　黄家诏

一、病因病机

薛氏认为湿热病的形成不外乎内外两方面：内因在于脾虚湿停，外因在于湿热邪气，即所谓"太阴内伤，湿热停聚，客邪再至，内外相引，故为湿热"，说明了在湿热的发病机制方面，其强调湿热为病多是内外合邪，即素有内湿者易感受外湿，外湿入侵人体后又必与内湿相合，并进一步影响脾运而助内湿。这与叶天士在《临证指南医案》中所论"又有酒客，里湿素盛，外湿入里，里湿为合"的湿热发病观点是一致的。他还指出，湿热的病位以脾胃为中心，"阳明为水谷之海，太阴为湿土之脏，故多由阳明、太阴受病"及"湿热乃阳明、太阴同病也"。这就说明在湿热病的病机转化方面，与中气的虚实密切相关，即"中气实者病在阳明，中气虚者病在太阴""若湿热之证，不挟内伤，中气实者其病必微"。反之，中气虚者其病必甚。

二、感邪途径与传变趋势

薛氏认为："温热之邪，从表伤者，十之一二，由口鼻入者，十之八九。"又谓："邪由上受，直趋中道，故病多归膜原。"并进一步解释说："膜原者，外通肌肉，内近胃腑，即三焦之门户，实一身之半表半里也。"所谓"上受"仍是指从"口鼻"而入。由此可见，薛氏认为湿热病邪由表入里者少见，而多从口鼻而入，困阻中焦脾胃。此外，薛氏在阐述传变趋势上，将其分为"湿遏卫阳""湿在表分""湿在肌肉"等邪在卫表，"湿热伤肺""湿热阻遏膜原""湿伏中焦""湿滞阳明""湿在下焦"等邪在气分，"邪灼心包，营血已耗""热邪充斥表里三焦""邪陷营分""上下失血"等湿热化燥化火、入营动血。

三、辨证要点

在湿热病的辨证方面，薛生白认为"湿热证属阳明、太阴经者居多"，遂以中焦脾胃为中心,建立了一套由表入里、从上到下的立体辨证模式,即初期的卫气同病,中期的邪在气分,后期的邪入营血,其中邪在气分还分为邪在上焦、邪在中焦、邪在下焦。在这一模式中,薛氏注重辨舌,并把辨舌作为诊断湿热病各个阶段的主要依据。《湿热病篇》中共有七条原文论述辨舌,若见"舌白"或"舌遍体白",多为湿未化热或湿重尚未蕴热之轻证;若见"舌根白,舌尖红",乃"湿渐化热,余湿犹滞";见"舌光如镜",乃"胃液受劫,胆火上冲",为邪在中焦;若见"舌黄或焦红""舌焦红或缩""或舌无苔",为热入营血;若见"舌黄起刺,脉弦缓,囊缩舌硬""舌苔干缓起刺或转黑色"者,多为湿热化燥,热结致痉。此充分体现其"验舌以投剂,为临证时要诀"的辨证思想。纵观该篇全貌,其于湿热病之辨证,除注重辨舌,还以脏腑、经络、六经、三焦与卫气营血辨证综合运用为其最大特点。

四、治疗方法

湿热病邪,热处湿中,湿中蕴热,两者相互搏结,其结果往往滞留于体内,胶着不化,使病势缠绵,难于速去。为此,叶天士指出"湿热浊气,交扭混乱……必日分消""热自湿中而来,徒进清热不应",明确指出治疗湿热温病,当分解湿热邪。薛生白亦说"热得湿而热愈炽,湿得热而湿愈横""湿热两分,其病轻而缓""湿多热少则蒙上流下,当三焦分治",否则"湿热两合,其病重而速""湿热俱多,则下闭上壅而三焦俱困矣"。可见,薛氏在治疗上继承了前人的湿热分治、三焦分治之法。

1. 卫气同病 此湿热病的初起阶段,多为湿重于热,薛氏治以祛湿为主,兼以清热。如"湿热证,恶寒无汗,身重头痛,湿在表邪分,宜藿香、香薷、羌活、苍术皮、薄荷、大力子等味",薛氏用辛温芳香之藿香、香薷以疏散表湿,辛凉疏风之薄荷、大力子以清表热,使湿热由表而去。

2. 邪在气分 湿热之邪在卫分停留时间不长,必直驱中土,滞留脾胃气分久而不解,故湿热多以脾胃为病变中心。薛氏认为,气分证在湿热病中,病程最长,变化较多,应据其湿热孰轻孰重以及部位的不同,分为邪在上、中、下三焦治疗。邪在上焦,宜芳香宣化为主。如:"初起壮热口渴,胸闷懊侬,眼欲闭,时谵语,浊邪蒙蔽上焦。宜涌泄,用枳壳、桔梗、淡豆豉、生栀子,无汗者加葛根。""数日后脘中微闷,知饥不食,湿邪蒙绕三焦。宜藿香叶、薄荷叶、鲜荷叶、鲜稻叶、枇杷叶、佩兰叶、芦尖、冬瓜仁等味。"薛氏所用药物皆轻清透化之品,以轻开上焦之气,使腠理通达、气机调畅,达到气化则湿亦化,湿化则热清。邪在中焦,宜苦温燥湿为主。如:"发热,汗出胸痞,口渴舌白,湿伏中焦。宜藿梗、蔻仁、杏仁、枳壳、郁金、苍术、厚朴、草果、半夏、干菖蒲、六一散、佩兰叶等味。""寒热如疟,湿热阻遏膜原,宜柴胡、厚朴、槟榔、草果、藿香、六一散、苍术、半夏、干菖蒲等味。"薛氏所用药物以苍术、厚朴、草果、半夏等燥化中焦之湿为主。病虽在中焦也可见有上焦之证,故加入桔梗、藿香清宣上焦,并以六一散清热利湿,引导湿热之邪自下而出。邪在下焦,则宜淡渗利湿为主,如"数日后自利,溺赤,口渴,湿流下焦,宜滑石、猪苓、茯苓、泽泻、萆薢、通草等味"。薛氏其所用药物均性甘味淡,淡渗以利湿,使湿浊从小便而解,即刘河间所言"治湿之法,不利小便非其治也"。此宣上、燥中、渗下三法在临床上往往又互相配合运用,不拘某一阶段。

3. 邪入营血　湿热之邪留恋气分日久,易化热化燥,若病邪进一步深入可内传营血分,导致动风动血闭窍之证。如:"壮热烦渴,舌黄或焦红,发痉,神昏谵语或笑,邪灼心包,荣血已耗。宜犀角、羚羊角、连翘、生地、玄参、钩藤、银花露、鲜菖蒲、至宝丹等味。""壮热烦渴,舌焦红或缩,斑疹,胸痞,自利,神昏痉厥,热邪充斥表里三焦。宜大剂犀角、羚羊角、生地、玄参、银花露、紫草、方诸水、金汁、鲜菖蒲等味。""上下失血或汗血,毒邪深入荣分,走窜欲泄。宜大剂犀角、生地、丹皮、赤芍、连翘、紫草、茜根、银花等味。"此阶段,薛氏常配伍咸寒之品,以犀角凉血解毒、羚羊角清肝息风。清心开窍、凉肝息风予钩藤、鲜菖蒲、至宝丹之属。银花露芳香化湿,生地、玄参、连翘凉血养阴。若见湿热化燥,热结阳明,其亦用承气汤通泄肠胃之热。如见"发痉撮空,神昏笑妄,舌苔干黄起刺或转黑舌,大便不通者,热邪闭结胃腑,宜大承气汤下之"。由此可见,邪入营血后,病情复杂多变,所以薛氏治疗不拘一法,以清营解毒、开窍息风、凉血止血、通腑泄热等多管齐下,分而治之。

五、善后调理

湿热后期,邪恋脏腑,易阻碍气机,薛氏根据不同情况提出了一系列病后调理之法。如："大势已退，唯口渴，汗出，骨节痛，余邪留滞经络，宜元米汤泡于术，隔一宿，去术煎饮。"薛氏以元米泡于术，隔日再饮，乃"宗仲景之法，取气不取味，走阳不走阴，以元米汤养阴逐湿，两擅其长"。若病后中气亏损，升降悖逆，则用谷芽、莲心、扁豆、薏苡仁、半夏、甘草、茯苓甘淡和胃，健脾除湿，升清降浊，使吐利自消；若见湿热余邪未清，胃气未醒之证，予五叶芦根汤宣畅气机，芳香醒胃，使祛邪而不伤正；若余邪内留，胆气不舒，致目瞑惊悸梦惕，予郁李仁滑可去着，泄除湿热余邪，姜汁炒酸枣仁、猪胆皮宁心安神又兼散邪。由此可见，薛氏善后调理注重脾胃肝胆，以健脾醒胃、疏泄肝胆来清除余邪，对症治疗。

综上所述，薛生白的《湿热病篇》中对湿热病的辨证论治熔脏腑、八纲、经络、六经、三焦与卫气营血等辨证为一炉。虽在内容上略显庞杂，但对湿热病的辨治说理透彻，条分缕析，立法用药，皆有案可据，有法可循。因此，其辨证论治法则一直有效地指导着后世的临床实践，更被后学奉为治疗湿热病之圭臬，故其是一篇研究湿热病比较系统而完整的文献。

（《时珍国医国药》，2009 年第 20 卷第 1 期）

薛生白《湿热病篇》以六经辨析湿热病规律探究

成都中医药大学　　马　鹏　成茂源　郑秀丽　杨　宇
重庆市中医院　　　　李群堂

薛生白《湿热病篇》采用三焦辨证方法已被学者广泛接受。笔者在《薛生白〈湿热病篇〉与六经辨证》一文中提出"薛生白的三焦分证，只是湿热之邪病及太阴、阳明，郁遏三焦相火后出现的部分兼夹证"，不能囊括湿热病的全部证候。所以，将湿热病部分兼夹证表现出的三焦特征总结概括为湿热病的辨证规律就有以偏概全之嫌。笔者认为，《湿热病篇》是采用六经辨证体系认识湿热病的。具体而言，从证候规律来看，"正局"和"变局"是《湿热病篇》湿热病分证的两大纲领。其中，湿热病的"正局"以太阴、阳明经为中心，在证候上体现出《内经》的三焦分布特征；"变局"则是指在"正局"的基础上兼见少阳病、厥阴病、太阳病和少阴病。从湿热病总体病理特征来看，"气钝血滞"贯穿湿热病的始终，是湿热病"正局""变局"产生的内在病理基础。

一、湿热病之"正局"

湿热病的"正局"是指湿热病属阳明、太阴经的证候，并非"湿热病病机变化之常"。追溯《湿热病篇》"正局""变局"原文，薛生白谓："此条乃湿热证之提纲也……而提纲中不言及者，因以上诸证，皆湿热病兼见之变局，而非湿热必见之正局也。"湿热病的提纲是以表述具体的证候为主，并不涉及病机，而且临床所见到的也均是证候。正是基于以上两点，笔者认为《湿热病篇》的"正局"与"变局"指的是证候，并非病机。"湿热病属阳明、太阴经者居多"，阳明和太阴经为湿热病的病变中心，所以湿热的必见之"正局"实指湿热阻遏阳明、太阴的证候。

1. 太阴、阳明是湿热病"正局"的生发中心　综观《湿热病篇》全文，薛生白常把太阴与阳明列在一起论述湿热病的病位，如"湿热病属阳明、太阴经者居多""湿热乃阳明、太阴同病也""湿热之证，阳明必兼太阴者"等等。太阴主湿，阳明主燥热，湿热属于半阴半阳之邪，同气相求，故湿热病的发生发展与太阴、阳明密不可分。

（1）阳明是湿热邪气"所入之门，所受之处"：阳明胃是湿热邪气侵入人体的主要门户，化热生火的原点。薛生白谓："湿热之邪从表（指太阳经）伤者十之一二，从口鼻入者，十之八九。""邪从口鼻而入，阳明为必由之路。"口鼻是湿热邪气伤人的首过路径，邪从口鼻而受，循着阳明经进入，"始虽外受，终归脾胃"。正是因为阳明是湿热邪气从口鼻进入人体的门户，与《伤寒论》风寒邪气从太阳表伤相对举，薛生白提出"湿邪初犯阳明之表"的概念，提示邪气伤人具有各自特有的生发机制。从六经气化的角度来看，阳明本燥而标阳，易于化火生热，湿热邪归脾胃，很容易郁遏化火生热，出现但热不寒、胸痞、汗出渴饮的症状。

（2）"太阴内伤"是湿热病发生的内在基础：湿热病的发生多有太阴内虚的病理基础。薛生白谓："太阴内伤，湿饮停聚，客邪（指湿热）再至，内外相引，故病湿热。"为了避免学者误认为这种太阴内虚是由于湿热邪气所致，薛生白还明确指出"此皆先有内伤，再感客邪，非由腑及脏之谓"。因此，从这一点上来看，湿热病的发生以表里同病、虚实夹杂最居多数。湿热病的发生不但与太阴虚损有关，病情的轻重也关乎太阴虚损的程度。如薛生白谓："若湿热之证，不挟内伤，中气实者，其病必微。"从治疗学的角度来看，若平素中气充实者感受湿热邪气，病情也易于康复。因此，太阴内伤是湿热病发生的基础、病情轻重及转归的关键。

基于同气相求的原则，素体太阴内虚夹痰湿者易于感受湿热邪气而发湿热病。湿热邪气多从口鼻而入，循阳明之经侵犯人体，"始虽外受，终归脾胃"。阳明是湿热邪气侵入的途径、化热生火的原点，太阴是湿热邪气侵入的基础、病后转归的要点。

（3）"内外相引"是《湿热病篇》重要的发病观：如前所述，"太阴内伤"是湿热病发生的内在基础，阳明是湿热邪气的"所入之门，所受之处"。与风寒等邪气伤人的方式不同，湿热病发生的始动因素可以是因为触受的热邪与内湿交结而发病，也可以是直接口鼻吸受湿热邪气。但不论是哪种方式，湿热病的最终呈现形式都是表里同病，而导致湿热病呈现表里同病的重要机制即在于"内外相引"。太阴虚损生湿或湿阻太阴则易于给湿邪或热邪入侵提供基础，并且太阴虚损的程度可以影响湿热病的病程和预后。因此，所谓"内外相引"既指湿热病发生的内在根源，也提示了湿热病治疗上的关键着眼点，即分离湿热，使不相引。如薛生白谓："湿热两分，其病轻而缓；湿热两合，其病重而速。"

2. 湿热病之"正局"与三焦的关系　学者一般认定薛生白《湿热病篇》采用三焦辨证的依据有三点：其一，薛生白在《湿热病篇》中明确提出了湿热"未尝无三焦可辨"。如其谓："湿热之邪，不自表而入，故无表里可分，而未尝无三焦可辨。犹之河间治消渴，亦分三焦者是也。"其二，薛生白演绎了湿热病三焦变化的证治规律。如第9条"湿邪蒙扰三（王孟英认为'宜作上'）焦"，第31条"浊邪蒙蔽上焦"，第10条"湿伏中焦"，第14条"湿热阻闭中上焦"，第11条"湿流下焦"。其三，薛生白提出湿在三焦的治疗法则。如湿浊蒙蔽上焦，轻者"宜用极轻清之品，以宣上焦阳气"，重者"宜涌泄"，如湿"病在中焦气分，故多开中焦气分之药""湿滞下焦，故独以分利为治"。

考察这些文字似乎易于得出《湿热病篇》三焦辨治的结论。但笔者细绎原文后发现（具体见表4），这些"中上二焦""下焦""三焦"的名词与《温病条辨》的三焦不同，并非上焦（心肺所属）、中焦（脾胃所主）、下焦（肝肾所主），而是以胃为界线的上中下位置划分，如"湿邪蒙蔽上焦"的证候指的是胃气不舒的脘腹痞闷，湿阻下焦指的是太阴内虚夹湿的下利。事实上，《湿热病篇》所论的三焦源于《内经》，如《灵枢·营卫生会》云"上焦出于胃上口，并咽以上，贯膈而布胸中""中焦亦并胃中""下焦者，别回肠，注于膀胱而渗出焉"。

表4 《湿热病篇》条文与自注对照表

条　文	自　注
第9条"湿邪蒙扰上焦"	"余邪蒙蔽清阳，胃气不舒也"
第10条"湿伏中焦"	"浊邪上干则胸闷，胃液不升则口渴"
第11条"湿流下焦"	"下焦属阴，太阴所司"
第14条"湿热阻闭中上二焦"	"此条乃湿热俱盛之候……以病邪初起即闭"
第31条"浊邪蒙闭上焦"	"此则浊邪蒙闭上焦，故懊憹脘闷"

归纳原文，笔者总结出了湿热病"正局"的三焦分布表（表5）。分析此表可知，湿热证因其病发即是表里同病，"故无表里可分"，因其证候具有三焦特征，确实"未尝无三焦可辨"，但此处的"辨"并非湿热病的三焦辨证而是分析确定的意思，即确定湿热病之"正局"证候的三焦定位。至于《湿热病篇》中提到的宣通上焦阳气、分利等的治法，仅是薛氏借用当时习用的措辞来表达湿热病"正局"出现病位上下偏移后具体论治方法，并不能构成严格的三焦辨治体系。

表5 湿热病"正局"三焦分布表

三焦	证　候
上焦	胸痞（第1条）、神昏笑妄（第6条）、身重关节疼（第3条）
中焦	舌体遍白、口渴（第12条）、脘中微闷（第9条）、呕恶（第17条）
下焦	大便数日不通（第108条）、自利尿赤（第11条）

综上可知，薛生白《湿热病篇》中"上焦""中焦""下焦""中上二焦"等三焦，实乃《灵枢·营卫生会》中生理位置之三焦；《湿热病篇》论述湿热病"正局"有三焦分布的特征。这些不足以说明薛氏的本意是用"三焦辨证"的方法完成对湿热病总体发生发展规律的认识和写作的，六经辨证才是薛生白认知湿热病的基础。

二、"气钝血滞"是湿热病的基本特征

湿邪郁阻气血的观点遍布《湿热病篇》。比如"阳为湿遏而恶寒""湿蔽清阳则胸痞""湿遏卫阳之表证""湿邪之郁热上蒸""湿热蕴结胸膈""湿热阻遏膜原""湿邪蒙绕上焦""湿伏中焦"等。考察这些"遏""蔽""蕴""阻""蒙""滞""闭""留""困"等与"湿"相接的高频词语，可以看出湿邪困阻气血的特征。与风寒邪气伤人阳气的观点类似，易于阻滞气血是湿热邪气伤人的基本特点。若从湿邪伤人的结果来认识，薛生白提出的"气钝血滞"一说最为精准。

"气钝血滞"体现在具体的脏腑经络上，既可以表现出湿滞阳明的胸痞，甚至神昏笑妄、舌白口渴、脘闷、呕恶、大便不通等症，也有湿阻太阴的四肢倦怠、身重关节疼、自利尿赤、腹痛下利等症。以上所列的阳明、太阴证候即属于薛生白所谓的"湿热必见之正局"。在湿热病的发生发展中，湿热易郁遏游行于少阳三焦的相火，导致"耳聋干呕"，引动厥阴风火，导致"发痉发厥"也是不可忽视的要点。因此，薛生白将湿热所致的少阳、厥阴证等定为湿热病"兼见之变局"。总之，湿热病的"正局"和"变局"均体现出了湿邪郁阻气血导致"气钝血滞"的病理特征。

三、湿热病之"变局"

湿热病之"变局"指"正局"以外的其他证候。《湿热病篇》论及的"变局"以少阳热郁和厥阴风火最为典型。究其原因与湿热邪气易阻滞气血导致"气钝血滞"的病理特征有关。

1. 湿热郁遏相火是出现少阳热郁的关键　考察《湿热病篇》的少阳证主要以呕恶和寒热往来为主，分别列在第1、第8、第15、第16、第27条。薛生白

认为"病在二经（指太阴、阳明经）之表，多兼少阳三焦"，而形成少阳热郁的关键在于"盖太阴湿化，三焦火化……若湿热一合，则身体中少火悉化为壮火，而三焦相火未有不起而为疟哉"。据此可见，湿热郁遏游行于少阳三焦的相火是出现少阳热郁的关键，其中呕恶和寒热往来是少阳热郁的代表证候。

2. 肝肾素虚、火气郁闭是出现厥阴风火的前提　痉厥证被薛生白视为厥阴风火的典型证候，分别列在第1、第4、第5、第7、第23、第34条。"风火闭郁"是引发厥证的要点之一，如薛生白谓："盖痉证风火闭郁，郁则邪势愈甚，不免逼乱神明，故多厥。"肝肾素虚是引发痉厥的要点之二，如薛生白谓："若肝肾素优，并无里热者，火热安能招引肝风也。"因此，可以认为肝肾素虚、火气郁闭是出现厥阴风火的前提，而郁闭气血的病理因素即为湿热。

《湿热病篇》第4条历来受到医家关注。有质疑药不投病者，比如王孟英就认为"地龙殊可不必，加以羚羊、竹茹、桑枝等亦可"，加重了原方平镇肝气的作用。也有高度评价并于临床中广泛使用此条者，比如李士懋以"舌红苔黄腻，脉濡数"为诊断要点，将《湿热病篇》第4条用于治疗内科常见的肢体酸沉、疼痛、麻木、憋胀、肿胀、痉挛、抽搐、转筋、僵硬、萎缩、歪斜等症，取得良好效果。笔者认为第4条是薛生白治疗湿热病早期发痉（"三四日即口噤"）的证治，而引起湿热病早期出现痉厥的原因在于湿热困阻经络气血，故"选用地龙、诸藤，欲其宣通脉络耳"，"厥证用辛，开泄胸中无形之邪也"，湿宣热透，痉厥自止。若湿热病进一步发展，湿热化火，燔灼肝经耗伤真阴后出现痉厥之证，则需使用重剂平肝潜阳之品，如《湿热病篇》第5、第7条所示，此非辛泄之品所能及也。因此，湿热痉厥的早期治疗以辛凉泄热为主，中后期的治疗则以咸寒清热为主，二者治则相反若是，但确是病情所需。这属于湿热所致的痉厥的特有病理特征。

3. 病在太阳是湿热邪从表伤的少见形式　湿热之邪是薛生白研究的对象。薛氏认为湿热邪气多从口鼻而入，阳明主燥，太阴主湿，故早期以阳明、太阴经证为主。但也有部分湿热邪气（特别是湿邪）可从太阳之表伤（"从表伤者，十之一二"），这种湿邪入侵的途径以暑月伤寒最为多见，如第40、第45条，属于湿热病的类证。

值得提出的是《湿热病篇》第2条和第3条。第2条（"湿热证，恶寒无汗，身重头痛，湿在表分"）名为阴湿伤表，实为湿热受自口鼻之阳明之表，湿重遏制阳气的证候。第2条所列的方药仅可暂用,一旦寒解热透,湿邪化热,汗出不恶寒则需要改弦易辙,另立新法,比如第3条所示。第3条("湿热证,恶寒发热,身重关节疼,湿在肌肉,不为汗解")较第2条病位略深,而且热邪渐盛。这种情况不但要辛凉解表,更要重用清利湿热之品,"不欲湿邪之郁热上蒸,而欲湿邪之淡渗下走耳"。因此,第2条和第3条所示的并非病在太阳的湿热证,而是病在阳明、太阴之表的湿热证,与暑月寒湿证截然不同。

4. 病入少阴有寒热两端 湿热病久也可进入少阴一途,有热化和寒化两端。薛生白在第24条展示了湿热证,10余日后出现的少阴热证("下利咽痛,口渴心烦"),第25条展示了湿热证从阴化寒,"湿中少阴之阳"的少阴寒证("身冷脉细,汗泄胸痞")。毕竟湿热邪气与风寒不同,更易于郁阻气血、从阳化热,故较少出现单纯的少阴证,薛生白论述亦不多。

四、小 结

随着自然环境和社会环境的变化,湿热病的发病率逐年上升,正成为医患共同面对的难题。如何解决这一问题,《湿热病篇》为我们树立了典范。《湿热病篇》以六经辨治湿热病,笔者此文仅围绕薛生白如何以六经分析湿热病证候,得出"正局"和"变局"是其分辨湿热病证候的两大纲领,其中"正局"以太阴、阳明经证候为中心并体现出三焦分布特征。《湿热病篇》的"三焦"源于《内经》,是以胃为界限而划分的三焦,与后世吴鞠通《温病条辨》的以脏腑构成的三焦(上焦心肺所主,中焦脾胃所主,下焦肝肾所主)不同。因此,后世学者认为《湿热病篇》的辨治体系采用三焦辨证,恐属误读。"变局"则展现了湿热邪气与其他四经(指太阳经、少阳经、少阴经和厥阴经)的关系。限于篇幅的原因,本篇主要探讨湿热病六经证候特点,笔者接下来将在相关文章中再具体阐释薛生白《湿热病篇》的六经治法和方药规律。

(《世界科学技术-中医药现代化》,2019年第21卷第5期)

临床证治探讨

试论《湿热病篇》对温热类温病治疗的指导意义

山西中医学院　冯明

《湿热病篇》因其对湿热类温病因、机、证、治全面而系统的论述而成为温病学名著。但应看到，湿热病在其发展中热化和燥化后会演变成温热类温病，有时一些证候甚至重于温热类温病。因此，此时作者采取的治则治法，对温热类温病的临床指导意义就不言而喻了。事实上，篇中确有不少真知灼见，由于人们囿于湿热类温病的治则治法，而往往将其忽视从而失去了其应有的价值。兹就此略谈几点以企钩沉。

一、阳明之邪仍假阳明为出路

《湿热病篇》第6条自注中指出："阳明实热或上结或下结，清热泄邪只能散络中流走之热，而不能除肠中蕴结之邪，故阳明之邪仍假阳明为出路也。"这种"阳明之邪仍假阳明为出路"的卓识是很宝贵的。虽其治法肇始于仲景的通腑泻热法，后人也多效仿，但能如作者如此通彻地识之、言之者甚少。无怪乎此语被王孟英奉若"治温热病之金针"，并予以进一步的阐发："盖阳明以下行为顺，故温热自利，皆不可妄行提涩也。"篇中第6条之"仿凉膈散""仿承气微下"，篇中第36条对发痉撮空、神昏笑妄者用承气汤亦即此意。现代临床的无数实践证明，热病过程中出现喘、热、神昏等症施以平喘、清热、开窍等对症治疗不效时，通腑泻热法每易获得意外疗效，动物试验也给了有力的证明。苟医者早持此金针，何须待到险证蜂起。

二、白虎汤的灵活运用

《温病条辨》的"四不可与"，限制了白虎汤的运用。

《湿热病篇》作者则主张灵活运用白虎汤，凡热甚阳明，他证兼见，均可以白虎汤为主随证加减。这一经验的获得，是作者精研仲景以及后世医家运用白虎汤经验的结果。篇中第37条自注译述了其研习心得："白虎汤仲景用以清阳明无形之燥热也。胃汁枯燥者，加人参以生津，名曰白虎加人参汤；身中素有痹气者，加桂枝以通络，名曰桂枝白虎汤。而其实在清胃热也。是以后人治暑热伤气身热而渴者，亦用白虎加人参汤；热、渴、汗泄、肢节烦疼者，亦用白虎加桂枝汤；胸痞身重兼见，则于白虎汤加入苍术以理太阴之湿；寒热往来兼集，则于白虎汤中加入柴胡，以散半表半里之邪。凡此皆热盛阳明，他证兼见，故用白虎汤清热，而复各随症以加减。"但对于白虎汤的运用，作者也同时主张要掌握原则，详审脉证。首先，运用白虎汤须是阳明热证，"苟非热渴汗泄，脉洪者，白虎汤便不可投！"其次，须是阳明热甚为主证，他证兼之。如第37条虽为"太阴之湿与阳明之热相合"，但以壮热口渴、自汗、脉洪大而长为主，属热多湿少证，故以白虎加苍术汤。

在这种原则指导下，王孟英"于血虚加生地，精虚加枸杞，有痰者加半夏，用之无不神效。治暑邪炽盛，热渴汗泄而痞满气滞者，以白虎加厚朴极效"，可谓得益非浅者也。当代一些温病学家大多有类似的体会：热盛阳明而他证兼见者，纯用白虎则热难退，或热虽退而易复发。陈伯庄曾言：温病热每难退，盖同时节、四至、兼兵故也，徒恃单用白虎是不行的。蒲辅周1956年治北京地区流行性乙型脑炎用白虎加苍术汤、孟澍江用白虎加柴胡汤治流行性乙型脑炎都说明篇中作者的经验对临床的指导意义。

三、清热以救阴，解毒以泄邪

作者很重视阳明之痰在温病发展转归中的重要意义。湿热病初起大多湿重热轻，随着病情的进一步发展，热化、燥化出现温热类温病证候和病机，邪正斗争的胜负取决于邪热与阴液的盛衰，作者在湿渐化热之际就佐清清热之品，指出："佐清热者，亦所以存阳明之液也。"可谓一语中的，即使病情到了最严重的阶段——"上为胸闷，下挟热利，斑疹痉厥，阴阳告困"，作者仍守此法，仍以"独清阳明之热，救阳明之液为急务"（第7条），可谓独具卓识。王孟英为此赞道："此法温热之真诠也，医者宜切记之。"

此外，需指出的是，在清热同时，作者还注重解毒药物的运用。如第33条"毒邪深入营分，走窜欲泄"出现"上下失血或汗血"时，"大进凉血解毒之剂以救阴而泄邪"；又如 32 条热入血室强调"不第凉血，并须解毒，然必重剂"。联系现代临床，这些观点与今人所谓"毒寓于邪，毒随邪入，热由毒生，变由毒起，毒不去则热不除，变必生"（黄星垣语），"把祛邪散热作为防治温病伤阴及其合并症如厥脱、动风、关格、血凝等首要原则"的观点颇有相近之处，其临床指导意义也是显而易见的。

综上所述，《湿热病篇》中所提出的治疗温热类温病的治疗法则，语句虽不多，却能言前人之未言，颇具临床指导意义。因此，值得重视并发扬光大。

（《中医药研究》，1997 年第 13 卷第 6 期）

《湿热条辨》论述外感湿热病初探

第一军医大学　　廖荣鑫　吴仕九　文　彬　文小敏

《湿热条辨》又名《湿热病篇》，相传为清代著名医学家薛生白所撰，是我国中医典籍中比较系统和完整论述外感湿热病辨证治疗的一部名著。其中以湿温、暑湿等夏秋季节常见的湿热病证为主要内容，并包括痢疾和暑月寒湿等湿热类病证，而不限于一种单独的疾病。从临床实践来看，其内容实际上包括了现代医学上的流行性乙型脑炎、伤寒和副伤寒、沙门菌属感染、中暑、痢疾和急性胃肠炎等多种急性热病。这类疾病，从中医病因学上来说，均系感受湿热病邪所致，并且具有湿热蕴蒸的病理变化和临床表现，所以均称为湿热病，属于中医外感热病的范畴。对于这类疾病的病因证治，虽然早在《内经》和《难经》中已有初步论述，从张仲景、王叔和、朱丹溪、李东垣以至于吴又可、喻嘉言等历代医家的著述中，也有一定的论述，但是还不够完整和系统，也不能形成湿热证的专门论著。直到《湿热条辨》的问世，才改变了这种状况，填补了这方面的空白。该书对我国中医学关于湿热类外感热病的理论认识和临证治疗起到了奠基作用，成为湿热病辨证治疗发展中一个重要的里程碑，至今仍具有很高的应用价值和研究价值。其学术特点主要表现在以下几个方面。

一、明确提出湿热病的受病部位和病机
中心是中焦脾胃与阳明、太阴二经

书中提出"湿热乃阳明、太阴同病也""湿热证属阳明、太阴经者居多"。这是本书的立论核心,也是湿热病与伤寒及一般温热病不同的鉴别要点。其后的病机传变,即以此为中心而发展演变之。"病在二经之表者,多兼少阳三焦;病在二经之里者,每兼厥阴风木";"中气实则病在阳明",病从阳明热化,以致从阳化燥;"中气虚则病在太阴",病从太阴湿化,以致从阴化寒。如"中焦湿热不解,则热盛于里,而少火悉成壮火,火动则风生,而筋脉挛急;风煽则火炽,而识乱神迷",病由气分深入营分,而发展为昏愦动风、闭脱痉厥以致上下失血等严重病变。

二、明确提出以三焦辨证和分治为湿热病辨治要领

书中指出湿热病"未尝无三焦可辨","当三焦分治"。提出在上焦者,宜用清轻芳化之品,以宣通上焦阳气,而禁投味重之剂,如第9条的五叶芦根汤方和第17条的黄连苏叶汤方等。在中焦者,则分辨不同情况,或责在太阴湿盛,而治以辛香开泄,燥湿泄热;或责在阳明热多,而治以清热燥湿;或为化燥而热结阳明,亦用攻下泄热之法,总以清化湿热,开达中焦气机为着眼。从而继刘河间、喻嘉言之后,进一步发展并奠定了湿热病三焦辨证及其立法用药的初步基础。在此基础上,又吸收表里虚实、脏腑经络和卫气营血等辨证理论和方法,加以综合运用,总以准确辨识病位、病机,有利于指导治疗为原则。

三、以湿热分合与多少为湿热病病机和治疗的关键

书中指出:"湿热两分,其病轻而缓;湿热两合,其病重而速。""若湿热一合,则身中少火悉化为壮火。"三焦相火亦起而为虐,"上下充斥,内外煎熬,最为酷烈",致变证迭起,险象丛生。而湿热多少和偏盛的不同,则可导致不同的病情演变:"湿多热少,则蒙上流下。""有湿无热,止能蒙蔽清阳,或阻于上,或阻于中,或阻于下",以阻滞气机为主;"湿热俱多,则下闭上壅,而三焦俱

困"；热多湿少，或湿从热化，则可导致与湿热两合相同的病变。治疗上应以分解湿热，不使相合为原则。其湿邪较多和偏盛者，以渗湿燥湿，辛开芳化，宣通气机为主；热邪居多和偏盛者，则以清热为主，佐以燥湿；湿热俱盛者，则清热除湿兼投并进。这种以湿热多少及相合与否划分证候，确定治法方药的辨证治疗原则，在现代临床实践中有着广泛的运用价值。

四、立法制方巧妙精奇，用药化裁独具匠心

本书于湿热病辨证常能独具慧眼，立法制方与用药多有新意巧思，往往出于古方而又不泥于古方。如第2、第3条治湿邪在表的阴湿伤表方和阳湿伤表方，第9条的五叶芦根汤方，第17条的黄连苏叶汤方，第28条的薛氏参麦汤和第33条的加味犀角地黄汤，以及仿吴又可达原饮和三甲散的化裁加减诸方（第8、第34条）等，都是别具匠心，药精方奇，而效果卓著、历验有效的奇方名方，并且能给予学者以启迪，如何在临床上选方用药时有灵活进退之妙。

五、在湿热病治疗上，既重视养阴保津，又留意扶阳救阳

养阴保津则如书中第5、第7条治疗湿热痉厥用鲜生地、玄参以滋阴息风，第15条胃阴受劫用西瓜汁、鲜生地汁和甘蔗汁滋养胃津，第36条用承气汤急下存阴等。并特别强调阳明胃津的保护，指出"其始者，邪入阳明，早已先伤其胃液；其继，邪盛三焦，更欲资取于胃液，司命者可不为阳明顾虑哉"。扶阳救阳方面，如第29条论湿热久羁而致的"卫外之阳暂亡"；第25条论"湿中少阴之阳"而现身冷、汗泄、脉细等，即用人参、附子、白术等扶救阳气；第22条、第26条论湿邪困伤脾阳，中气不支，而用理中法及大顺散、来复丹等，皆为扶阳救阳的具体运用。并总结提出："热邪伤阴，阳明消烁，宜清宜凉；太阴告困，混浊弥漫，宜温宜散。"以上两种情况，在湿热病证中均可有出现，而又常易为医者所忽视，本书对此加以着重提出，可谓经验有得，弥足珍贵。

（《浙江中医杂志》，2004 年第 10 期）

薛雪诊治四时温病特点探析

中国中医科学院　　郑　齐

清代著名温病学家薛雪以其著作《湿热论》名世，该书弥补叶桂《温热论》详于温热、略于湿热的不足，对湿热病的病因病机、发病特点、传变规律、辨证立法、遣方用药做了系统阐发，初步构建了湿热类温病的诊疗理论。除此之外，经后人辑录的薛雪医案主要有《三家医案合刻·薛案》与《扫叶庄医案》。长期以来，许多学者对《湿热论》的学术思想进行了多方面研究，但囿于薛雪医案真伪之争，从中挖掘临证诊疗规律的研究并不多见。笔者认为这两部医案本身的学术内容较为丰富，特别是将其与《湿热论》相参，深入研究薛雪诊疗思想具有一定的实践意义。有鉴于此，笔者对薛雪医案中有关风温、春温、湿温、暑病、秋燥的内容进行了搜集与研究，并对其四时温病的诊疗特点做了初步探讨。

一、风温初起，每以辛甘凉润

风温是感受风热病邪所引起的急性外感热病，其特点为初起以肺卫表热证为主要证候，临床常见发热、微恶风寒、口微渴、咳嗽等表现，以春季多见。"风温"一名首见于张仲景《伤寒论》，但其所指的风温是热病误治后的坏证，与后世温病学风温的概念是有区别的。清代叶天士在《临证指南医案》中明确提及："风温者，春月受风，其气已温，《经》谓春病在头，治在上焦。"薛雪则在此基础上，进一步提出"以辛甘凉剂清上"治疗风温初起之证，是其较为鲜明的特点，以下结合具体病案加以阐述。

案1　风温咳嗽，下焦阴虚，先以辛甘凉剂清上。方药：桑叶、大沙参、麦冬、玉竹、川贝、生草、糯米泡汤煎。

本案述证虽简，但结合薛雪在另一则医案的按语"治法以辛甘凉润为主"，就比较清晰地体现了他治疗风温初起的法度。对于温病的发病，他吸收了王叔和、朱肱的观点，提出"天地失藏，人身应之，患此者最多"的看法，认为不论风温、春温，皆与冬天没有很好的闭藏阳气、阴精有很大关系，所以案中特别强调"下焦阴虚"，用药也以甘寒润剂为主。该方在其医案中曾两次出现,可见是其常用的套路。以桑叶辛凉宣泄肺气,沙参、玉竹、川贝、麦冬润肺止咳、清热生津,"上润则肺降,不致膹郁,胃热下移,知饥渴解矣"。方后糯米泡汤煎,体现了其护阴顾脾的思想,此细微处不可不察。

二、春温辨治,谨守卫气营血

春温是由温热病邪内伏而发的急性热病,其特点为起病即见里热证候,严重者可见神昏、痉厥、斑疹等,本病多发生在春季或冬春之交或春夏之际。本病的论述肇端于《内经》"冬伤于寒,春必病温"及"藏于精者,春不病温"之论,其后医家代有论述。明代王安道明确提出本病为佛热自内而达于外,故起病即见里热之证,强调治疗以"清里热"为主。对于本病的治疗,薛雪借鉴叶天士在《温热论》中厘定的卫气营血辨治方法,施用于该病发展过程中自气至血各个阶段。现仅举例说明之。

案 2 温邪有升无降,经腑气机交逆,营卫失其常度,为寒热;胃津日耗,渴饮不饥,阳气独行,则头痛面赤。是皆冬春骤暖,天地阴虚温热卫泄,营热久延不已,最为棘手,拟从心营肺卫治之。方药:鲜生地、金银花、桑叶、小麦、郁金、犀角尖、淡黄芩。

本案虽没有明言春温,但从"冬春骤暖,天地阴虚温热卫泄,营热久延不已"这段论述来看,基本符合春温的发病特点。案中虽云营热,但并未见到肌肤发斑、吐衄等营分证的典型表现,但药中已有凉营之品,似乎是气分热盛,伤及营阴阶段。薛雪的选方以生地、犀角凉营,以黄芩清气,桑叶、金银花透表达邪,亦与叶天士透热转气之法同义。小麦益心气、郁金凉心血,这两味药使用得比较精妙,全方配伍严谨得当、中规中矩而又不失灵动飘逸。

三、廓清湿温,力主畅达三焦

湿邪为患,以其致病特点独特、致病范围广泛、病机演变复杂,受到历代医家的重视,成为临证研究和著书立说的热点。薛雪的《湿热论》以湿热立论,但未提"湿温"二字,使得后人困扰于其所论湿热证与湿温病的关系。吴瑭、章楠基本将其所论与湿温病等同,而雷丰则认为不可将二者等量齐观。

笔者认为，湿温病仅是湿热类外感病的一种，《湿热论》论述的是湿热类外感病发生、发展、辨治的一般规律，它适用于湿温病，也可以应对其他湿热类外感病，甚或内伤疾病发生发展过程中见到湿热的病机变化，亦可参照变通，其医案就很清楚地体现了这一点。

案3 夏季水土之湿，口鼻受气，着于脾胃，潮热汗出稍凉，少顷又热，病名湿温。医但知发散清热消导，不知湿郁不由汗解。舌白，不饥，泄泻。方药：滑石、白豆蔻、茯苓皮、猪苓、通草、厚朴、泽泻。

案4 病本湿温，元气不能载邪外出，有直犯中焦之势矣。拟以栀、豉上下分开之，姜、芩左右升降之，芳香之草横解之，以冀廓清诸邪，未识得奏肤功否。方药：黑栀子、淡芩、川郁金、生香附、炒香豉、生姜、鲜石菖蒲、生甘草。

湿温病是一种常见的湿热类外感病，自《难经》提出以来，历代医家皆有发挥，自温病学派崛起以来，对该病的论述颇丰。薛雪在《湿热论》中并未提及湿温的病名，其意在归纳、提炼湿热类外感病发生、发展、辨治的一般规律。在他这几个医案中，提及了湿温的病名，并初步展示了他的治疗思路。案3把湿温的病因、致病途径以及临床表现中的主要特点勾勒出来，并指出一般的清热消导发散诸法皆不适用，观其方药基本仍是芳香化湿与淡渗利湿合用，与后世的三仁汤、藿朴夏苓汤立意相近。案4主要体现了薛雪治疗湿温"廓清诸邪"的重要思想，所以从上下左右各个方向上疏利气机，"栀、豉上下分开之，姜、芩左右升降之，芳香之草横解之"。之所以有这样的认识，与其对湿热病病机特点的认识不无关系。他提出湿热病邪致病后，在病机演变上有"蒙""流""壅""闭""阻"的特点，致使三焦气机受阻。而三焦气化、水行又皆以中焦脾胃为枢纽，因此以中焦脾胃为中心的三焦气化失常是湿热证的病理基础，治疗当抓住要害，以调理气机、恢复正常气化功能为主要宗旨。

四、疗暑病，每重清透

暑热病邪是在炎夏盛暑的高温气候条件下所形成的一种致病温邪，具有强烈的火热性质，它所引起的温病主要是暑温。暑为火热之气，性属阳邪；湿为水湿之气，性属阴邪。两者性质虽然不同，但常相兼为患，所以暑热致病每挟湿邪。对暑湿的治疗体现了薛雪在《湿热论》中论述湿热类温病发生、发展、治疗的一般性原则，当然针对暑邪又有其特殊性。限于篇幅，这里仅讨论薛雪对于单纯暑病的治疗，最鲜明的特点就是注重透散暑邪，给邪以出路。

案 5　暑风上郁阳分，昼日头痛，鼻渊。方药：鲜荷叶汁、青菊叶、滑石、羚羊角、连翘、桑叶、银花。

案中所言暑风，并非暑热之邪亢盛引动肝风之"暑风"，仍是暑热之风的意思，是病因概念，其导致的疾病基本是伤暑、冒暑之类。曹炳章先生曾总结："暑之伤人，轻者曰冒，重者曰伤。"本案中暑为阳邪，易袭阳位，头为诸阳之会，尤易受侵。暑邪上受，蒙闭清窍，故有头痛、鼻渊之证，所以用桑叶、菊花、连翘、金银花等轻清上浮、宣透热邪的药物。荷叶是清暑佳品，取汁鲜用，其效尤著。滑石亦是清暑利湿的常用之品。王纶有云："治暑之法，清心利小便最好。"开达下窍，导邪外出。羚羊角看似与方中诸药不甚相合，其实笔者认为"羚羊清乎肺肝"，它不仅是凉肝息风的佳品，亦是清泄肺热的良药。而鼻为肺窍，暑热鼻渊，一来用其清肺热、治鼻渊，二来其平肝之功可医头痛，一举两得。

五、治燥邪，详温略寒

清代医家喻嘉言深入思考燥邪致病的问题，把燥邪致病的时令定位于秋季，提出"春月地气动而湿胜，斯草木畅茂。秋月天气肃而燥胜，斯草木黄落。故春分以后之湿，秋分以后之燥，各司其政"的重要观点。至此，"秋燥"才成为一种独立的病证被后世医家不断加以阐发。对秋燥的性质，明清医家亦有不同认识。喻嘉言认为燥气"同于火热"，沈明宗却认为"燥属次寒"，而俞根初、吴鞠通、王孟英、费晋卿等医家则认为秋燥有温凉两类，这种对燥邪性质认识上的分歧以及以温凉类分秋燥的方案，一直延续至今。观薛雪这部分医案，由于医案数量较少，难窥其全貌，基本也是仿照叶天士温燥的治法，而于凉燥未有涉及。

案 6　形瘦液少，暑湿泄泻初愈，又咽干咳嗽，以暑挟湿，秋热化燥，乃胜复之理。方药：玉竹、麦门冬、北沙参、生甘草、桑叶、南沙参。

案语中胜复之理当以刘完素亢害承制之论理。"大暑至秋分属土"，雨湿过重，按照亢害承制理论，木来克土，遂风气过亢；之后金来克木，天气凉爽，"凉极而万物反燥，乃火化制其金也"，所以才有"秋分至小雪属金，故凉而物燥也"。从刘元素亢害承制之论来看，秋分之后的燥气当有先寒后热两重特性,而薛雪之秋热化燥之论也只是温燥一面,其治法基本不越叶天士藩篱。燥邪初受,邪在上焦之肺,治疗上"当用轻药,以清上焦"。多选用辛凉之品,如桑叶轻疏表邪,再配伍甘寒性润不腻之品,如玉竹、麦冬、沙参润燥生津。

以上通过搜集、分析薛雪医案中治疗风温、春温、湿温、暑病、秋燥的代表性医案,探讨其对四时温病的诊疗特点,亦是从临床实践角度解读其温病学术思想。笔者认为,对薛雪学术思想的研究不能仅仅停留在对《湿热论》的学习上,需要深入研读其医案,挖掘其温病诊疗思想。就四时温病而言,其对湿温的诊治还是卓有特色的,对其后温病学医家的影响也是显而易见的。限于篇幅难以示其全貌,只能略举数例,窥豹一斑,留待方家斧正。

(《中国中医基础医学杂志》,2015 年第 21 卷第 3 期)

薛生白中焦气分湿热辨证浅析

河南中医学院　　郭选贤　孙　林　谢世平

薛生白"中焦气分湿热辨证"是其"湿热三焦辨证"的重要组成部分,体现在薛氏的代表作《湿热病篇》中。这部著作是论述湿热病的专著,在温病学中占有重要的地位。湿热三焦辨证是薛生白对湿热病进行辨证时,按邪在三焦不同部位而分别立法、用药的辨证方法,它体现了湿热病的一般演变规律,与吴鞠通的"三焦辨证"是不同的。而中焦气分湿热辨证,所涉及仅是针对湿热病邪在气分时的一种辨证分治的方法。中焦气分湿热辨证是湿热三焦辨证中最为精彩的部分,笔者对此内容进行了探讨,以期抛砖引玉。

一、传变规律

湿热病邪是从上焦向下焦传变的,这与吴鞠通"始上焦,终下焦"的传变规律是吻合的。中焦初感湿热之邪或上焦向中焦传变尚未及中焦者,可表现为邪留膜原。《湿热病篇》第 1 条自注云："膜原者外通肌肉，内近胃腑，即三焦之门户，实一身之半表半里也。"薛氏又在该篇第 8 条自注中云："膜原为阳明之半表半里。"湿热病邪是以三焦为途径，由上焦传至膜原，然后逐步向中焦传变。膜原病变既不属上焦亦不属下焦，薛氏称之为"一身半表半里"，又谓"阳明之半表半里"，意在明确此证既非阳明里证，又与少阳之半表半里证不尽相同，而是指湿遏热伏之病，而近于中焦。寒热如疟、舌苔白浊黏腻或苔如积粉、脘腹满闷为诊断要点。薛氏在自注中指出，形成邪阻膜原的成因是"一由秋凉外束，一由内湿阻滞而成"。病机是凉束于外，与内湿相合，同气相求，伤及太阴。以宣透膜原、辟秽化浊为法，用仿吴又可之达原饮治疗。湿热之邪由膜原传入中焦有以下几种情况。

若传入中焦阳明尚未化热者，原文第 12 条曰："湿热证，舌遍体白，口渴，湿滞阳明。"此属里证、湿证，以"舌遍体白"为辨证要点，"口渴"为湿阻中焦，津气不能上输所致，治以辛开立法。辛可理气，温可胜湿，故用厚朴、草果、石菖蒲等温燥之品。杨照黎曰："若一见湿开热化，即转手清热，若执此为常用之法则误也。"湿热病邪的演变规律是由于湿重于热，湿热并重进而热重于湿。薛氏接着论述了湿邪逐渐化热的各种证候，并据化热的程度不同予以灵活辨证。此为薛氏中焦气分湿热辨证之精华。

热重于湿是中焦湿热病的末期阶段，此时已转变为以阳明里热为主而兼有太阴脾湿之证。以壮热口渴、自汗、身重、胸痞、脉洪大而长为辨证要点。治以清热为主兼化湿浊，方用白虎加苍术汤，清热而不滞湿，化湿而不恋热，使热清湿化，气机调畅，湿邪得透。

二、辨证要点

薛氏云："凭验舌投剂，为临证之要诀。"包括凭舌辨证和据证立法施治，根据舌象变化，可分清湿在中焦的轻重程度及湿热孰轻孰重。原文第 12 条曰："湿热证，舌遍体白，口渴，湿滞阳明，宜辛开。"第 10 条曰："湿热证，初起发热，汗出胸痞，口渴舌白，湿伏中焦。"第 13 条曰："湿热证，舌根白，舌尖红，湿渐化热，余湿犹滞。"以上几条均属中焦湿重，但程度不同，且体现了湿渐化热的规律，主要是根据舌象变化并结合症状加以判定。第 12 条"舌遍体白"

即舌苔满布白腻之意,是湿邪极盛的重要标志。其形成机制是湿浊极盛,内阻尚未化热而弥漫中焦脾胃。"口渴乃液不上升,非有热也。"薛氏以"湿滞阳明"立论,以"辛开"为大法,用一派温燥之品温化湿邪。第10条中"舌白"即舌苔白滑或白腻,是湿伏中焦,始见化热的湿重于热之征。口渴的一个主要原因是湿邪阻滞中焦,津不上承。如薛氏在自注中云:"浊邪上干则胸闷,胃液不升则口渴。"治以祛湿为主,基本治则是"宣湿,化湿,燥湿,渗湿",对临床颇具指导意义。第12、第10条均属湿重于热,临证除重视舌苔白腻这一重要体征外,还要重视胸痞脘闷,不发热或身热不扬,渴不欲饮,汗出黏腻等临床表现。第13条"舌根白,舌尖红"是湿已化热,这是"化热之邪上熏心肺"而出现的舌象变化。薛氏自注为"湿热参半",然此条实际上仍属湿重热轻,临床尚可见到胸痞、口渴、发热汗出不解、脉濡数等症。治以"佐清热者,亦所以存阳明之液也",其意是湿渐化热,易伤津液,清热即以保存津液。

中焦气分湿热证最后阶段是热重于湿,如原文第37条:"湿热证,壮热口渴,自汗,身重,胸痞,脉洪大而长者,此太阴之湿与阳明之热相合,宜白虎加苍术汤。"此处薛氏没有说明舌象的变化,而是以症和脉的表现来说明此证的变化和病机。但可从脉证及处方推定舌象应为"舌红苔黄腻或黄燥",治以清热佐以化湿。在投剂方面"凭舌投剂为要诀",有是证便立是法,有是法便用是药。

三、症状鉴别

薛氏将中焦气分湿热证的主要症状与其他疾病的症状详细加以鉴别。如湿阻膜原的"发热"(即寒热如疟)一症,在原文自注中作了详细鉴别:"而寒热有定期,如疟证发作者,以膜原为阳明之半表半里,湿热阻遏,则营卫气争,证虽如疟,不得与疟同治。"明确了与少阳之半表半里的鉴别。并从病因、病机、治法及用药方面加以区别,原文第10条口渴"有别于胃津不足之口渴",此口渴是"湿浊中阻,津气不升",故不用生津止渴法,使湿邪祛、上焦得通,津得上承则口渴自除。可见薛氏严格地区分了"口渴"证的病因,此证属湿热证,湿阻津不能上承,彼则属热盛耗津。

白虎汤和白虎加苍术汤方证间的鉴别:白虎汤清阳明无形之燥热,用于阳明无形之热炽盛,出现一派大热之象;而白虎加苍术汤是在白虎汤基础上加一味苍术，兼清太阴湿邪，症见胸痞、身重等。

四、用药特点

对于中焦湿热气分证的治疗，薛氏治法体现了分解湿热、祛湿为主、分道而消的治法，并以此指导灵活用药。分解湿热是湿热病总的治法，使湿邪从上、中、下三焦分道而消，湿祛而热孤。体现在邪在上焦宜升上（芳香化湿），邪在中焦宜畅中（苦温燥湿），邪在下焦宜渗下（淡渗利湿）。然此三焦分治之法，乃是以主次而言，因为无论是上、中、下三焦的治疗，都贯穿了开上、畅中、渗下的治则。中焦湿热气分证的病变部位主要在脾胃，湿热之邪阻滞脾胃，影响脾胃运化功能，治以畅中为主。主要以调整脾胃升降为主，依据中焦湿热的轻重，适当应用苦温、辛温、苦寒之品，常选用白豆蔻、厚朴、半夏、苍术、黄连、黄柏等。中焦气分湿热证的治疗，还应配合开上的方法，以宣上焦之气，开水之上源，常用苦杏仁、藿香、前胡等。同时，治疗中焦湿热气分证，还要配合以渗下，即导湿下行为基本原则，选用木通、滑石、茯苓等。

薛氏治疗湿热病注意事项有以下几点：① 祛湿为关键，用药不可过于寒凉，特别是在湿重、湿热并重时应以祛湿为主，湿去则热邪无所依附而易清。② 注意脾胃升降。湿热病病位在脾胃，故升脾降胃为重要治则，即使上下焦病也要注意畅中。③ 始终不忘宣畅三焦气机，中焦以畅中为主，开上、渗下次之，上、下焦类同，即三焦都要有药物。

（《新中医》，2007 年第 39 卷第 5 期）

浅谈《湿热病篇》第 17 条临床指导意义

北京中医药大学　　郝　宇　余欢欢

"湿热证，呕恶不止，昼夜不差，欲死者，肺胃不和，胃热移肺，肺不受邪也,宜用川连三四分,苏叶二三分,两味煎汤,呷下可止。"《湿热病篇》第 17 条是对肺胃不和之呕恶的阐释,条文首先提出本证乃湿热证,后虽未及湿热证提纲条文中所述见证,但应为省略,即应见提纲证。

该书对呕吐的描述有"干呕不止""呕吐清水""呕恶"之分。对"呕恶"一词的理解对原文本义的阐释有十分重要的意义。此处"呕恶"当为干呕恶心的概称,或病初起有物呕出。究其原因:其一,原文中呕恶之后为不止,且昼夜不差,其因饮食受限,故其呕不应有物出。其二,前文第 16 条有述"干呕不止",且在第 1 条提纲证自注中言"以少阳、厥阴同司相火,阳明、太阴湿热内郁……故是证最易耳聋、干呕、发痉、发厥",此处干呕非空穴来风。其三,现代医学认为,恶心是一种可以引起呕吐的胃中不适感,常为呕吐的前驱感觉,呕吐与恶心常相兼为病。

"昼夜不差",此为对发病时间的描述。昼夜不差当与第 16 条干呕不止有所区别,本条所发呕恶在一日中发作时间长,且入夜病仍不减,恐睡眠受到较大影响,以至于出现"欲死"等精神症状。但不能以此推断本条之证甚于前,笔者认为此因呕恶不止,胃气大伤,虚阳或虚热扰心所致,又后文所列药物味简量微,重在治病本,呕止则消。

"肺胃不和,胃热移肺,肺不受邪也",为薛氏对上述病证的病因病机的分析。肺胃不和,及下文自注中肺胃之间邪气传化,再次验证了肺胃相关理论。该理论起源于《内经》,如《素问·咳论》中的"聚于胃,关于肺"理论。又如《素问·经脉别论》中关于水饮体内代谢的形式的论述:"饮入于胃,游溢精气,上输于脾,脾气散精,上归于肺。"又"手太阴之脉,起于中焦",解剖位置上肺胃亦互为邻居,都阐明了肺与胃的密切联系。肺气主降,胃气亦以降为顺,如若二者失和,则气机逆乱,呕恶不止。肺既不受邪,则不见咳喘,但胃气上逆耳。药选"川连三四分,苏叶二三分"颇为讲究,川连直走上焦,苦燥湿热,疗病之本;苏叶,通降肺气,调节气机升降,以助呕止,若肺未受邪,当有先安未受邪之地,未病先防,又可和胃止呕,一石二鸟,以肺治胃,妙哉妙哉!在《灵枢·杂病》中就有类似记载,如"哕,以草刺鼻嚏,嚏而已,无息而疾迎引之,立已"。取嚏可以通肺气,肺气通降得力,则胃得以转输,胃气乃顺,故哕可止矣。综上所述,既言肺胃不和,后又云肺不受邪,似乎自相矛盾,此当薛氏仿仲景"病常自汗出者,此为营气和,营气和者,外不谐,以卫气不共营气谐和故耳"之义，即云肺气本和，但胃气上逆，肺气性又下趋，肺胃二气交恶不和也。

文中未列出方剂，但提出宜用川连、苏叶两药煎汤呷服，姑且称之为连苏饮，亦有多名医家如是。川连三四分合今之 0.9 g 到 1.2 g，苏叶二三分合今之 0.6 g 到 0.9 g，药量可谓轻极，因此证病在肺胃，当属上焦，正如清代吴鞠通所言"治上焦如羽，非轻不举"。即上焦部位最高且近于表，所以治疗上焦的病变，宜用有如羽毛那样轻清之品，防止药过病所。

"呷服即止"，不仅交代了服药方法，亦说明了药到病所，效如桴鼓。呷服，即频频少量饮用。在《伤寒论》虽无"呷服"一词，但多次提及"少少温服之""少少与饮之""少少与之""少少含咽之""少少与之愈"等。选择这种服药方法，其一，病呕恶不止，胃气大伤，胃本喜燥恶湿，若大量饮用汤药，恐更伤胃气。就此可引申，但凡胃气受损之人，服用汤药当忌量大且急，当呷服。其二，本条本有呕恶不止，其病势上行，若大量服用，药随呕出，不仅难以取效，甚则反致呕甚。

以上均为鄙人愚见，其有违之处，望同仁批评指教。薛氏所述连苏饮一方证，病症描述切实，病机叙述明晰，前方用药甚为精当，为临床辨治湿热病之呕恶提供了很好的借鉴，今世医家亦多有发挥。如李士懋将其用于湿热呕吐、妊娠呕吐、火郁呕吐以及胃热呕吐；刘岩等将连苏饮用之妊娠恶阻；时振声、冯骥骋等将其用于肾衰呕吐；赵文轩将其用于治疗呃逆，凡此种种都取得较好临床效果。总之，连苏饮之呕恶，临床应多加辨识，冀以消病人之疾苦为盼。

（《第二次全国温病学论坛暨辨治思路临床拓展应用高级研修班论文集》，2014 年）

 ## 浅谈《湿热论》第 25 条的临床指导意义

北京中医药大学　　蒋锋利

《湿热论》是一部切合临床实际的温病理论性著作，全文十分简短，仅

6 000 余字，不分卷，却在湿热病的方药论治方面有了创新性补充，并首次提出温病的"三焦辨证"学说。

其中，在第 25 条原文中写道："湿热证，身冷脉细，汗出胸痞，口渴，舌白，湿中少阴之阳。宜人参、白术、附子、茯苓、益智等味。"从该条原文的内容可以看出，先是描述证候及脉象、舌象，再述以患病病因病机及部位，最后是论治方药。现将笔者对于本条的认识分享如下，以飨同道。

一、对于条文内容的阐释及临床用药浅析

本条重点阐述了湿热证当中，"湿中少阴之阳"的临床表现及治疗思路。其中，湿为阴邪，阴胜则阳病，故湿邪为害，易伤人阳气，阳气失于温煦，则身冷。此处的"身冷"，含有自觉怕冷和体表湿冷的意思，临床多见身体恶寒和手足寒凉，体现了机体阳气不足的一面。少阴为心肾所属，心阳被伤，为湿邪所遏，致使胸阳不振则胸痞；汗又为心之液，心阳不摄故汗出；肾阳被伤，水湿失于气化蒸腾，停聚于胸中胃脘，抑或下焦，致使津液不得上承，故见口渴，抑或伴有小便不利、大便溏稀等症，苔白为伤于寒湿之象。因此在治疗上，薛雪建议选用人参、白术健脾益气。又因脾阳根于肾阳，脾之运化，须借助肾阳的推动，故用附子、益智仁等温热药来扶少阴之阳以助逐湿。

此外，湿热邪气属于痰饮范畴。关于痰饮病的治疗，张仲景于《伤寒杂病论》中提出"病痰饮者，当以温药和之"及"寒湿中求"的原则。常常以桂枝、茯苓、白术、炙甘草、附子、生姜、干姜、半夏、细辛等温热类药物为主，其目的是温化痰饮，助阳气气化，使痰饮有所化。亦有用黄连、黄芩、大黄、防己、椒目等凉性药物，其目的则为清其郁热及开其邪之去路，使痰饮邪气温化而后得以排出体外。其中，桂枝、茯苓为这一治疗的核心，桂枝温阳化气，助机体阳气之气化，茯苓健脾宁心且能淡渗利湿，以助机体运化痰饮水湿，并使其自小便而去。若病久不去，则需用猛剂、重剂，仲景于此记载有己椒苈黄丸、十枣汤、半夏甘遂丸、皂荚丸等方证。

与《金匮要略》中的水气病互参不难发现，有熟悉的证候描述，亦有相同的方剂应用，而该病的治疗原则仲景有言："诸有水者，腰以下肿，当利小便，腰以上肿，当发汗乃愈。"用药上亦与痰饮病相类，常会用到附子、茯苓、生姜、

白术、芍药、防己、黄芪、麻黄等，究其缘由，则二者皆由机体气化失司，水代谢失常所致。

二、病案列举

现分享笔者所诊疗的两个案例，来进一步阐释《温热论》第 25 条的临床指导意义。

案 1 2009 年 5 月诊。胡某，女，23 岁，河北张家口人。大便 4～5 日一行 3 年有余，大便不干而初头硬。面部晦暗，毛孔较显，满布痤疮，口干喜热饮，口气重，多饮则吐水，手脚冰凉，过肘过膝。自述冬日入眠时，需盖两床被子，直到半夜脚都暖和不起来。经行腹痛，色暗黑伴见血块，下肢轻度水肿，自觉身重，倦怠多睡眠，食欲尚可，素爱零食。舌质肥厚而淡暗有瘀点，舌下静脉粗大，苔黄厚腻滑，脉沉细弱。处以五苓散合小承气汤：桂枝 12 g、茯苓 12 g、白术 12 g、泽泻 12 g、猪苓 12 g、大黄 12 g、枳壳 6 g、厚朴 12 g。

1 剂水煎服，泻下大便甚多，自述身体轻快了些许，亦可多喝些暖水而不吐。后其易医诊治，观其方药大多清热化湿之药，服药 3 剂，距离上次已有 8 日不大便。与老师请教之后，处以大黄附子汤 1 剂。师曰："此寒湿郁热，用好附子的情况下，比用多少化湿药都要管用。"此即张仲景"于寒湿中求之"，亦薛雪"湿邪伤阳，理合扶阳逐湿。口渴为少阴证，乌得妄用寒凉耶"之谓也。

遂处以大黄附子汤 1 剂：大黄 12 g、附子 12 g、细辛 3 g。服药后于第 2 日上午 10 时，告知如厕 3 次，泻下大便甚多，色如黑漆。后月经来潮，量多而色淡，嘱其不必担心。《神农本草经》曰："下瘀血，血闭，寒热，破癥瘕积聚，留饮宿食，荡涤肠胃，推陈致新，通利水谷，调中化食，安和五脏。"此为大黄之功。

后经思考，认为大黄少用为好。张仲景云："伤寒发汗已，身目为黄，所以然者，以寒湿在里不解故也。以为不可下也，于寒湿中求之。"改用真武汤合苓桂术甘汤加生地收功。

案 2 2012 年 11 月 16 日诊。李某，男，46 岁，石家庄人，公交车司机。深秋起开始咳嗽，夜间或白天遇冷空气或烟味等刺激，觉嗓子发痒而咳嗽起，咳嗽重时影响到睡眠，不喘，晨起痰多，舌体胖大，苔厚腻微黄，脉未查。已 3

年有余,西医查为慢性支气管炎。平素偶有腹胀,食后尤甚,易出汗,大便不成形,日1～2次,体胖。另有喝冰啤酒不会腹泻,但喝冰的矿泉水拉肚子。此为"形寒饮冷则伤肺"的典型,肺阳受伤,气化不行,失于布津,郁而有热之证,处以小青龙加味:桂枝12g、白芍12g、炙麻黄6g、干姜12g、细辛3g、炙甘草6g、五味子12g、姜半夏12g、茯苓24g、黄芩6g。5剂,水煎服,并嘱其忌食辛辣、冷物。

服药3剂后,电话告知,服药当晚即觉咳嗽减轻。又3剂过后更是咳嗽大减,唯吸冷气和烟味等刺激还咳。嘱其尽剂并建议所有症状消失后继续服用2周,且来年不等病发提前服药2周,如此2～3年,宿疾可期愈矣。

三、讨 论

湿聚成水,水停成饮,饮凝成痰,四者异名而同源,同为水液失于气化而生成的病理性产物。从整体观念出发,人体自身是一个小宇宙,而自然界则是一个大宇宙,大小宇宙间相互影响。在自然界中,水湿可以作为凝聚寒、热的载体,使原本表示"度"的概念的寒、热,在湿的参与下,实现了量和时间的积累,从而实现了一系列相应的质的变化。正如同样35℃的天气,在哈尔滨远比在南京清爽许多,就是因为南京过多的水湿之气成为热量积聚的载体,达到保温的效果,俗称"桑拿天"。反过来,同样都是0℃的天气,在哈尔滨感觉上就比南京暖和一些,同样的道理,水湿之气作为了寒的载体,使寒得到了量的积累和时间上的持久化,俗称"阴冷"。

作为人体自身,气化失司所生之痰湿,在此可称为"内湿",就如同自然界中的水湿,亦可作为人体内部寒、热的载体。试以痰饮停于胸肺为例说明。《难经》曰:"形寒饮冷则伤肺。"痰饮之邪,本就来源于阳气不和、气化失司,又为阴邪,伤阳气而遏气机,虽体质各异,但痰饮初犯胸肺,多见胸闷、咳嗽、痰白清晰等证,之后便出现痰黄、痰黏,舌苔亦渐渐由白腻转为黄白、黄腻,也就是我们常说的"化热"。

通过对上文中寒、热、湿之间的关系探讨,不难理解这里的热是由于"内湿"作为了气的载体,被遏阻之阳气在量和时间上的积累,使痰饮渐渐向痰热转变,最终实现"化热"。如果不能真正理解"化热"的过程,一味地使用清热化痰,中病即止尚可,过用则伤及胸肺之阳,使病情加重。此外,久居湿地或涉水淋雨,伤于湿者,在此可称为"外湿",亦可伤人阳气,气化功能衰退而发为湿、痰一类病证。

基于以上的论述,从治疗上都应遵从"病痰饮者,当以温药和之"及"寒湿中求"的原则,正如《湿热论》中第 25 条原文后的注言所示:"湿邪伤阳,理合扶阳逐湿。口渴为少阴证,乌得妄用寒凉耶?"此处的"痰饮"是包括"湿热证"的,只是因为湿热相兼程度的不同而用药有所差异,然其治法一也! 我辈后学者,当熟读经典,遍访明师,更多的理论联系临床实践,以期在学医的道路上有所得,有所成,诸君共勉!

(《第二次全国温病学论坛暨辨治思路临床拓展应用高级研修班论文集》,2014 年)

试论《湿热条辨》对脾胃病学的贡献

盐城市中医院　　季哲生　黄福斌

《湿热条辨》传为清代薛雪所撰,是一部温病学的重要文献,它系统地阐发了湿热类外感病的受病原委、传变规律、辨证套路、治疗章法,立论独特,经验宏富。和《伤寒论》一样,不仅是外感热病的专著,而且对临床各科,尤其是脾胃病的辨治有十分重要的指导意义,因此被人们誉为传世之作,医家必读之书。诚如李清俊所说"其辨晰受病之原委,多由阳明、太阴两经,表里相传,其见之也确,其言之也详,其治之也各得其宜,可为后世法"。本文以王孟英《温热经纬》(1956 年人民卫生出版社影印)所引为据,就其对脾胃病学方面的贡献作一探讨。

一、温热主伤脾胃

湿热之邪与时令气候有密切关系,长夏初秋,气候溽暑,湿中生热,人处于气交之中,怯者易着而成病。任应秋教授曾指出:"湿热湿温,所称不同,并无本质上的差别,总以湿和热为本病的病因。"热得湿则郁遏而不宣,故其势必愈炽,湿得热则蒸腾而上熏,故其势将益横,尤以夏月酷暑,以无形之热,蒸动有形之湿,蕴郁不散,最能致人于病,朱丹溪所谓湿热为病,十居八九,是有道理的。薛氏鉴于其地处大江以南,从临床实践中观察到"湿热"感人既不同于伤寒,亦有异于温病,其谓"温病乃太阳、少阴同病;湿热乃阳明、太阴同病"(第1条),明确提出湿热主伤脾胃的理论。同时,对侵袭人体的途径作了进一步发明:"风寒之邪必自表入,故属太阳……湿热之邪,从表伤者十之一二,由口食入者十之八九。"(第1条)盖阴明为水谷之海,鼻食气,口食味,悉归阳明,邪从口鼻而入,则阳明为必由之路。

《湿热条辨》首条指出:"湿热证,始恶寒,后但热不寒,汗出胸痞,舌白,口渴不引饮。"从证推因,湿热为病,在发病之初即非单纯卫分表证,而是以脾胃证候为主,说明病从口入,直犯中焦所致。脾主运化水湿,但水湿邪气过盛,往往阻碍脾的运化功能,形成水湿困脾,导致脾胃升降失司,水湿停聚不祛。因此说湿热伤人以脾胃为病变中心。正如章虚谷所谓:"胃为戊土属阳,脾是己土属阴,湿土之气,同类相召,故湿热之邪,始虽外受,终归脾胃也。"(第1条章释)

二、脾胃虚实与发病

一般来说,外感热病比较重视六淫为患,薛氏却于外感湿热证中独重"内伤"。他说"病湿热,此皆先有内伤,再感客邪",客观地指出"不挟内伤,中气实者,其病必微"(第1条)。这里的"内伤"显然是指脾胃内伤,正由于"脏腑相连,湿土同气",脾胃内伤致使运化之职失司,气机流行不畅,升降失常,清气无以上升,浊气无以下降,湿聚饮阻。章虚谷谓之"脾主为胃行津液者也,脾伤而不健运,则湿饮停聚,故曰脾虚生内湿也"(第1条章释),复由湿热之邪,由口鼻而入,直趋中道,"内外相引,故病湿热"。

薛氏对湿热发病的变化则认为:"中气实则病在阳明,中气虚则病在太阴。"(第1条)脾胃盛衰是热化湿化的关键。脾阳虚弱则易从湿化而湿重于热,表现为湿浊困阻,脾失健运,热蕴湿中,热象不显一类证候:身体重楚,脘痞不饥,口淡不渴,大便溏滞不爽,舌苔白腻,脉濡等。胃阳偏亢则易从热化而热重于湿,出现以热邪为主,挟有湿邪的一类证候:高热心烦口渴,脘闷身重,舌红苔黄腻而干,脉濡数或洪大等。若脾湿与胃热并重者,则多呈湿郁热蒸,难解难分一类证候:身热心烦口渴,脘痞腹胀,恶心呕吐,大便溏泄,色黄味臭,汗出热解,继而复热,舌苔黄腻,脉濡数等。由此可见,感受湿热邪气发病与否,及其转化,取决于脾胃的虚实。

三、脾胃温热病证治

如前所述,《湿热条辨》不仅仅是论湿热温病,对脾胃湿热病证亦有独特的论述。全书原文46条,其中有38条论及脾胃病症,占4/5。其对痞、呕、利、吐泻、痢疾、身重、舌白等症治疗经验,一直为脾胃病科临床医生所延用。兹择其一鳞半爪,归纳如下。

1. 痞 因湿热蒙蔽清阳,胃气不舒,脘中微闷,知饥不食者,宜藿香叶、薄荷叶、鲜荷叶、枇杷叶、佩兰叶、芦尖、冬瓜仁等轻清宣扬(第9条);湿热郁于肌表,胸痞发热肌痛无汗者,宜六一散、薄荷叶微汗解之(第21条);湿重于热,胸痞口渴舌白,湿伏中焦者,宜藿梗、蔻仁、杏仁、枳壳、桔梗、玉金、苍术、厚朴、草果、半夏、干菖蒲、佩兰叶、六一散等轻宣化湿(第10条);热多湿少,胸痞身重,壮热口渴,自汗,脉洪大而长者,宜白虎加苍术汤,清热为主(第37条);湿邪伤阳,胸痞,口渴舌白,汗泄,身冷脉细者,理合扶阳逐湿,宜人参、白术、附子、茯苓、益智等(第25条)。

2. 呕 因湿热内留,素有痰饮,呕吐清水或痰多者,宜温胆汤加瓜蒌、碧玉散等清热化痰(第16条);湿热蕴阻,胃热移肺,呕恶不止,欲死者,宜用川连、苏叶轻剂以清上焦湿热(第17条);营阴素亏,胆火上冲,胃液受劫,口大渴,胸闷欲绝,干呕不止,脉细数,舌光如镜者,宜西瓜汁、金汁、鲜生地汁、甘蔗汁磨服郁金、木香、香附、乌药等以滋养胃津而疏肝胆气滞(第15条)。

3. 利(泄泻) 因暑月阳气外泄,湿困太阴之阳,腹痛下利,恶寒,口不渴,神倦肢懒,脉沉弱者,宜温宜散,仿缩脾饮,甚则大顺散,来复丹等法(第26条);湿滞下焦、自利、溺赤、口渴者宜滑石、猪苓、茯苓、泽泻、萆薢、通草等分利为治(第11条);寒湿困脾,气不布津,肠痛、下利,胸闷烦躁口渴,脉数大按之豁然空者,宜冷香饮子温脾燥湿(第46条)。

4. 吐泻 暑月乘凉饮冷,阳气为阴寒所遏,腹痛吐泻,皮肤蒸热,凛凛畏寒,头痛头重,自汗烦渴者,宜香薷、厚朴、扁豆等以解表化湿(第40条);暑月饮冷过多,寒湿内留,水谷不分,上吐下泻、肢冷脉伏者,宜大顺散以温化(第45条);暑湿内袭,内困太阴,腹痛吐利,胸痞脉缓者,宜缩脾饮以运脾化湿(第44条);中气亏损,升降悖逆,吐下一时并至者,宜生谷芽、莲心、扁豆、米仁、半夏、甘草、茯苓等味,甚则用理中法,以轻补中虚、降逆和胃或温运中阳(第22条)。

5. 痢疾 湿热伤脾,阻遏气机,传导失常者,症见胸痞腹痛,下坠窘迫,脓血稠黏,里急后重,脉软数,宜厚朴、黄芩、神曲、广皮、木香、槟榔、柴胡、煨葛根、荆芥炭等,以清热渗湿,行气导滞(第41条);有痢久伤阳,脉虚滑脱者,宜真人养脏汤加甘草、当归、芍药以温涩固脱(第42条);有痢久伤阴,虚坐努责者,用熟地炭、炒当归、炒白芍、炙甘草、广皮之属,以补血润燥(第43条)。

综上可见,薛氏《湿热条辨》对脾胃病证的治疗,比较重视清热化湿,运脾醒胃,注意区分湿热孰轻孰重,强调湿热分解。值得一提的是,他不囿成见,临证"或阐发前人,或摅己意",重视辨证施治,强调养阴不忘扶阳,堪为后世楷模,实脾胃学家中当之无愧的佼佼者。

(《南京中医学院学报》,1988 年第 4 期)

从《温热经纬·薛生白湿热病篇》探讨呕吐下利病因病机

广州中医药大学　　王　婷　骆欢欢

《湿热病篇》最早出现在舒松摩重刻《医师秘笈》中,作者是薛生白,章虚谷注释,王士雄(孟英)将其收编入《温热经纬·薛生白湿热病篇》中并进行进一步的注解。《温热经纬·薛生白湿热病篇》围绕温病湿热证,对薛生白湿温学术思想进行具体的阐述，集合章虚谷、汪曰桢、杨照藜对本篇的注释，王孟英在此基础上加入个人学术思想的理解，对文本有异议之处进行详细分析和推论，在按语中对证型进行总结性分析且加入不同医家相似的医案进行分析。《温热经纬》不仅仅为湿温的医学综述，还是集各家对湿温见解的宝库。

一、《湿热病篇》湿温含义

薛生白《湿热病篇》在吴本、江本均为湿温，故此处的湿热病即为湿温病。薛生白《湿热病篇》曰："湿热证，始恶寒，后但热不寒，汗出，胸痞，舌白，或黄，口渴不引饮。"王孟英注该湿温病乃"既受湿又感暑也"，多发于长夏季节，天气炎热而雨水充沛，湿热蒸腾于天地之间；"始恶寒"，是湿热之邪入侵，湿热邪气使卫表阳气稍被阻遏；"后但热不寒，汗出"，为火热之邪主炎上，火热之性，燔灼焚焰，迫使津液外越。"太阴内伤，湿饮停聚，客邪再至，内外相引，故病湿热。"此为湿温发病阐述，再结合症状分析，薛生白《湿热病篇》的湿温病机应为机体本身存在脾胃功能运化的失调，湿热之邪伤于中焦，发为湿温病。湿温之邪具有湿邪的黏滞之性和火热邪的上炎之性，"湿得热则湿愈滞，热得湿则热愈横"，两邪相加则助邪气之性长。中焦为气机运化之枢纽，受邪而致气机不能上通下达，胃气不降则呕吐，脾气不升则下利。《伤寒论》曰："太阴之为病，腹满而吐，食不下，自利益甚，时腹自痛。"太阴本病表现的主症为腹痛下利，为太阴脾虚而无力运化，水谷自下，湿温下利兼有脾胃功能失常因素，又受湿邪与热邪程度的差异影响，故下利证型更为多样复杂。王孟英曰："肺胃大肠，一气相通，温热究三焦，以此一脏二腑最为重。"呕吐、下利为脾胃大肠受邪之主要症状。

《湿热病篇》中提及呕吐条文为第15条、第16条、第17条，提及湿温下利条文为第23条、第40条、第44条，与之相鉴别的暑月病下利条文为第40条、第45条、第46条。

二、湿温病呕吐与"诸逆冲上，皆属于火"

湿温病的热邪是"夏令地气已热，而又加以天上之暑也"，热易化火，火性炎上。《内经》曰:"诸逆冲上,皆属于火。"在薛生白《湿热病篇》有 3 个条文出现呕吐症状,呕吐为气机上逆表现,而湿温证以脾胃功能的失常为中心,脾胃升降功能的调节作用影响着气机的运化,气机上逆是气机运化失调的表现之一,把握脾胃功能的病机变化是治疗湿温病的枢纽。条文 15 曰:"湿热证,四五日,口大渴,胸闷欲绝,干呕不止,脉细数,舌光如镜。"此乃素体胃阴不足、肝火旺盛而复感湿温之邪,阴虚火旺使邪气归阳明。舌光如镜的病机不是湿邪阻碍津液上承于口,而是湿温之邪对已虚胃阴的进一步消耗;胸闷欲绝是因胃阴大虚,胃功能减弱,使本已旺盛的肝胆之火上逆。条文 16 曰:"湿热证,身热口苦,呕吐清水,或痰多,湿热内留,木火上逆。"此素有痰饮而肝火旺,感受的湿温之邪从阳化热归阳明,同气相求,湿邪痰饮越盛,热邪肝火越旺,火趋上使痰饮上逆,出现呕吐清水、痰多的症状。条文 17 曰:"湿热证,呕恶不止,昼夜不差欲死者,肺胃不和。"肺胃不和,最易致呕,湿热之邪感于阳明经,胃热而传热于肺,胃气、肺气均以降为顺,故肺胃同感热邪使气机上逆,肺主一身之气,则呕吐更甚。薛生白曰:"中气实则病在阳明,中气虚则病在太阴。"中气是指体内阳气,阳偏旺则邪随火化归于阳明,阳偏虚则邪随湿化于归太阴。条文 15 中病机为阴虚火旺,条文 16 中病机为肝火亢盛,条文 17 中病机为胃火旺盛,均出现了机体的阳气偏盛于阴,使湿温之邪从阳化热而归阳明胃经,出现胃气上逆而呕吐,故湿温呕吐的病机为阳气偏盛,阳气走上而上逆致呕,充分反映了"诸逆冲上,皆属于火"的病机理论。

三、湿温下利与湿温之邪程度的相关辨析

薛生白曰:"湿多热少,则蒙上流下,当三焦分治;湿热俱多,则下闭上壅,而三焦俱困。"湿温下利因湿邪和热邪程度差异,表现出不同的兼证。湿多热少,湿邪流下则出现下利者多,因湿邪下行之性的存在,则湿热俱盛或热重于湿也可出现下利;湿热俱盛于气分可阻滞大肠气机;湿邪郁遏使热不能外散卫表而直逼入营血分,可出现热邪伤血之兼症。以下为湿温下利的证型区分。

1. 热重于湿 条文 23 曰:"湿热证,十余日后,左关弦数,腹时痛,时圊血,肛门热痛,血液内燥,热邪传入厥阴之证。宜仿白头翁法。"本条文未专门

指出肛门下坠感而单指肛门热痛而下利,提示本证应为热重于湿或湿热俱盛,下利时常伴有出血病机,应是热毒深陷血分而迫血妄行,故采用凉血燥湿法,热邪入营易耗血、伤肝阴,不及时清热凉血可使邪入厥阴肝经。方用白头翁汤,黄芩、黄柏清热利湿,秦皮清热利湿、收敛止血,白头翁直下大肠入血分,清血中热毒而凉血。四味药清热燥湿,共除下陷大肠而动血之湿热之邪。

2. 湿重于热 条文 41 曰:"湿热内滞太阴,郁久而为滞下,其证胸痞腹痛,下坠窘迫,脓血稠黏,里结后重,脉软数者,宜厚朴、黄芩、神曲、广皮、木香、槟榔、柴胡、煨葛根、银花炭、荆芥炭。"本条文病机为湿热之邪停滞太阴脾经,影响脾的正常功能。湿困脾可影响脾的运化功能,水液和水谷失于运化则凝聚成湿浊,热蒸湿浊成脓,下陷于肠道,故用厚朴、神曲、广陈皮健脾祛湿以减少湿浊的产生,加以木香、槟榔行气导滞而驱除已成湿浊;柴胡、葛根均能升举阳气,升已下陷之清阳,以除"清气在下,则生飧泄"之因;脾气滞则失于统血,再加热邪的破血妄行,则出血更甚,故需银花炭、荆芥炭凉血止血。湿热之邪感病,热邪能动风伤血,故湿热之邪下利可能伴有不同程度的出血,出血不应单纯止血,应辨别相应病机进行治疗。将两个下利夹血证进行比较,前者病机是湿热下注大肠伴肝火偏盛迫血妄行,湿热俱盛,症状表现为下利时赤多于白或赤白相兼,出血相对较轻;后者病机是湿热中阻,湿重于热,脾失健运,因脾失健运而湿浊化为白脓,故症状表现为下利时白多于赤,再加以脾虚失于统血,故出血程度较前者重。

3. 热微湿盛 条文 44 曰:"暑湿内袭,腹痛吐利,胸痞脉缓者,湿浊内阻太阴。宜缩脾饮。"湿盛易困脾气伤脾阳,脾气输布水液功能受限,故王孟英按"缩脾饮即佐葛根、乌梅,一以振其敷布之权,一以缩其缓纵之势",葛根与乌梅搭配能一展一收恢复脾的输布水液功能;草果、白扁豆、砂仁能助脾胃行气利水化湿,炙甘草能健脾气和中。此证热微而脾阳有损,故不用清凉药物而以辛温药物为主,能运阳气而化水湿。

薛生白曰:"湿轻暑重,则归阳明;暑少湿重,则归太阴。"湿热之邪侵袭人体,因其湿邪与热邪偏颇,当热重于湿邪时病位在阳明胃,当湿重于热邪时病位在太阴脾。条文 23 中邪气为热重于湿,病位在阳明胃,胃与大肠相表里,病机为邪移至大肠,湿热内陷大肠;条文 41、44 邪气均是湿重于热,病位在太阴脾,但表现湿重于热的程度差别;条文 41 是湿偏重于热邪,邪气仅内滞影响脾气运化功能;条文 44 则热微湿重,邪气直困脾阳。

四、暑月病下利的病机辨析

暑月病并非暑病,为"暑月乘凉饮冷,阳气为阴寒所遏",是因夏季为避暑而受寒湿侵袭所致。《湿热病篇》中描述暑月病下利病机主要是寒湿下注大肠和寒湿直伤脾阳,与感受寒湿程度和受感者体质相关。

1. 寒湿下注大肠　条文 40 曰:"暑月乘凉饮冷,阳气为阴寒所遏,皮肤蒸热,凛凛畏寒,头痛头重,自汗烦渴,或腹痛吐泻者,宜香薷、厚朴、扁豆等味。"寒邪袭表则有持续的畏寒表现,但因感邪为夏季湿热盛行、腠理开张、阳气鼓动、津液易伤的特质,故有自汗烦渴,并不能误认为是湿热所伤;腹痛下利则是寒湿下注大肠而泻。此证应是寒湿袭表并寒湿下注大肠,肺与大肠表里同病,药用香薷、厚朴、白扁豆能辛散表邪,温能驱寒,燥能化湿。

2. 寒湿直伤脾阳　条文 45 曰:"暑月饮冷过多,寒湿内留,水谷不分,上吐下泻,肢冷脉伏者,宜大顺散。"病因为饮冷,寒邪偏盛,使寒湿之邪直伤脾胃阳气,脾阳内伤则阳气不足以鼓动外达而肢冷脉伏,脾胃运化功能失常则水谷不分,出现下利。此证为寒湿内伤脾胃阳气所致。王安道曰:"此方甘草最多,干姜、杏仁、肉桂次之,除肉桂外,三物皆炒者。"炒用能直入脾胃,可见本方主用健脾和中之法,加以温补脾阳以振被伤之脾阳。

3. 寒湿伤脾肾之阳　条文 46 曰:"肠痛下利,胸痞,烦躁,口渴,脉数大、按之豁然空者,宜冷香饮子。"此为寒邪过盛,伤于脾肾阳气。肾阳大伤,故虚阳上越,鼓动胃中无以输布运化而成的浊湿上逆,浊湿阻痹胸阳则胸痞,浊湿蒙蔽心神则烦躁,肾阳虚无以气化,加以浊湿阻于中焦使水液不能上承于口则口渴,因并无热证的存在,口渴应伴有渴不欲饮。冷香饮子药物组成为附子、陈皮、草果、甘草、生姜,煎服应待冷后再服,避免热气与外越虚阳相格而耗阳;附子直入脾肾经而回阳救逆,收外越之阳,附子散寒之功配伍,以陈皮、草果辛温芳香化湿能除胃中浊湿之邪,生姜能降逆上犯之浊湿。

暑月病下利与湿温病下利均发于夏季,但病因截然不同,前者为寒湿侵袭又伴有湿热气候条件的影响,后者为湿热侵袭。暑月病下利的治疗采用辛温药物为主,湿温病下利的治疗加以寒凉药物,故在临床的治疗中应进行明确区分。

五、小　结

综上分析可知，呕吐、下利作为湿温证的常发症状，存在不同的病因病机。呕吐发病中心为阴阳失衡、阳气偏胜，阳气偏胜包括肝火亢盛、胃火旺盛和阴虚火旺，故火性炎上，出现了气机上逆而呕。下利为太阴病的本经症状，而湿温下利在太阴经病基础上加以湿、热邪偏颇程度的综合作用，表现出不同程度不同兼证的湿温下利。暑月天地湿热，为解暑而饮冷、吹凉风后受寒出现下利，但暑月病下利病因与湿温病下利大相径庭，暑月病下利是在暑月湿热天气条件下而寒湿内伤所致。王孟英在《温热经纬·薛生白湿热病篇》中将呕吐下利症状的多种病因病机加以阐述，为后人理解提供了阶梯式的思维。

（《中医研究》，2017 年第 30 卷第 11 期）

浅析薛生白治湿之法

福建中医学院　　郑春素

四时温病，虽各有特点，但按病邪性质来分，不外"温热"和"湿热"两大类型，其中，因于湿或挟湿为病者尤为多见。湿之为病，有外湿、内湿之分，有从寒化、从热化之异，症状复杂，病位广泛，故治疗方法不尽相同。

清代名医薛生白首立湿热病专论，著成《湿热病篇》，对湿热病的辨证论治言简意赅，条分缕析，说理透彻。薛生白对湿热病证治的独到见解，对临床湿病证治颇具启迪意义，至今仍有效地指导着临床实践，被后学奉为圭臬。

笔者通过研读分析薛生白的《湿热病篇》，发现其对湿热病的治疗，着重强调用宣湿、化湿、燥湿、利湿、逐湿之法，现将薛生白治湿之法浅析如下。

一、宣湿法

因肺居上焦，主一身之气，天气下则浊邪降，升降有常，水液下行，才能气化而出。潴留在体内的水湿，有赖于肺气的宣发和肃降，使之下输膀胱而排出体外，这样，才不会导致水湿停滞，从而达到祛湿的目的，亦即"气化湿亦化"。宣湿法是用芳香宣透或微苦而辛之品，开宣肺气，宣通气滞，使郁遏于肌表或肺卫之湿邪随之宣散的治法，主要适用于表湿，即薛生白所说的阴湿和阳湿，症见身热午后较甚，汗出热不解，或发热恶寒无汗，身重头痛，小便短少，苔白腻，脉濡缓等，多用杏仁、豆豉、藿香等清疏灵动之类。如《湿热病篇》原文第2条：湿热证，恶寒无汗，身重头痛，湿在表分，宜藿香、香薷、羌活、苍术皮、薄荷、牛蒡子等味，头不痛者，去羌活。薛生白用辛温之藿香既可解表，又可化湿，香薷辛温能入肺经发汗解表而散寒，两药相合祛湿于肌表，湿开热透，邪从汗解。苍术皮以皮入药，可使肺气得以开宣，湿邪得以宣化。再如第10条：湿热证，初起发热，汗出胸痞，口渴舌白，湿伏中焦。宜藿香梗、白豆蔻、杏仁、枳壳、桔梗、郁金、苍术、厚朴、草果、半夏、干菖蒲、佩兰叶、六一散等味。虽论湿在中焦，但薛生白用苦温之杏仁开宣肺气，配合桔梗、枳壳，宣降肺气，升降气机，气化则湿化，使水道通调，给湿邪以去路，达到"启上闸，开支河，导湿下行，以为出路"的目的。

宣湿法亦适用于浊邪蒙上之证。如原文第31条："湿热证，初起壮热口渴，脘闷懊恼，眼欲闭，时谵语，浊邪蒙闭上焦。宜涌泄，用枳壳、桔梗、淡豆豉、生山栀，无汗者加葛根。"薛生白认为：眼欲闭，肺气不舒也；时谵语者，邪郁心包也，须"高者越之"，引胃脘之阳，开心胸之表。湿热酿浊，蕴阻上焦，气机不达，郁闭心包，清阳不展，故扰及神明。从其用药来看，桔梗苦辛，开肺气之结，宣心气之郁，枳壳辛性苦降，长于行气宽中，二者相配以宣降肺气，条畅气机，理气宣窍，则气通浊去机窍得开。可见，薛生白对湿热病的治疗强调开上郁，从肺论治，重视宣湿法。

二、化湿法

脾为湿土之脏，主运化水湿，喜燥而恶湿，如外湿束表，脾运被阻，或脾运不健,水湿潴留,则湿从内生。盖湿为重浊之邪,最易阻碍脾运,升降为之逆乱,气机为之壅塞,故湿之为病,与脾脏关系最为密切。化湿法是用气味芳香的药物醒脾、运脾,促进脾胃运化,消除湿浊的治法,主要适用于湿浊中阻,脾为湿困之证,症见脘腹痞满、嗳气、呕吐、泄泻、食少体倦、舌苔白腻、脉濡缓等,多用白豆蔻、藿香、佩兰、菖蒲、郁金等药。如《湿热病篇》第 8 条:"湿热证,寒热如疟,湿热阻遏膜原,宜柴胡、厚朴、槟榔、草果、藿香、苍术、半夏、干菖蒲、六一散等味。"第 10 条:"湿热证,初起发热,汗出胸痞,口渴舌白,湿伏中焦,宜藿梗、蔻仁、枳壳、桔梗、郁金、苍术、厚朴、草果、半夏、干菖蒲、佩兰叶、六一散等味。"第 13 条:"湿热证,舌根白,舌尖红,湿渐化热,余湿犹滞。宜辛泄佐清热,如蔻仁、半夏、干菖蒲、大豆黄卷、连翘、绿豆衣、六一散等味。"通过上述 3 条原文可以看出,薛氏治湿根据脾喜暖而爱芳香,香可通气,行中焦之气机之理,旨在用藿香、佩兰、白豆蔻、郁金等药物的芳香之气助脾醒胃,使正气得以畅通,湿邪得以消除,因湿引起的嗳气、呕吐、胸痞等脾胃气滞的症状亦随之消失。

三、燥湿法

太阴湿土易生湿受湿。湿为有形之阴邪,重浊腻滞,不易骤化,遇寒则凝,遇热则行。脾喜燥恶湿,治脾病当顺其性制其恶,故多用燥湿法。早在《内经》即提出"湿淫于内……以苦燥之,脾苦湿,急食苦以燥之"的治湿原则。薛生白亦提到"宜用辛开"法则,所用药物,均味属辛,辛走气,能化液。《医原·百病提纲类》指出:"湿阻气机者,辛苦开化以行之。"燥湿法是用味苦性温的药物,燥脾土,使湿去脾健,气机通畅,适用湿浊内盛、脾为湿困、运化失常的病证。如《湿热病篇》原文第 12 条:"湿热证,舌遍体白,口渴,湿滞阳明,宜用辛开,如厚朴、草果、半夏、干菖蒲等味。"湿邪,非温不化,薛氏多用半夏、厚朴、陈皮之苦温药物疏利脾脏,温化湿邪,以斡旋中州,调其升降,使脾胃恢复健运之职,气机调畅则湿邪易化,所谓:气化湿亦化,气行则水行。

四、利湿法

湿为阴邪,性善下趋。热为天之气,湿为地之气,热得湿而愈炽,湿得热而愈横,湿热流注于下则清浊不分。湿热相合,其病重而速;湿热两分,其病轻而缓。因其病邪在于下焦，遵《素问·阴阳应象大论》"其下者，引而竭之"之旨，当用渗利之法，导湿下行，由小便而出。但湿与热合者，在用渗利药物时，需注意利湿不伤阴，宜取甘淡之味。利湿法是用甘淡之品以通利水道，渗泄水湿，使湿从下而解，有利于分化湿热，适用于湿热流注下焦、泌别失职者，因湿热流注下焦，小肠泌别失常，故以便溏、尿赤为主要表现。

《湿热病篇》原文第11条："湿热证，数日后自利，溺赤，口渴，湿流下焦，宜滑石、猪苓、茯苓、泽泻、萆薢、通草等味。"《素问·太阴阳明论》云："伤于湿者，下先受之。"故历代医家均强调治湿应因势利导，给邪以出路，即古人所说"治湿不利小便非其治也"。湿热病证中，利小便既可以使湿从下而解，又有利于湿热两分，则病情轻浅。故薛氏应用茯苓、滑石、通草、泽泻、猪苓、萆薢等甘淡之品，淡渗利湿，使湿邪从小便而解，同时，滑石、通草性寒，还具有清热的作用，使湿祛热除。

五、逐湿法

湿为阴邪，易伤阳气。阳气旺，则湿易除。逐湿法是用温补大热之品温补脾肾阳气，救助阳气以驱逐湿邪，适用于邪伤阳而致脾阳虚或脾肾阳虚之证。薛生白《湿热病篇》原文第25、第26条均运用温阳法以逐湿邪："如湿热证，身冷脉细，汗泄胸痞，口渴舌白，湿中少阴之阳，宜人参、白术、附子、茯苓、益智等味。""暑月病初起，但恶寒，面黄，口不渴，神倦，四肢懒，脉沉弱，腹痛下利，湿困太阴之阳，宜仿缩脾饮，甚则大顺散、来复丹等法。"薛生白选人参、白术健脾益气，脾阳根于肾阳，脾之运化，助肾阳的推动；又用附子、益智仁温热之性，扶少阴之阳助以逐湿，或应用干姜、肉桂温中散寒以逐湿。

临床所见湿邪为病几乎贯穿一年四季，可表现为外湿侵袭或内外合邪。无论外湿内湿，凡湿邪为病，皆阻遏气机，困损清阳，直至脾胃等脏腑阳气受损。清代温病名家薛生白论治湿热病的经验完全源于临床实践，其理法方药对后世的启示颇为深刻。薛生白宣湿、化湿、燥湿、利湿、逐湿之法，概括了治疗湿邪的基本大法。掌握并灵活运用薛生白治湿之法，也就通晓了治湿的一般规律；通晓治湿方剂的药物配伍规律，临床上选方用药才有章可循。

（《辽宁中医药大学学报》，2009年第11卷第9期）

薛生白湿热病治法十一则

福建中医学院　　付晓晴

薛生白是与叶桂齐名的温病学家，叶桂创造了温热性疾病的卫气营血辨证体系，而薛生白则创造了湿热性疾病的辨证体系，其对温病学的贡献不在叶桂之下。

薛氏的《湿热病篇》以论湿热病的证治为主，其辨证的特点为：以三焦辨证为主，结合卫气营血辨证。其治法思想为湿热宜分不宜合，谓："湿热两分，其病轻而缓；湿热两合，其病重而速。"薛氏将人体湿热致病的演变与治疗规律条分缕析，极尽变化。本篇试图以治法为目，粗浅总结归纳薛生白对湿热病的治疗方法。

一、化湿清热法

这是薛氏治疗湿热病的最基本法则，主要适用于湿热侵犯中焦气分之"正局"的各种病理变化。薛氏指出病因有三："太阴内伤，客邪再至，内外相引，故病湿热。""湿热之证不挟内伤，中气实者。""先因于湿，再因饥劳而病者。"发病特点为："阳明为水谷之海，太阴为湿土之脏，故多阳明、太阴受病。""膜原者，外通肌肉，内近胃腑，即三焦之门户，实一身之半表半里也。邪由上受，直趋中道，故病多归膜原。"病理转归特点为："湿热病属阳明、太阴者居多，中气实则病在阳明，中气虚则病在太阴。"治疗上以化湿清热为大法，随湿热之孰轻孰重，演化趋向分而治之。

湿蕴热伏于膜原，因膜原"外通肌肉，内近胃腑"，"为阳明之半表半里"，尚有透达之机，故薛氏"仿吴又可达原饮之例"，以辟秽化浊之厚朴、草果、槟榔，加芳香理气之藿香、苍术祛湿破结，直达膜原，借柴胡和解透达之性逐邪外出。重在开其湿热秽浊，秽浊开则郁闭之热易清，故仅佐以六一散清热利湿。

脾胃之湿邪极盛尚未化热，薛氏以辛开燥湿治之："湿滞阳明，宜用辛开，如厚朴、草果、半夏、干菖蒲等味。"湿重于热，薛氏以理气化湿为治："病在中焦气分，故多开中焦气分之药。"如藿香梗、白豆蔻、郁金、枳壳、苍术、厚朴、半夏、干菖蒲等。兼顾开其上下焦,以杏仁、桔梗开其上焦气分以助水道通调利于湿之去,六一散清热利湿使从小便而出。

湿困脾胃,渐次化热,薛氏曰:"宜辛泄佐清热。"此时宜芳香以化湿,避用大剂温燥之品,故以白豆蔻、半夏、干菖蒲芳香化湿,六一散加大豆黄卷清利湿热,因热未甚,故用微苦微寒之绿豆衣、连翘等清热而不碍化湿。

湿热俱盛,阻闭中上二焦,气机闭塞不通。薛氏曰:"以病邪初起即闭,不得不以辛通开闭为急务。"故用药不避辛通温燥。"不欲以寒凉凝滞气机也",故"去湿药多而清热药少","宜草果、槟榔、鲜菖蒲、芫荽、六一散各重用,或加皂角、地浆水煎"。皂角辛温开窍祛痰,地浆水等甘寒而清热利湿。

湿热郁久可成痰热内蕴,薛氏一转辛开芳化之法,着力于化痰清热,偏重于治痰,曰:"宜温胆汤加瓜蒌、碧玉散等味。"温胆汤燥湿化痰、清热和胃;瓜蒌化痰清热;青黛清肝胆之火;六一散通利水道,使痰与热俱去。

湿热蕴结中焦,阳旺热盛而太阴脾湿不去,薛曰:"故用苍术白虎汤以清热散湿……乃热多湿少之候,于白虎汤加入苍术以理太阴之湿。"薛氏于仲景白虎汤运用娴熟,颇有心得,谓:"白虎汤仲景用以清阳明无形之燥热也……热甚阳明,他证兼见,故用白虎清热,而复各随证加减。"

从薛氏化湿清热法中可见:

(1)不论"中气实"或"内伤夹湿",治疗均以祛邪为主。实者邪去正自安,虚者因邪盛而正未大虚,故寓扶正于祛邪之中。

(2)化湿与清热二者,重视化湿为先,好用辛开。非但湿盛阳微时用之,且当湿热俱盛,闭阻气机时,薛氏仍"以辛通开闭为急务",此是常法中之变法,可识薛氏之胆略。

(3)选用清热药贵在精当。湿盛热微时,不专治其热,只于化湿之中加清利湿热之六一散。若热增但未盛时,宜微苦微寒之品;直至化热已盛时,方以白虎汤清阳明燥热、滋阴益气。

(4)重视三焦合治。开上焦之气机,醒中焦之脾运,利下焦之水道,一改湿邪呆滞之局面,使湿去热除。

二、芳香辛散解表法

薛氏此法用治湿伤肌表卫分、卫阳郁遏、尚未化热之证。湿邪在表,尚未化热，故用芳香辛散之品化湿而透邪向外。而湿热之为病，以中焦脾胃为病变中心，故尚须顾及中焦气分。薛氏选用芳香辛散之藿香、香薷，发表又兼能和中；薄荷、牛蒡子助藿香、香薷疏解透邪；羌活、苍术皮散表里经络之湿又止头痛。三组药物性多辛温，共达表散湿邪之功。王孟英谓其用药特点为："阴湿故可用薷、术、羌活以发其表。"薛氏此法改变了仲景之后、薛氏之前误以伤寒之辛温解表法治疗湿犯肌表证的局面。

三、泻肺利湿法

湿热侵肺，肺失肃降，痰涎壅盛而致"咳嗽昼夜不安，甚至喘不得眠"，病属上焦气分。薛氏仿仲景以葶苈泻肺平喘，但病起于湿热伤肺，不祛湿热则咳嗽难愈。清热利湿药中，薛氏喜用甘淡寒之滑石。然滑石质沉，归胃、膀胱经，薛氏便以入肺经之"葶苈引滑石（六一散），直泻肺邪则病自除"，此乃薛氏治疗肺中湿热的独到之处。再加枇杷叶清肺降气。

四、理气开肺宣降法

湿热侵犯上焦气分，郁阻肺气者，薛氏据肺之生理特性，不重治其湿，而重治其气。正如王孟英所说："盖气贵流通，而邪气扰之则周行窒滞，失其清虚灵动之机。"吴鞠通曰："盖肺主一身之气，气化则湿亦化也。"

湿热蒙蔽上焦，导致"肺气不舒……邪郁心包"，薛氏以枳壳、豆豉、桔梗轻开上焦胸肺之气，以栀子清热利湿，薛氏自注"用栀豉汤涌泄之剂"，其"涌泄"之意，在于用理气药搅其湿浊而动其湿，用清热利湿药导其湿而下。

胃腑湿热移于肺，肺胃气机不和，症见呕吐。薛氏曰："肺胃之气，非苏叶不能通也。"故"必用川连以清湿热，苏叶以通肺胃"，苏叶之用量亦极轻微。

此外，薛氏重视三焦合治，故湿热郁阻中焦时，亦配合使用开上焦气分之法，以助气化湿亦化之功。

纵观薛氏治上焦之药，除痰涎壅盛用葶苈子外，余多用开上焦气分之药，杏仁、桔梗为常用之品。王孟英总结薛氏上焦气分用药技巧曰："惟剂以轻清，则正气宣布，邪气潜消，而窒滞者自通，设投重药，不但已过病所，病不能去,而无病之地,反见遭克伐。"

五、分利清热祛湿法

此为薛氏治疗湿热病热邪未盛常用之法,以使未盛之热随湿而出。

湿热侵犯上焦肌表卫分,化热而未盛。薛谓:"不欲湿邪之郁热上蒸,而欲湿邪之淡渗下走。"以滑石、大豆黄卷、茯苓皮、白通草等渗湿以清热;仅以轻清之藿香叶、苍术皮芳化透表;以桔梗开上焦肺气,助解表利湿泄热。

湿热侵犯上中焦气分,薛氏亦常配以此法使湿热有出路,常用六一散为基础方。

湿热阻于下焦气分,小肠分清泌浊失常,症见小便赤涩而大便溏泄。薛氏曰:"湿滞下焦,故独以分利为治。"以猪苓、茯苓、泽泻、萆薢、通草等分利湿热,但并非一味渗利,"须佐入桔梗、杏仁、大豆黄卷开泄中上,源清则流自洁"。

六、泄热通下法

薛氏多以此法治疗湿热化燥致痉证。

湿热化燥、阳旺热盛而发痉、神昏笑妄者,薛曰:"清热泄邪止能散络中泛起之热,而不能除肠中蕴结之邪,故阳明之邪仍假阳明为出路也。"指出:"阳明实热,或上结,或下结。""湿热蕴结胸膈,宜仿凉膈散……热邪闭结肠胃,宜仿承气微下之例。"

湿热证成阳明腑实,热灼津伤,肝风内劫之势,薛氏亦以承气汤急下以存阴。

七、清营凉血芳化法

湿热化热入营,其证治大致同湿热病,但薛氏结合湿热病邪特点,除以清营凉血、解毒开窍为主外,大多加入鲜菖蒲以助芳化开窍。

八、活血通络,破滞散瘀法

湿性黏腻重着,阻碍气血运行,故湿热病后期,常见气血呆滞、灵机不运。薛曰:"斯络脉通而邪得解矣。"仿吴又可三甲散,以䗪虫、鳖甲、穿山甲、桃仁等破血逐瘀,通经活络;僵蚕化痰散结;柴胡疏肝解郁,借其升发之性引邪外出。此法对后人甚有启迪,湿热困阻气血,本为常理,然一般医者多数清热祛湿,忽略活血通络。薛氏此法可用于湿热病久,邪气已衰,而气血为之钝滞者。

九、祛风清热胜湿法

湿邪挟风,侵入阳明、太阴经脉,薛氏曰:"风为木气,风动则木张,乘之阳明之络则口噤,走窜太阴之经拘挛,故药不独胜湿,重用息风。一则风药能胜湿,一则风药能疏肝也。选用地龙诸藤者,欲其宣通脉络耳。"制方主以祛风胜湿之品如鲜地龙、秦艽、威灵仙、苍耳子、丝瓜藤、海风藤等,仅以酒炒黄连、滑石清热利湿。

十、清除余邪法

湿热之邪已大减,余邪未去,或正虚邪恋、蔽阻三焦清阳,薛氏主张:"宜极轻之品,以宣上焦阳气,若投味重之剂,是与病情不相涉矣。"用藿香叶、薄荷叶、枇杷叶、佩兰叶、芦尖、冬瓜仁等芳香化湿以除余邪。诸药取叶,质轻味薄性轻物,正对势衰之余邪,祛邪而不伤正。

余邪内留于肝胆,薛谓:"湿热之邪留于胆中,胆为清虚之腑,藏而不泻,是以病去而内留之邪不去。"其治法颇具特色:"'滑可去着',郁杏仁性最滑脱……用郁杏仁泄邪而以酒行之,酒气独归胆也。枣仁之酸,入肝安神,而以姜汁制,安神而又兼散邪也。"方中猪胆皮用以清泄肝胆湿热余邪。

十一、滋阴益气法

薛氏认为:湿热郁久即化热伤阴,既可见于湿热未清之时,又可见于湿已化热之后；既可独见阴伤，又可兼见气逆风动。

湿热之邪化热，耗伤胃阴，薛氏以西瓜汁、鲜生地汁、甘蔗汁、金汁等甘淡滋阴药，以免碍胃滞脾。若津液耗伤，肝风内动者，则需大剂甘寒滋润之品泻热救阴，方可凉肝息风。故遣以玄参、生地、女贞子、生何首乌、芦根等药。若兼肝风内动致痉，则在滋阴的基础上加羚羊角、蔓荆子、钩藤等以平肝息风。若兼腑实，则滋阴与通腑并用，通腑的目的仍在于护阴。

湿热病后期，湿热"大势已退"，但"阴分先伤"，薛氏指出治疗上滋阴与祛湿的矛盾："此时救液则助湿，治湿则劫阴。"仿仲景以麻沸汤泡渍泻心汤之服法，以补肺健脾之糯米泡渍补脾化湿之于术，去术煎糯米汤饮，如此取术健脾益气之功而避温燥伤阴之弊。

湿热为患，脾胃受损而致"胃气不输，肺气不布"，薛谓："理合清补元气，若用腻滞阴药，去生便远。"以人参、鲜莲子、生甘草、生谷芽补气健脾，麦冬、石斛兼顾其阴，木瓜和胃化湿。

薛生白湿热病治法虽粗浅括为此 11 则，然，掌握薛氏治法思想，便可变通无穷，则湿热为患，无可遁形。

（《天津中医药大学学报》，1987 年第 2 期）

浅析《湿热病篇》中的"透"法

浙江省桐乡市第一人民医院　　陆彩芬

"透"法是治疗湿病气机阻滞的一种常用方法，具有透表达里、升上畅下的作用，贯穿于湿热病治疗的始终。笔者以薛生白《湿热病篇》为例，谈谈"透"法在湿热病中的应用。

一、辛香开郁，化湿透表法

本法用于湿邪伤表之候。《湿热病篇》第 2 条："湿热证，恶寒发热，身重头痛,湿在表分,宜藿香、香薷、羌活、苍术皮、薄荷、牛蒡子等味。"基本病机为湿邪郁于肌表,阻遏卫阳,营卫失调,肺气失宣。治宜辛香开郁,化湿透表。常用药物:藿香、香薷、白芷、豆豉、薄荷、紫苏等。

二、辛香化湿,清轻透表法

本法适用于湿热伤表之候。《湿热病篇》第 3 条:"湿热证,恶寒发热,身重关节疼痛,湿在肌肉不为汗解,宜滑石、大豆黄卷、茯苓皮、藿香叶、鲜荷叶、白通草、桔梗等味。"基本病机为湿邪留滞上焦肺卫,郁而化热,热蒸湿动,郁于腠理,因湿性黏滞,故汗出而热不去,表证不解。故唯以辛香之品化湿,滑利之品渗湿,清轻之品透热,三管齐下,湿化热去,气机自可通利。在表之湿多以启上闸开支河,芳香透湿为法。常用药物:藿香、鲜荷叶、金银花、滑石、青蒿、清水豆卷之流。

三、芳香辟秽,宣透膜原法

本法适用于湿热阻遏膜原之候。《湿热病篇》第 8 条:"湿热证,寒热如疟,湿热阻遏膜原,宜柴胡、厚朴、槟榔、草果、藿香、苍术、半夏、干菖蒲等味。"基本病机为湿热内阻膜原,阻闭三焦门户,处人体半表半里之间,故寒战;热胜入阳,阴得阳助,故发热,如此寒热交作。其治以芳香辟秽、苦温燥湿、疏理壅滞为法,希冀开达膜原,疏畅气机,湿去热泄。常用药物:厚朴、槟榔、草果、半夏、菖蒲之类。

四、畅中透气,辛温开郁法

本法适用于湿热郁于中州之候。《湿热病篇》第 10 条:"湿热证,初起发热,汗出胸痞,口渴舌白,湿伏中焦,宜藿梗、蔻仁、杏仁、枳壳、桔梗、郁金、苍术、厚朴、草果、半夏、干菖蒲、佩兰叶、六一散等味。"基本病机为湿热郁于中焦脾胃,湿热交蒸,弥漫中焦。中焦乃气机升降之枢纽,故以大剂开中焦气分之药,配伍宣透上焦之品,即"辛温开郁,气行湿化"。《湿热病篇》第

13 条："湿热证，舌根白，舌质红，湿渐化热，余湿犹滞。宜辛泄佐清热，如白蔻仁、半夏、干菖蒲、大豆黄卷、连翘、绿豆衣、六一散等味。"基本病机为湿滞中州，郁久化热，热蒸湿动，弥漫中焦，湿热熏蒸心肺，舌尖转红，余湿尚滞，法宜辛泄清热兼顾。常用药物：半夏、厚朴、藿香、石菖蒲、白蔻仁等味。

五、渗湿通阳，透利膀胱法

本法应用于湿热流于下焦之候。《湿热病篇》第 11 条："湿热证，数日后自利，溺赤，口渴，湿流下焦，宜滑石、猪苓、茯苓、泽泻、草薢、通草等味。"基本病机为湿热流滞下焦，阳气被遏，气化失职，水道不利，泌别失司。治疗当以"通阳不在温，而在利小便"，多投甘淡渗利之品，使湿从小便而去。然通阳之法并不限于利小便，开上焦、畅中焦，皆可称之"通阳"，总不离化湿。常用药物：茯苓、猪苓、滑石、芦根、通草、泽泻等。

六、微以通下，透腑开闭法

本法适用于湿热壅滞阳明火腑之候。《湿热病篇》第 6 条："湿热证，发痉，神昏笑妄，脉洪数有力，开泄不效者，湿热蕴结胸膈，宜仿凉膈散；若大便数日不通者，热邪闭结肠胃，宜仿承气微下之例。"基本病机为湿热之邪蕴结肠胃。因"阳明之邪仍假阳明为出路"，通下可使蕴结于肠胃之湿热速去，壅滞既去，气机得通，阳气得复，亦谓之"透"。但下之不宜峻攻猛泻，宜少少与之，微以通之，因湿热之邪黏滞胶着不能速去故矣，故薛氏云"仿承气微下之例"。常用药物：承气之类。

七、善后调理，透尽余邪

《湿热病篇》第 9 条："湿热证，数月后脘中微闷，知饥不食，湿邪蒙绕三焦，宜藿香叶、薄荷叶、枇杷叶、佩兰叶、芦尖、冬瓜仁等味。"基本病机为病后余邪未清，留滞三焦。故当以轻扬之品升上焦肺气，芳香之品化余湿，如此湿

临床证治探讨

热病方可得除。

 # 《湿热病篇》生津滋阴法及临床应用

河北医科大学　　　金淑琴

薛生白《湿热病篇》以用化湿诸法著称，然应用生津滋阴法亦不可忽略。

一、化湿养阴并用

湿邪留滞与阴亏之证并存，纯以化湿必有伤阴助热之弊，仅以滋养阴津又有碍湿化。薛氏擅两法并用，化湿除热，救液存津，各司所治，相得益彰。每于湿热伤津或湿渐化热，所谓"湿热参半"即施用之。临床见"舌根白，舌尖红""痰多呕吐清水""口渴汗出，骨节痛"，或"壮热口渴，自汗，身重，胸痞，脉洪大而长"，选温胆汤加瓜蒌、碧玉散，元米汤泡于术，白虎加苍术汤或加白豆蔻、半夏、菖蒲、大豆黄卷、连翘等药物。

二、苦寒急下存阴

湿邪化热化燥，蕴结胸膈，或燥屎与热邪闭结肠胃，甚则热邪内闭，上扰神明，引动肝风之证。所见"大便数日不通，舌苔干黄起刺或转黑色，发痉撮空，神昏笑妄，脉洪数有力"。此等热邪内闭，伤津耗液日笃，不以苦寒急下之法，则有邪热锢结，热毒上犯，更逼神明，阴液将竭之险。釜底抽薪，燥屎得去，胃中津液不复戕伐，热势自解，可谓善哉。选用凉膈散、承气汤。

三、清热滋阴息风

湿邪化燥,热邪未解,阴液亏耗,阳无以制,肝风内动之证,即所谓"营液大亏,厥阴风火上升"或"津枯邪滞"。可见"汗出热不除,或痉,忽头痛不止"或"囊缩舌硬,谵语昏不知人,两手搐搦,口渴,苔黄起刺,脉弦缓",每多选用羚羊角、蔓荆子、钩藤、玄参、生地、女贞子等凉肝止痉、滋阴清热之品,又以甘凉之芦根、何首乌、鲜稻根等保护胃气,恢复胃津。可谓不拘治湿一格,机圆法活,灵活多变。

四、清热凉血养阴

湿热化燥化火,燔灼营血,热毒充斥表里三焦,病情危重者,或邪灼心包,或热入血室,或上下失血及肌衄斑疹。见症各异,病机则一,皆以清热解毒、清营凉血,活血化瘀,滋养营阴之法。如热闭心包"神昏谵语或笑,发痉,壮热口渴,舌黄或焦红",以犀角、羚羊角、连翘、钩藤清热解毒,用生地、玄参、银花露滋养营阴,菖蒲、至宝丹清心开窍;若热邪充斥表里三焦,热入血室及各种出血见证,用紫草、茜草、贯众、赤芍、牡丹皮等凉血养阴之品。可见薛氏不仅精通湿热,又擅治温热。

五、两补气阴

湿温后期,以肺胃病变为著。气虚不复生津,津亏胃气不苏。若"独神思不清,倦语不思食,溺数,唇齿干",即以人参、麦冬、石斛、木瓜、生甘草、生谷芽、鲜莲子等味(薛氏参麦汤)益元神,补气阴;暑病若见"四肢困倦,精神减少,身热气高,心烦溺黄,口渴自汗,脉虚",亦用此法,是证邪不甚而正气虚弱,津气两亏昭然;若暑伤津气,"气短倦怠,口渴多汗,咳嗽"等症,急予生脉散保肺气,生津液,防止津气外越有喘脱之险。

案1 孙某,男,56岁。2000年1月诊。患者每遇劳累则胸前疼痛,诊为冠心病7年。近日劳累过度,气温下降,病情加重,胸痛次数增加,面色苍白、口唇紫暗,烦躁,汗出,手足湿冷,舌质暗淡、苔白干燥,脉沉细。证属气阴虚衰,络脉瘀阻。治以益气养阴,通脉化瘀。急予红参、赤芍、菖蒲各9g,麦冬、五味子各10g,川芎6g。服药3剂症状减轻,发作次数减少,手足转温,睡眠安好。上方加减服用20剂而病情稳定,精神体力恢复。

六、泄胆火养胃阴

即清泄胆火、舒降上逆之气、滋养胃中津液的方法。见"口大渴,胸闷干呕,脉细数,舌光如镜"等症,属热盛阴伤,胆气不舒,胆火内扰,胃液受劫,气机郁滞,毫无湿邪可言。故必用清热养阴、疏利气机之法。薛氏用金汁清泄胆火,平降冲逆之气,以西瓜汁、生地汁、甘蔗汁滋养胃阴。所用郁金、木香、香附、乌药等味,本为阴亏禁用,然汁药"磨服",既疏肝解郁,行气疏滞,又无伤阴化燥之弊。选药精当,手法多样,以此略见一斑。

七、舒胆气养心阴

此为善后调理之用。若邪热渐解,诸证皆退,尚有余邪内留而胆气不舒,热扰阴分,肝魂不安,心阴不足,心神不宁,表现为"目暝则惊悸梦惕"。宜疏利胆气,清除余邪,余热不复内扰,兼之养心阴,宁心神之法。以猪胆汁、郁李仁泄肝胆余邪,清热润燥;酸枣仁宁心养肝,生津益阴。三药虽简,却丝丝入扣,可谓精细之至。

案2 李某,男,61岁。1998年9月8日诊。患者1年前患糖尿病。体胖,平素口渴多饮,终日不离水杯,近日夜间低热,体温37.2～38℃,口苦,烦躁,夜寐不安,舌淡胖嫩,脉沉细。此乃肝胆郁热,化火灼津。治宜清热泻火,生津养阴。药用龙胆草6g,黄芩、黄精各8g,沙参、地骨皮、玄参各10g,麦冬9g。服药4剂,口渴多饮多尿证大减,体温正常,每晚能睡5h,略口干喜饮,便干。原方去龙胆草,加生地10g,知母12g。调理而安。

八、频频服药益阴

用于肺胃不和所致呕恶重证,胃热不除,上灼于肺,肺胃阴伤,胃失和降,气机上逆,"呕恶不止,昼夜不差,痛苦欲死"。用川连1g,苏叶0.8g,清热泄火,降逆止呕。从药物看并无养阴之意,然其功在服药方法"两味煎汤,呷下即止"。热邪以药物驱之,胃阴不足以汤水灌溉。为避呕者拒药,又以小口慢咽之法频频滋之,诱使胃气下行,滋胃中津液。加之药量轻微,轻可去实,更无重剂克伐胃气、劫灼胃津之弊端。

九、辛开温阳布津

湿邪尚未化热者气机不行,津液不布,脏腑组织不得濡养,或寒湿困阻,阳气被郁,津液亦不能转输敷布,荣润肌体。如湿在中焦,表现为"舌遍体白,口渴"或"身冷脉细,汗泄胸痞,口渴舌白"的寒湿证,都见口渴,其病机均属湿邪困阻,津液不得上奉,若滋养胃津显然悖逆。薛氏对前者辛开理气,燥化湿邪,以求湿去津开,用厚朴、草果、半夏、干菖蒲、藿香、枳壳、苍术、佩兰叶;对后者则温补阳气,驱散寒湿,以人参、白术、附子、益智仁等药(薛氏扶阳逐湿汤)。二者均能布化、调整、保护津液。

上述9法见于《湿热病篇》,46条中有19条之多,可见生津滋阴方法之重要。在湿热证治理论中寻其实质,于临床诊治中求其真谛,方能获薛氏学术思想之精灵。

(《陕西中医》,2002年第23卷第12期)

疾病诊治应用

薛氏提出湿热病亦可使用汗法与下法。湿热病的治疗，向来就有忌汗、忌下、忌润之戒，虽言之有理，但未免以偏概全。薛氏在湿热病的治疗过程中，不拘此说，对于第21条"胸痞发热，肌肉微疼，始终无汗者"，认为是"暑邪内闭"，以六一散、薄荷泡汤调下，汗出即解。薛氏指出湿热病"既有不可汗之大戒，复有得汗始解之法，临证者当知所变通矣"。第6条湿热蕴结胸膈，以凉膈散；大便不通，仿承气汤法，皆为湿热病用下法的范例，并提出"清热泄邪，止能散络中流走之热，不能除胃（肠）中蕴结之邪"和"阳明之邪，仍假阳明为出路"的见解，对后世产生了一定的影响。

薛氏临床经验丰富，立法制方精奇巧当，别出心裁。如第2、第3条治湿邪在表的阴湿伤表方和阳湿伤表方。又如仿吴又可达原饮和三甲散的化裁加减诸方等，都是别具匠心。薛氏临证用药极为老到，根据病情的需要，其药量之或轻或重，剂型之或汤或散，服法之或磨或泡，颇具启发意义，值得借鉴。如对于湿邪未净、留滞经络之证，以白术泡于汤液而不用煎，用思巧妙。再如湿热闭阻腠理之发热，肌肉疼痛，无汗之证，用六一散一两，薄荷叶三四分，泡汤调下即汗解。其中薄荷辛凉芳散，分数轻灵，其制方之巧妙，令人叹服。又对于湿热化燥，伤及胃阴，肝胆气逆之呕吐不止之证，以香附、郁金、木香、乌药磨服，而不用煎者，均体现了薛氏用药的特别之处。

疾 病 诊 治

从薛生白"主客浑受"思考新型冠状病毒肺炎重症的治疗

山东中医药大学附属德州市中医院　　王禹增　申　鹏
　　　　　　　　　　　　　　　　　　王　浩　徐宝庭
山东省德州市德城区黄河涯医院　　杨文霞

2019年12月以来,湖北省武汉市陆续发现多例新型冠状病毒(2019-nCoV)肺炎(以下简称新冠肺炎)患者。随着疫情的蔓延,我国其他地区及境外也相继发现了此类病例。该病作为急性呼吸道传染病已纳入《中华人民共和国传染病防治法》规定的乙类传染病,按甲类传染病管理。该病人群普遍易感,潜伏期1~14日,多为3~7日,以发热、乏力、干咳为主要表现。临床分为轻型、普通型、重型和危重型。到目前为止,尚无针对该病的有效药物。

该病属于中医疫病范畴,中药在新冠肺炎轻型和普通型的治疗中取得了较好的疗效。文章拟浅析薛生白《湿热病篇》中某些温病重症阶段之主客浑受的病机和治法,为新冠肺炎重症的治疗提供可借鉴思路。

一、主客浑受的病机和治法

1. 主客浑受的病机　"主客浑受"首见于清代著名温病学家薛生白《湿热病篇》第34条,原文曰:"湿热证,七八日,口不渴,声不出,与饮食亦不却,默默不语,神识昏迷,进辛开凉泄,芳香逐秽,俱不效,此邪入厥阴,主客浑受。宜仿吴又可三甲散,醉地鳖虫、醋炒鳖甲、土炒穿山甲、生僵蚕、柴胡、桃仁泥等味。"

此为湿热病久不解,邪入厥阴,气钝血滞,络脉瘀阻而致神昏的一种变证。薛式自注认为邪入厥阴,络脉瘀阻,使一阳不能萌动,生气有降无升,心主阻遏，灵气不通，所以神不清而昏迷默默也。

斯"主客浑受"之"主"指人体营血，"客"指病邪。"主客浑受"即指久病体虚，湿热之邪久留，与人身营血相混而形成脉络凝瘀的一种病理状态。简而言之，即是血瘀。

2. 主客浑受的治法　主客浑受何以治之？薛氏在自注中指明治疗当活血通络，"破滞破瘀"，唯此方使"斯络脉通而邪得解矣"。至于用方，可仿吴又可三甲散治之。对于此方许益斋校释最为全面："鳖甲入厥阴，用柴胡引之，俾阴中之邪尽达于表；虫入血，用桃仁引，俾血分之邪尽泄于下；山甲入络，用僵蚕引之，俾络中之邪亦经风化而散。"诸药合用，既透阴分之热，兼达血分之瘀，使湿热瘀邪得以与人体血脉剥离，正复邪祛，病得自愈。

3. 主客浑受的临床意义　湿性黏腻重着，易阻碍气血运行，故湿热病后期，常见气血呆滞、灵机不运，导致"主客浑受"这样一种非常复杂、危重的状态。此既有湿热的因素，又有瘀血的成分；既是病情发展到危重阶段的一个结果，又是使病情进一步加重进入到急危重症阶段的病因，其中血瘀是目前最重要的病机。欲破此结，当化湿清热、破滞散瘀多管齐下，分而治之方能取效。然一般医者多注重清热祛湿，忽略活血通络。所以薛式在此重点强调此时最重要的治法是"破滞破瘀"，即活血通络、破滞散瘀。至于选方用药，可仿吴又可三甲散之意，凡能使"湿热瘀邪得以与人体血脉剥离"之剂、之针法、之灸法、之手法等，皆可选而用之。

二、新冠肺炎重症治疗的思考

1. 新冠肺炎重症存在主客浑受　新冠肺炎病位在肺，"瘀"是基本病机之一。其普通型即现血瘀之象，重型、危重型更见主客浑受之证。本次疫情中多数轻型患者发病初起有恶寒，但时间短暂或恶寒不甚，与薛生白《湿热病篇》中"湿热证，始恶寒，后但热不寒……"描述相似；渐至普通型具有发热、呼吸道等症状，影像学可见肺炎表现。杨华升等对 27 例普通型患者动态拍摄舌象图 98 幅，通过对拍摄的舌象进行分析发现，舌暗红者 9 例，提示 33.33% 的普通型患者有血瘀征象；当普通型患者发展成为重症时，肺部的呼吸窘迫、缺氧是其主要问题。重型病例多在 1 周后出现呼吸困难，甚至进展为急性呼吸窘迫综合征、脓毒症休克、难以纠正的代谢性酸中毒和出凝血功能障碍,最终导致患者死亡。从中医角度看,这类患者邪毒不仅伤及气分,更伤及营血而成瘀,甚至逆传心包,出现神志改变,与薛生白在《湿热病篇》中描述的"主客浑受"状态非常相似。《新型冠状病毒感染的肺炎诊疗方案(试行第五版)》也提到部分危重者可见肌钙蛋白增高,严重者 D-二聚体升高,整个机体状态呈现高凝状态。患者在感染冠状病毒的同时,由于全身炎症反应与免疫系统的紊乱,心血管系统症状和疾病的发生率明显提高。

2. 新冠肺炎重症的中医治疗

(1)瘀未成时治未病:"夫上工不治已病治未病",新冠肺炎重型主客浑受状态的最佳治疗时机,莫过于在主客浑受形成之前,对于年老体胖特别是患有高血压、心脏病及糖尿病等有血瘀体质征象之人,治疗方案应考虑到这些相关问题。首先,处方用药时不能加重血生化的高凝状态;其次,即使是普通型新冠肺炎,在应用中医治疗时,也可稍加活血之药当归、桃仁之类提前预防血瘀的形成。

(2)瘀渐成时当化瘀:杂病重脉,温病重舌。在目前状态下,看舌对于新冠肺炎病人更方便、更客观。在诊治过程中,应时时注意舌质的变化,一旦观察到舌象有血瘀之象,当立即合用活血化瘀之剂,如选用血府逐瘀汤(桃仁10 g,红花9 g,当归10 g,生地10 g,川芎10 g,赤芍15 g,川牛膝15 g,桔梗10 g,柴胡6 g,枳壳6 g,甘草6 g)加减水煎成汤剂,或用其他具有活血化瘀功效的中成药类制剂内服或鼻饲。尽一切可能斩断截留,避免进入危重状态。

(3)瘀已成时当破滞破瘀:此阶段的患者可能已经昏迷,或已经行气管插管等,进入危重状态,不方便服用中药时,可考虑增加鼻饲中药破滞破瘀之剂,抵当汤(水蛭、虻虫各6 g,桃仁9 g,大黄9 g)之类可随证加减,水煎成汤剂参照应用。如情况危急,时间紧迫,也可权宜考虑某些中药针剂注射液随证应用,以解燃眉之急。对于兼有气血阴阳、寒热虚实等不同兼症的患者,也要随症加减。谨察阴阳所在以调之,以平为期。

三、小 结

新冠肺炎作为一个新的病种,具有温疫的基本性质,具备温病的某些特点,应重视温病学理论的学习。尽管古代医家所论述的疾病与今相比有所不同,但现在临床所见的新冠肺炎的某个病程阶段,也会在古籍中见到类似的证候类型,因而经典仍可以有效地指导临床。充分吸取这些学说的精华,并运用到当前新冠肺炎的诊治中,不仅可以提高疗效,而且可以进一步充实和丰富温病学的内容,推动中医学理论的发展。薛生白《湿热病篇》中的"主客浑受"与在文献中报道的某些新冠肺炎重症有相似之处,均存在邪入厥阴、脉络瘀阻状态。针对这些患者,虽然湿邪贯穿疾病的始终,但早期关注邪毒入血、成瘀的问题,可能是治疗上的一个关键点。未瘀先防,即瘀防变,及早兼加活血通络,"破滞破瘀","斯络脉通而邪得解矣",再配合现代医学方法等综合治疗,或许对提高新冠肺炎的治疗效果有所裨益。

(《中国民族民间医药》,2020 年第 29 卷第 24 期)

基于薛雪湿热三焦辨证对新型冠状病毒肺炎传变规律的探讨

浙江中医药大学　　　王宇皓　俞　操　姚心怡　韩楚轩　王俊祺
温州医科大学　　　　谭增迪
杭州市儿童医院　　　王　娟

　　己亥岁末,新型冠状病毒肺炎(以下简称新冠肺炎)疫情突发,现已造成国内外大范围流行,人群普遍易感,病死率高。对于新冠肺炎的防治,中西医医学专家均积极寻找更为有效的治疗方法,其中中医治疗发挥了积极的作用。新冠肺炎属于中医温病范畴,笔者从事温病学教学、临床多年,对温病辨证颇有心得,此次疫情发生之后通过积极了解一线病情、查阅文献,并结合《新型冠状病毒肺炎诊疗方案(试行第七版)》(下称《第七版方案》)与目前中医药治疗新冠肺炎的情况,认为此次新冠肺炎的疾病特点与薛雪《湿热条辨》中论述的三焦湿热病的疾病表现、传变特点相似。兹以《湿热条辨》为本,结合新冠肺炎病情,对湿热三焦辨证进行整理,并提出相关方剂治法,以期为临床提供参考。

一、湿热病起病方式和传变规律

湿热之邪最易从口鼻而入致病。薛氏认为"湿热之邪,从表伤者,十之一二,由口鼻入者,十之八九",而《第七版方案》指出"经呼吸道飞沫和密切接触传播是主要的传播途径",说明新冠肺炎和薛氏湿热病起病方式颇有相似之处,亦为新冠肺炎属于温病学范畴之明证。

湿热病以"水湿"二字贯穿始终,而水湿之通路在于上中下三焦,故传变以三焦为主线。薛氏认为"湿热之邪,不自表而入,故无表里可分,而未尝无三焦可辨",又云"湿多热少,则蒙上流下,当三焦分治"。受到明清时期江南地区温病学派影响,薛氏同样发现湿热病可以有六经以及卫气营血之层次变化。然受限于《湿热条辨》之流传版本众多,条文之舛误遗漏不可避免,如陈建认为:"从以上版本考查可见,自薛雪去世后,后世版本互异,条文数目也多有出入。"同时或因六经、卫气营血之论在当时已成为常识,故薛氏并未系统论述卫气营血之传变,而是直言其病变,如"毒邪中入营分,走窜欲泄",故以卫气营血、六经为湿热传变之支线病变,且多为坏病。由于对新冠肺炎之传变现今尚无完整认识,故湿热之传变或可提供参考借鉴。

二、湿热主线,三焦分论

据王玉光等一线观察患者临床症状的结果来看,本次武汉新冠肺炎患者早期的主要特点如下:① 发热,多数患者以发热为主要症状,但大多身热不扬,多不伴恶寒,无壮热或烦热,也有部分病例不发热。② 呼吸道症状,包括干咳,痰少,咽喉不利。③ 消化道症状,多数患者食欲差,甚至出现恶心、大便溏泻等消化道症状。④ 其他症状,多数患者乏力、倦怠突出,伴口干、口苦、不欲饮。⑤ 舌象,舌质多暗或边尖稍红,80%的患者舌苔厚腻。王玉光等据此认为此属"湿毒之邪"。林胜友等通过多例临床观察指出,该病明显表现出"湿"的特点,且认为本病症状与《湿热论》中描述的内容有相似之处。笔者多方参考资料,同样认为此次新冠肺炎具有湿热病的性质,故此结合《湿热条辨》之法,并结合已有的研究成果、临床表现提出对应治法方药。笔者认为《湿热条辨》湿热病之传变,主线可分初期、中期、后期三个阶段,分别对应邪在上中下三焦,且与现有新冠肺炎之证型多有符合之处,兹分述如下。

1. 初期,邪在上焦　湿热初犯上焦,若尚不成变证,则有从湿化之"阴湿伤表"以及从热化之"阳湿伤表",即薛氏所谓湿热所犯为"太阴、阳明之表",此期和新冠肺炎初期阶段表现有重合之处,可资参考。

（1）太阴之经,阴湿伤表

［典型症状］身热不扬,恶寒较重,头身重痛,舌苔白腻,脉濡。此证表现与《第七版方案》中初期所见之寒湿郁肺证有类似之处。《第七版方案》概括其症状为:"发热,乏力,周身酸痛,咳嗽,咯痰,胸紧憋气,纳呆,恶心,呕吐,大便黏腻不爽。舌质淡胖齿痕或淡红,苔白厚腐腻或白腻,脉濡或滑。"这与薛氏之"阴湿"表现基本类似。

［病机］阴湿犯表,遏阻卫阳。"阴湿"是指尚未化热之湿邪。湿邪伤表,卫阳郁闭则见恶寒、无汗;湿着肌腠,气机阻遏则见身重头痛。

［治法］以辛温宣透、芳香化湿为法。

［方药］宜藿香、香薷、羌活、苍术皮、薄荷、牛蒡子等味;头不痛者,去羌活。方解:因湿未化热,病位在表,故治宜芳香辛散、宣化湿邪,药用藿香、苍术皮、香薷等芳香辛散之品,佐以羌活祛风胜湿,薄荷、牛蒡宣透卫表。羌活药性温燥,易于助热化燥,头不痛者,说明挟风之象不明显,故去之。

（2）阳明之经,阳湿伤表

［典型症状］恶寒发热,身重,关节疼痛,湿在肌肉,不为汗解。

［病机］湿热犯表,着于肌肉。与阴湿伤表相对,阳湿伤表指湿已化热,湿热蕴滞于肌表,热象较为明显。临床表现除湿滞肌表之恶寒、身重、关节疼痛外,同时见发热、汗出,且发热不为汗解等湿中蕴热之症。

［治法］以辛温宣透、渗湿泄热为法。

［方药］宜滑石、大豆黄卷、茯苓皮、苍术皮、藿香叶、鲜荷叶、白通草、桔梗等味;不恶寒者,去苍术皮。方解:藿香、苍术皮芳化辛散为主药,配合滑石、大豆黄卷、茯苓皮、通草、荷叶等渗湿泄热。若不恶寒,说明表邪已解,或湿邪化热,热象转甚,故不宜使用苍术。

2. 中期,邪在中焦 据薛氏之论,邪在中焦又有从太阴化与从阳明化之别。从太阴化则湿重,从阳明化则热重。其间因湿与热之偏重不同,虽仍有权变,然均以湿热之邪为本,以太阴、阳明两端为基。故笔者从太阴阳明入手,提出两种证型,可资加减。同时李秀惠等通过中医治愈两例新冠肺炎患者,一例患者热重于湿,另一例湿重于热,是邪在中焦的典型案例,可为佐证。

(1) 邪犯太阴,湿重于热

[典型症状] 身热不扬,脘痞不饥,大便溏滞不爽,口淡不渴,舌苔白腻,脉濡。

[病机] 湿浊偏盛,脾胃升降失常。湿热邪犯中焦,湿重于热,热为湿遏,故身热不扬;湿阻脾胃,中焦气机不畅,升降失常,津液输布障碍,故脘痞不饥、口淡不渴;湿性趋下,脾为湿阻,故大便溏滞不爽。

[治法] 以芳香开郁、苦温燥湿为法。

[方药] 治以缩脾饮,药用缩砂仁、乌梅肉、草果、炙甘草、干葛、炒白扁豆等味。方解:此即"太阴告困,宜温宜散"之意。药用砂仁、草果理气化湿、芳香悦脾,配合扁豆解暑渗湿,葛根升阳生津,佐以乌梅甘草酸甘化阴,防止耗伤津液。

(2) 邪犯阳明,热重于湿

[典型症状] 壮热口渴,自汗,身重,胸痞,脉洪大而长,苔黄腻而干,脉洪数或滑数。

[病机] 邪从阳明而化。阳明热盛耗伤津液,故壮热口渴、自汗、脉洪数;又因湿邪仍蕴于脾,中焦气机升降失常,故身重、胸痞。

[治法] 以甘寒清热、苦温燥湿为法。

[方药] 治以白虎加苍术汤,药用石膏、知母、甘草、粳米、苍术等味。方解:白虎汤中以石膏为君,石膏辛甘大寒,入阳明气分,清热除烦止渴;臣以知母,相须为用,清热生津;配上甘草、粳米益胃生津,保护胃气。白虎加苍术汤以白虎汤清其胃热为主,以苍术燥其脾湿为辅,在清泄阳明胃热的同时兼化太阴脾湿。若兼见寒热往来,为阳明热盛,兼表里失和,用白虎加柴胡汤以清阳明胃热,兼和解表里。

3. 后期,邪在下焦 湿热之邪转入下焦,同样有或从湿化或从热化两种可能。从湿化则易与水结,从热化则易与血结,故可有湿阻下焦或热邪下陷两种转归。据《第七版方案》，新冠肺炎有"肾小球球囊腔内见蛋白性渗出物，肾小管上皮变性、脱落，可见透明管型"的病理改变，可见新冠肺炎可出现"内陷闭肺，肺气欲绝，肺病及肾，肾不纳气"下焦肝肾问题。同时刘熙等研究了武汉火神山医院 50 例病案，认为"肾脏是第二受累器官，36.17％的患者出现少尿、血肌酐水平持续升高、高钾症状"，说明新冠肺炎后期常见累及下焦肝肾之证，可以据此辨证论治。

（1）湿阻下焦

［典型症状］小便不利，数日后自下利，溺赤，口渴，舌红苔白腻，脉濡数。

［病机］湿热流注下焦。下焦属阴，太阴所司，膀胱泌别失职，故有小便不利；水液化生被湿热之邪所阻碍，故见尿短且赤；湿邪困脾，自见下利，又使其不能转运津液上达于口，故见口渴。

［治法］以淡渗利水、兼以清热为法。

［方药］宜滑石、猪苓、泽泻、萆薢、通草等味。方解：此证虽为湿热共犯，但"总由太阴湿胜故也"，故治先利湿。湿滞下焦，以分利为治。萆薢，分利湿浊；茯苓、猪苓、泽泻可导水下行，通利小便；通草可清热利水。薛氏亦言"然兼证口渴胸痞，须佐入桔梗、杏仁、大豆黄卷"，其意在宣开上焦肺气，"源清则流自洁"。

（2）热邪下陷

［典型症状］妇女月经适来，胸腹痛，少腹部疼痛尤为显著，谵语神昏，壮热口渴，舌无苔，脉滑数。

［病机］邪热下陷。若与妇女月经相逢，热与血结，成有形之邪，故胸及少腹痛甚；且湿热化火深入，劫灼营阴，扰乱心神，神识异常，可见谵语神昏；邪热耗伤营阴，加之妇女月事本就阴血亏虚，津血同源，一损俱损，故可有口渴之证。

［治法］以清热开窍、活血散瘀为法。

［方药］犀角（可代以水牛角合升麻，下同）、紫草、连翘、银花露、贯众、鲜菖蒲、茜根。方解：以犀角、紫草、连翘、银花露、贯众凉血解毒，鲜菖蒲可辟秽开窍，加茜根活血散瘀。薛氏提出，该证不独妇女，男子亦有之，热与血结，气血两燔，须用重剂方可奏效。

三、支线变证，病多危重

三焦传变为常，而湿热病又可产生变证。薛氏认为此时证型不拘三焦，可出现于六经、卫气营血等多种层次，而变证出现往往提示为坏病，病情危笃。临床重型、危重型新冠肺炎患者证型所见多属于此期。少数重型及危重型患者可快速发展为急性呼吸窘迫综合征，引发组织缺氧，出现高乳酸血症，继发多器官功能障碍，并最终导致死亡。此类患者辨证不当，每每致死，然尚有部分证型临床并不常见，若出现均可参考此期辨证施治。对于重型、危重型新冠肺炎患者，笔者建议急救时宜中西医治疗并用。

1. 热入厥阴，而致下利

［典型症状］腹时痛，时圊血，肛门热痛，血液内燥，左关弦数。

［病机］热入厥阴，深陷营血之分。热毒阻滞，气机不利，不通则痛，故见腹痛；热毒灼伤肠胃血络，下迫大肠，则见肛门热痛，时圊血。热邪逼蒸营血，津液耗伤，血液内燥。

［治法］以清热凉血、燥湿止利为法。

［方药］治以白头翁汤，药用白头翁、黄连、秦皮、黄柏等。方解：此方宗仲景治热利之法，又见热逼营分，故总用白头翁汤清热凉血散邪。白头翁清热解毒、凉血散血；臣以黄连之苦寒，清热解毒、燥湿厚肠；黄柏泻下焦湿热，共奏燥湿止痢之效；秦皮苦寒性涩，收敛止血。

2. 浊蔽上焦，肺气闭阻

［典型症状］初起壮热，口渴，脘闷，懊憹，眼欲迷闭，时谵语。此为浊邪蒙闭上焦，和《第七版方案》的疫毒闭肺证颇有相似之处，即"发热面红，咳嗽，痰黄黏少，或痰中带血，喘憋气促，疲乏倦怠，口干苦黏，恶心不食，大便不畅，小便短赤。舌红，苔黄腻，脉滑数"。

［病机］若病退后，脘中微闷，知饥不食，是余邪蒙绕上焦，法宜轻散。此则因浊邪蒙闭上焦，故懊憹脘闷。而眼欲迷闭，为肺气不舒；时复谵语，为邪逼心包。

［治法］以辛开闭阻、涌泄上焦为法。

［方药］治以枳实栀子豉汤加减，药用枳壳、桔梗、淡豆豉、生栀子等。方

解：若投轻剂，病必不除。《经》云："高者越之。用栀豉汤涌泄之剂，引胃脘之阳，而开心胸之表，邪从吐散，一了百当，何快如之。"

3. 湿盛寒化,脾肾阳微

［典型症状］身冷汗泄，胸痞，口渴，苔白腻，脉细缓；或形寒神疲，心悸头晕，面浮肢肿，小便短少，舌淡苔白，脉象沉细。据《第七版方案》，重型新冠肺炎患者可见内闭外脱证，临床表现为"呼吸困难、动辄气喘或需要机械通气，伴神昏，烦躁，汗出肢冷，舌质紫暗，苔厚腻或燥，脉浮大无根"，这和薛氏所提到的湿盛寒化、脾肾阳微颇为相似。

［病机］本证为湿温病后期，湿从寒化，寒湿重伤脾肾阳气所致。此属湿温之变证，多因素体中阳不足，湿从寒化，日久伤阳，由脾及肾。也可因寒凉太过，重伤脾肾阳气而引起。阳气虚衰，寒从中生，故身冷，舌淡，脉细而缓，甚或形寒神疲；卫外不固，则汗泄；蒸化无力，津不上承，则口渴但不欲饮，或渴喜热饮；水湿外溢肌腠，则面浮肢肿；膀胱气化不利，则小便短少；寒湿内阻，则见心悸、胸痞、苔白腻等。

［治法］以温肾健脾、扶阳逐湿为法。

［方药］治以薛氏扶阳逐湿汤，药用人参、附子、白术、益智仁、茯苓等。方解：本方出自薛氏《湿热病篇》，但原无方名及剂量。薛氏云："湿邪伤阳，理合扶阳逐湿。"方中以人参、附子、益智仁温补脾肾之阳，白术、茯苓健脾渗湿，使湿从小便而出，共奏温肾健脾、扶阳逐湿之效。

四、愈后余邪未净

湿热之邪，留恋难去，即使病愈，亦常常留有余邪难清，若不清余邪便用调养，则易致复发。如陈瑞等认为，本病为"湿毒"类疫疠之气侵袭肺脾，恢复期病机为肺脾气虚、湿浊留恋。治以辟秽解毒、清解余邪，以五叶芦根汤加减，临床用之颇验。

［典型症状］身热已退，脘中微闷，知饥不食，苔薄腻。

［病机］本证为湿温病恢复期，属余邪未净、胃气未舒、脾气未醒之证。湿热已退，故不发热；余湿未净，胃气未舒，故脘中微闷；脾气未醒，则知饥不食。苔薄腻，正是余邪未净之征。

［治法］以轻清芳化、涤除余湿为法。

［方药］治以薛氏五叶芦根汤，药用藿香叶、佩兰叶、鲜荷叶、枇杷叶、薄荷叶、芦尖、冬瓜仁。方解：本证邪气已衰，忌用重剂克伐，否则易伤中气。薛氏云："此湿热已解，余邪蒙蔽清阳，胃气不舒，宜用极轻清之品，以宣上焦气机。若投味重之剂，是与病情不相涉矣。"方中藿香叶、佩兰叶、鲜荷叶芳香化湿、醒脾舒胃，薄荷叶、枇杷叶轻清透泄余热，芦根、冬瓜仁清化未尽余湿。本方冬瓜仁可改用冬瓜皮，因其皮祛湿之力更佳。若周身酸楚，头昏面黄，胸闷不饥，小便黄，大便干，舌苔白而微腻，脉濡，应在本方基础上加杏仁、薏苡仁、川厚朴、通草、白豆蔻、半夏等药；若寒湿较盛，困倦乏力，加苍术、茯苓；呕恶，加豆蔻壳、苏梗；便溏、食欲不振，加白扁豆、薏苡仁、大豆黄卷、炒麦芽。

五、传变规律提要

湿热病传变以三焦为主线，以六经和卫气营血为支线，留恋气分较多，其中关键又在于中焦脾胃。薛氏言湿热病之核心在于阳明、太阴，有云："湿热病属阳明、太阴经者居多，中气实则病在阳明，中气虚则病在太阴。"临床观察发现，部分新冠肺炎病例早期有腹泻等胃肠道症状，患者粪便标本中病毒核酸检测阳性或分离到病毒，提示新型冠状病毒感染后，在消化道内亦可增殖。虽然此以足阳明、太阴为主，然手足阳明、太阴同气，可以传变。同时笔者临证发现，温病"传手不传足"的情况较多，且温病传手经多为坏病，病情容易恶化，容易传播，严重急性呼吸综合征（非典）和新冠肺炎均如是，故虽然新冠肺炎病变以肺为多，但尤当注意中焦的问题。如凌江红等认为，新冠肺炎临床所见有基础病者、年老体弱者更容易发生多脏器损伤，与久病伤脾致脾胃虚弱有关。

六、禁忌与预防

新冠肺炎传染率高，且具有复感的可能性，因而护理禁忌与预防极为重要。因新冠肺炎具有湿热病的性质，故仍当从湿热病的忌宜取法。笔者结合

"湿温初起三禁"之说，根据临床经验总结湿热病四忌之禁，新冠肺炎亦可借鉴。

四忌指温热病治疗中4种应当慎重使用的治法，特别是在常规传变的湿热病中更当注意，若为传变入营血以及坏病则尚可权变。

1. 一忌大汗 湿热病忌大汗而不忌汗法，故麻、桂等辛温而易大汗之品不宜。大汗则上蒙清窍而"耳聋""目瞑"，内闭心包而"神昏，不能言"，故以六一散、薄荷叶微汗而解则可。即薛氏所言："湿热发汗，昔贤有禁。此不微汗之，病必不除。盖既有不可汗之大戒，复有得汗始解之治法，临证者知所变通矣。"

2. 二忌大下 湿热病忌大下而不忌下。常规传变轻用承气类则易伤脾阳，即薛氏所谓"开泄下夺，恶候皆平，正亦大伤"，而润下则在其所宜，"胃津劫夺，热邪内据，非润下以泄邪，则不能达，故仿承气之例，以甘凉易苦寒，正恐胃气受伤，胃津不复也"。

3. 三忌滋补 此忌侧重于湿热之湿。湿热病尚未尽去，绝不可全用滋补。生地、玄参、麦冬之品，如有汗下助之则可，若无则将滞留余邪，助长湿气，"非润下以泄邪，徒用清滋，无当病情"。

4. 四忌温补 此忌侧重于湿热之热。若湿热病尚有余邪，而施温补，滥用参芪之品，唯恐助热灼津，即"炉烟虽熄，灰中有火"之意。

七、结　语

新冠肺炎具有湿热病的性质，虽然变证颇多，为罕见之温病，为历代记载的瘟疫、疫疬之属，但其发展基本仍遵循湿热病的进程。笔者提出湿热病的传变规律以及治则治法，以期对研究新冠肺炎的传变规律及中医治疗预防有所帮助，并为同道临床治疗提供一定参考依据及启发。此次新冠肺炎病情凶险，非一家之语可尽赅之，仍当参考诸家之说，危重症则以中西医治疗结合，标本兼顾为佳，不可偏废。

《湿热病篇》湿热在中焦证治探析

北京中医药大学　　庄鹤麟　徐　愿　宋乃光

　　《湿热病篇》是中医学第一部论述湿热性温病的专著,据传为清代薛生白所著。本篇自我国设立高等中医院校以来,一直是温病学名著选讲中的重要教学内容,有着很高的中医学理论研究和临床实用价值。《湿热病篇》以条文形式论湿热证治,共46条。为便于学习,温病学教材对原条文进行了归类阐述,将全部内容分为湿热病提纲、邪在卫表、邪在气分、邪入营血、变证和类证、瘥后调理六个部分(《温病学》七年制教材,中国中医药出版社出版)。湿热病有"流连气分"的特点,而前三个部分重点论述了湿热病气分证发生发展、传变及证治规律,所以成为学习的重点。脾胃为中土,三焦湿热证候莫不总属于中焦脾胃,故薛生白极尽变化,条分缕析,阐述湿热在中焦的证治。

　　湿热在中焦的原条文为第8、第10、第12、第13、第37条,共5条,归入"邪在气分"部分。其内容包含膜原、脾胃湿热证辨治要点,湿热证候中湿和热多少的分别,不同湿热证用药的选择等,成为《湿热病篇》的一个亮点。现探析如下。

一、湿热在膜原

　　主要见于第8条。膜原证治始于吴又可《温疫论》,原是湿热疫初起的证候,后由叶天士、章虚谷、薛生白、雷少逸等医家推广应用在湿热性质的温病中。薛生白在"湿热病提纲"自注中明确指出:湿热"邪由上受,直趋中道,故病多归膜原",确定了膜原的病位属中焦,归脾胃。在第8条自注中又提出膜原是"阳明之半表半里",即与中焦阳明关系密切。膜原证表现,条文中只讲到"寒热如疟",强调了湿在膜原的热型,是简略之语,当尚有呕逆胀满,身痛,手足沉重,苔白厚浊腻或如积粉等症,为一派湿浊闭郁中焦,气机失于宣畅,胃气上逆之象。膜原证治疗,薛氏"仿又可达原饮之例",取达原饮核心药物厚朴、槟榔、草果,加入柴胡、藿香、苍术、半夏、菖蒲、六一散。所用药物,专意治湿,特别是藿、苍、夏、菖香辛苦温之品,利气燥湿,配合厚朴、槟榔、草果,大大加强了达原饮辟秽化浊的功效，说明膜原此证，湿浊极重，阳气闭郁亦甚，非用辛香温燥不能化其湿、开其闭。又可之后，膜原证逐渐成为湿热病秽浊盛的特有证类，薛生白自有功劳在内。

二、湿热在脾胃

主要见于第10、第12、第13、第37条。湿热病由于病程发展阶段，患者中焦阳气的强弱等因素，有湿偏重或热偏重的差别，而辨清湿热证湿与热的孰多孰少，直接关系到用药，这点在薛生白有关的原文及自注中有明确的体现。

1. 湿邪极盛，尚未化热　见于第12条："湿热证，舌遍体白，口渴，湿滞阳明，宜用辛开。"舌遍体白可以理解为白苔满布无隙或腻，此是湿浊盛的标志；口渴是因为湿阻，津液不能上承于口，当不欲饮；湿滞阳明即湿邪阻滞脾胃，症状还当有脘痞胸闷、呕恶，或便溏滞等湿困脾胃表现。湿浊盛治当以化湿为主，薛氏"辛开"药选用"厚朴、草果、半夏、菖蒲等味"。4味药是代表性用药，对照第8条膜原证用药亦有这4味，说明两证有很大的相似性，也说明这4味药是薛氏治疗中焦湿热证湿浊极盛的主要用药。

2. 湿伏中焦，湿渐化热　见于第10、第13条。与上条不同的是，此两条所述之证已有化热之象。

第10条表现及证为"初起发热，汗出胸痞，口渴舌白。湿伏中焦"。发热、汗出是湿中生热，热蒸湿动所致，与纯湿证不同，但因又与胸痞、口渴舌白同在，说明仍属湿重，湿始化热。治疗用"藿梗、蔻仁、杏仁、枳壳、桔梗、郁金、苍术、厚朴、草果、半夏、菖蒲、佩兰叶、六一散等味"。第13条表现及证为"舌根白，舌尖红。湿渐化热，余湿犹滞"，"湿热参半之证"（自注）。当还有胸痞、口渴、汗出，或小便色黄等症。治疗用"蔻仁、半夏、菖蒲、大豆黄卷、连翘、绿豆衣、六一散等味"。两条相比，舌象上，前条仅言"舌白"，后条言"舌根白、舌尖红"，可见后者热象更明显一些。用药上，前条厚朴、草果、半夏、菖蒲辛香燥湿之品皆有，配藿梗、蔻仁、杏仁、枳壳、桔梗、郁金、苍术、佩兰叶、六一散宣肺运脾、清热利湿之品，后条辛香燥湿药仅用半夏、菖蒲，加味有蔻仁、大豆黄卷、连翘、绿豆衣、六一散等，可见后者清热力明显增强,燥湿力则显弱。但大豆黄卷、连翘、绿豆衣、六一散等皆是轻透热邪、祛湿中之热的药,其寒凉之性比起芩、连等苦寒药而言还是轻微的,此又能说明本条仍属湿重于热证。

3. 阳明之热,兼太阴之湿 见于第37条。本条与上3条明显不同,表现为"壮热口渴,自汗,身重,胸痞,脉洪大而长",证候及病机为"太阴之湿与阳明之热相合",治疗用"白虎加苍术汤"。壮热、口渴、自汗、脉洪大,即阳明"四大"症,身重、胸痞为夹湿,可知是热重湿轻证,故用药与前3条有明显不同。

三、总结和分析

中焦湿热证治是湿热病气分证治的重要内容,脾胃为中土,主运化水湿,一旦失职,则在上的心肺,在下的膀胱小肠调节、传输水液的功能亦皆失调,而形成湿热病变。《湿热病篇》论中焦湿热证5条,极尽湿热证变化,可总括为以下几点。

其一,中焦湿热证包括膜原、脾胃病变,膜原为阳明之半表半里,在位置上与脾胃相近,可归属于脾胃湿热证。湿在膜原与湿在脾胃的区别是:膜原证候有"寒热如疟"的特有热型,主气分湿热证湿浊极盛;湿在脾胃之热型,或身热不扬(湿重于热),或身热汗出不解(湿热并重),或壮热(热重湿轻)。

其二,原文第8、第10、第12、第13条所论皆湿重于热证,但每证中湿与热的多少有别。第8条膜原证湿浊最重,几无热邪,第13条脾胃证热最明显,已见舌尖红,其余两条介于中间。用药上,险为夷证均以治湿为主,依此排列顺序,它们所用药之清热力量渐增而燥湿力量渐减。第37条已成热重于湿证,在表现和用药上与以上4证均区别明显。

其三,统计第8、第10、第12、第13条湿重于热证用药,共20味,频次达到3次或以上的是半夏、菖蒲、厚朴、草果、六一散,其中半夏、菖蒲达到4次,即每一证中都用到了。半夏、菖蒲、厚朴、草果皆辛苦温燥之品,六一散是渗利湿热药,前者在第8、第10、第12等3条中全都用到,后者在第8、第10、第13条中全都用到,说明它们是湿热证湿重于热最常用的药,而半夏、菖蒲两味为薛氏尤多使用。

其四，舌诊在湿热病辨证治疗中有重要作用，薛生白仅用"舌遍体白""舌白""舌根白，舌尖红"即区分了第12、第10、第13条证中湿与热的多少。文中"舌白"实指苔色白，而白是湿的主苔。"舌遍体白"指白苔覆盖全舌，看不到舌质，主湿浊重而热轻微；"舌白"指舌上白苔如一般湿热证以中部偏多偏厚，四周能现舌质，加之"初起发热"，主湿邪已开始化热；"舌根白，舌尖红"指其白苔的覆盖范围仅限于舌根部，舌体尖部已现红色，说明湿邪渐化而热势已显。望舌诊病的道理，正如薛生白在第13条自注中说："凭验舌以投剂，为临证时要诀。盖舌为心之外候，浊邪上熏心肺，舌苔因而转移。"

（《中医文献杂志》，2010年第2期）

《湿热病篇》对下焦湿热证的论治探讨

武汉大学人民医院　　宋恩峰　项　琼　刘　蒙

　　湿热之邪为病，可发于多个部位，随所在部位不同，其相应症状、治疗原则、使用方剂也大不一样。《医方考》中说："下焦之病，责于湿热。"清代薛生白所著《湿热病篇》对下焦湿热为患的论治，说理透彻，言简意赅，给人以启发。

一、湿热成因

　　1. 湿热的起源　湿热的产生以水湿为基础。水湿可以自外而入，亦可以由内而生；水湿蕴蓄不化，日久化热，热与湿合，而成湿热之证。首论湿热之邪致病的当属《内经》，在《素问·生气通天论》和《素问·六元正纪大论》中论述了湿热之邪导致痿痹、黄疸、水肿等病证的病因病机。《医门棒喝》说，人身阳气旺，即随火化而归阳明；阳气虚，即随湿化而归太阴。一般而言，本病初起以湿中蕴热为主，多表现为湿重于热；随着病程发展，病程中期多因湿化热、化燥而表现为热重于湿;病之末期既可以出现湿热未尽,也可因素体阳虚,热去湿存而表现为湿胜阳微。

2. 下焦湿热的成因 薛生白所言:"太阴内伤,湿饮停聚,客邪再生,内外相引,故病湿热。"即脾胃损伤,脾胃之气不足,水谷精微无以敷布,产生内湿。此时外感湿邪,则内外相合,留恋气分,弥漫三焦,郁而化热。《素问·水热穴论》说:"肾者胃之关也,关门不利,故聚水而从其类也。"《素问·逆调论》说:"肾者水脏,主津液。"《素问·经脉别论》说:"饮入于胃,游溢精气,上输于脾,脾气散精,上归于肺,通调水道,下输膀胱,水精四布,五经并行。"这说明了脾和肾是影响津液输布的中心环节。因此,脾肾失常即为下焦湿热形成的主要原因。薛生白也在《湿热病篇》中言道:"湿多热少则蒙上流下。"湿阻中焦,脾胃升降失司,则恶心呕吐;热为湿遏,蒸郁而蒙蔽于上,清阳受阻,清窍被蒙故见热蒸头胀,神识昏蒙;湿浊注下,泌别失司,则小便不通;湿浊偏盛,则渴不多饮,舌苔白腻。因湿热邪气未化燥之前一般不损及肝肾,故下焦湿热证的病变部位主要在膀胱和大肠,表现为水液代谢障碍和饮食物传化失常,下焦湿热证可分为湿重于热和热重于湿两类,但总以大小便不通或排泄不畅为主要临床特征。沈庆法教授认为其根本原因在于湿热之邪损及脾胃之气,如果湿热之邪蕴久不化,则肾气损伤渐见严重。傅晓骏认为湿热是由湿邪和热邪互结而成的一种病邪,属六淫中的合邪,慢性肾功能衰竭(CRF)中湿热形成或因外感水湿或因饮食不节,脾胃湿热内生;或因正虚复感外邪与内湿相合,郁而化热;或温补太过,气化之机怫郁,水湿无以宣行,内蕴成湿热。阳晓等强调湿热内蕴自始至终是 CRF 主要的邪实因素,湿热产生原因诸多,但水湿蕴蓄化热是形成 CRF 湿热病机的主要原因,正气亏虚、湿热毒邪反复侵袭是湿热形成的重要途径,消化系统症状往往是 CRF 患者最先出现及最常见的表现。

二、湿热辨证论治

1. 湿热伤阴 薛生白言:"湿热证,数日后自利,溺赤,口渴,湿留下焦,宜滑石、猪苓、茯苓、泽泻、萆薢、通草等味。"湿热之邪流注下焦,导致湿阻气机,小肠泌别失职,膀胱气化及大肠传导失司,而见小便短涩,大便自利。其口渴乃湿邪内阻，津不上承所致。病位主要在下焦，当用渗湿之品以分利为治，如滑石、猪苓、茯苓、泽泻、萆薢、通草等味。茯苓甘淡平，归心脾肾经，功效利水渗湿、健脾安神。滑石甘淡寒，归胃、膀胱经，功效利水通淋、清解暑热、收湿敛疮。猪苓甘淡平，归肾、膀胱经，功效利水渗湿。泽泻甘淡寒，归肾、膀胱经，功效利水渗湿、泄热。萆薢苦寒，归肝、肾经，功效利湿去浊、祛风除湿。通草甘淡微寒，归肺、胃经，功效清热利湿、通气下乳。诸药相配，共奏淡渗利湿之功。

薛氏自注："下焦属阴，太阴所司。阴道虚故自利，化源滞则溺赤，脾不转津则口渴。"湿性黏滞重浊，阻遏气机，脾气受困，不能健运，致湿热下注，热邪扰动，肾失封藏则溺赤；脾气不运，津不上承则口渴。这里就强调了下焦与脾在生理病理上密切相关。虽未直接说明用补脾之方，但已指出了脾在下焦湿热证中的重要性。正如叶天士强调："脾阳宜动，动则能运；肾阳宜静，静则能藏。"由此可见，薛和叶在脾肾相互影响的观点上一致。薛在其自注中又言："……然兼证口渴胸痞，须佐入桔梗、杏仁、大豆黄卷开泄中上，源清则流自洁。"桔梗苦辛平，归肺经，可宣开肺气而通二便。杏仁苦微温，归肺大肠经，止咳平喘、润肠通便，"疏利开通，破壅降逆，善于开痹而止喘"（《长沙药解》）。这提出了一个重要治疗思路，即湿热在下焦不能光用淡渗利湿之法，还要兼顾开泄脾肺。湿热中阻，清浊混淆，水气内停，用桔梗等药宣开气机，以达三焦通利。王亿平等应用具健脾清热化湿之功的清肾汤治疗 72 例 CRF 急剧加重的湿热证患者，观察其对免疫功能的影响，发现清肾汤不仅能降低患者血肌酐（SCr）的水平，逆转急性恶化的肾功能，而且能够升高患者的血 OKT3、OKT4。OKT4/OKT3 具有调整其细胞免疫的作用，有效率达 88.9%。李俊生自拟清解通淋方治疗氮质血症湿热下聚，停蓄膀胱型，方用紫花地丁、蒲公英清热解毒、凉血散结，白花蛇舌草、车前草清热泻火、利水通淋，生大黄泻热降火，泽泻利水、导湿邪行走下窍，白术、炙鸡内金健脾和胃，防苦寒败胃之弊，有顾护胃气之功，加白豆蔻、陈皮芳香化浊运脾燥湿。

2. 湿热伤阳　薛生白言："湿热证，四五日，忽大汗出，手足冷，脉细如丝或绝，口渴，茎痛，而起坐自如，神清语亮。乃汗出过多，卫外之阳暂亡，湿热之邪仍结，一时表里不通，脉故伏，非真阳外脱也。宜五苓散去术加滑石、酒炒川连、生地、芪皮等味。"此证看似亡阳，实为阳通湿化之佳象。湿热病四五日，湿热流连其气分之际，忽大汗出，为正气驱邪自肌腠外出，从汗而解之象。汗出过多，卫阳暂亡，故见手足冷，脉细欲绝。但起坐自如，神清语亮，全无神倦欲寐、郑声息微之象，可知非阴盛亡阳之候。口渴，茎痛，为湿热阻于下焦，阴液亦伤之证。药用五苓散去术加滑石、川连、生地、芪皮，以通阳化湿、导湿热下行。桂枝辛甘温，归心、肺、膀胱经，功效发汗解肌、温通经脉、助阳化气。黄连苦寒，归心、胃、肝、大肠经，功效清热燥湿、泻火解毒。生地甘苦寒，归心、肝、肺经，功效清热凉血、养阴生津。芪皮甘微温，归脾肺经，功效补气升阳、益气固表、利水消肿、托疮生肌。诸药相配，虚实兼顾。笔者认为，薛氏在此证中用五苓去术与仲景之用五苓散治太阳蓄水证有相通之处。仲景言："太阳病，发汗后……若脉浮，小便不利。微热消渴者，五苓散主之。"又言："中风发热，六七日不解而烦，有表里证，渴欲饮水，水入则吐者，名曰水逆，五苓散主之。"此为太阳表邪不解，循经入里，邪与水结，膀胱气化失职，气不化津，津不上承，而见恶寒发热、小便不利、口渴。总而言之，此为表邪未解，又见里证，张氏用五苓散化气行水，兼以解表。薛氏也谈到湿热蕴结，使表里不通，汗出肢冷，成亡阳之假象，方用五苓散去术加味通阳化湿，导热下行。两者虽为不同体系，但均见寒热夹杂，水湿停留。薛氏提示了我们只要辨证准确，不拘常理，异病亦可同治。

三、现代下焦湿热证的研究

湿热证在肾病发生发展过程中有重要作用，临床医师进行了大量的临床实验和动物实验，多方面论证了湿热伤肾是肾炎病机的基本特点。肾炎湿热为病，湿热之邪可壅滞三焦，致使脏腑功能进一步失调。若湿热壅滞上焦，则上焦不利，肺卫失宣，故易外感；湿热壅滞中焦，则中焦不利，脾失健运，故神疲乏力，纳呆、食少；湿热壅滞下焦，则下焦不利，肾失气化，故肢体水肿，腰膝酸软；湿热下注膀胱，则尿少而黄；湿热壅滞于肾，肾失封藏，精微下泄，故可见蛋白尿、血尿。现代医学认为，慢性肾炎是由于细菌、病毒侵入人体，激活机体免疫系统，引起一系列炎症反应，同时慢性肾炎也常因感染而加重。余俊文等报道阴虚湿热型系膜增生性肾炎肝肾阴虚、湿热留恋证患者在服用益肾祛湿汤治疗1个月后，尿白细胞介素-6(IL-6)水平明显下降，与正常组尿 IL－6 水平差异无统计学意义，而西药组仍高于正常组及益肾方组，可能该方通过降低肾脏局部的炎症因子水平而减轻症状，延缓肾衰竭进程；推测 IL－6 是导致肝肾阴虚、湿热留恋证的重要因素之一，可能是导致体内慢性原发性肾小球疾病阴虚湿热证的重要因素，是湿热的物质基础。杨运高等通过对 61 名湿热证患者微量元素锌、铜、铁、硒及血浆 VE 变化规律的研究，表明湿热证的证候实质可能与微量元素及 VE 代谢有关。

综上可知，薛氏对下焦湿热证的论治一直来都被验证是准确有效的。我们在不断发掘其内涵的过程中，也要结合现代检验方法来提供有力的科学论据。在临床治疗时，应全面分析其综合病理变化，正确地辨证施治，予以清热、祛湿、通阳、补气等，方能提高治疗效果。

（《浙江中医药大学学报》，2010 年第 34 卷第 6 期）

薛生白妇科奇经病的治疗经验介绍

浙江温州市中医院　　马大正

薛生白（1681—1770），清代江苏人，为温病四大家之一。"博学多通，于医有独见，断人生死不爽，疗治多异迹。"有《扫叶庄医案》遗世，"方药皆自出机杼，宜为后学所矜式"，其中卷四，系经产淋带女科杂治。所集医案，剖病透剔深刻，独重调理奇经，遣药精当中肯，洵为可传佳作。尤其是他对妇科奇经病的治疗，颇多真知灼见，足以启迪后人，可为当今临床者绳墨，现择要介绍于下。

一、温卫和营法治疗阳维失护

阳维失护，自觉背脊烘热，汗则大泄出不止，汗过则周身冰冷畏寒，且不成寐，寐则气冲心跳，汗亦自止，以阴不内守，阳不护外主治。

桂枝木、鹿茸、当归身、白芍、人参、柏子仁、左牡蛎、茯神。

【按】《难经》云：阳维为病，苦寒热。以阳维纲维一身之阳而司外护故也。外护不周，开泄则身热汗出，阳弱则身冷畏寒。药用鹿茸补益元阳，人参、归身充养气血，桂枝、白芍调和营卫，柏子仁、茯神、牡蛎安神敛心液。唐立三认为，阳维病"后人以桂枝汤为治，可谓中肯"。然阳维虚损者，当以温补，此又不可不知也，薛氏于此深谙。

二、温补收涩法治疗带脉虚寒

带脉横围于腰，维脉挟内外踝而行，劳伤受寒，脉络欹斜，不司拥护而为瘕疝，麻木不仁，非小病也，久而痿痹，废弃淹淹。

当归身、生于潜术、淡苁蓉、肉桂、鹿角霜。

【按】带脉总束诸经，虚寒则诸脉纵弛，不收为瘕疝麻木，甚或痿痹废弃而成沉疴。以鹿角霜、肉桂温养收涩带脉，归身、苁蓉、白术补肝肾除寒湿。带脉固束，诸脉得约提携，瘕疝、痿痹可蠲。

三、降气镇坠法治疗冲气上逆

冲卫为病，气逆而里急。

青皮、金铃肉、淡吴茱萸、橘核、元胡、乌梅、沉香、代赭石。

【按】冲为十二经脉之海，气血之大汇，起于下焦，冲脉郁盛，气上里急，逆冲为病。治宜疏调肝肾滞气，以泻其下，平冲降逆，以镇其上，乌梅酸敛，上下调适，厥气自平。

四、滋阴固涩法治疗冲任虚损

天癸当绝，今屡次崩漏，乃冲任脉衰，久漏成带，延绵之病，且固其下。

乌贼骨、小生地、鲍鱼、茜草、阿胶、续断。

【按】冲任同起胞中，二脉虚损，天癸当绝未绝，延为漏带。用生地、阿胶、续断滋养充填以止血，取《内经》四乌鲗骨一藘茹丸去雀卵，腥膻固涩以收带。药味精简，组方严密。

五、温养滋阴法治疗督任亏虚

质偏于热，阴液易亏，女人肝为先天，月事虽准，而里少乏储蓄，无以交会冲脉，此从不孕育之因由也，凡生气阴血，皆根于阳，阳浮为热，阴弱不主恋阳，脊背常痛，当从督任二脉治。

鹿胎、当归、桂圆肉、桑螵蛸、元武板、茯苓、枸杞子、细子芩。

【按】督任二脉源出胞中，督统阳，任主阴，阴阳交虚，孕育生机不振。"阳浮为热，阴弱不主恋阳。"此为浮阳假热，实阴阳均俱不足。方以鹿胎温煦养阳补督，元武板滋阴潜阳充任，当归、桑螵蛸、杞子、桂圆肉、茯苓益肝肾，黄芩监制浮阳。补督任者治根本，阴阳充实，嗣育有根，春生不息。

六、温补宣通法治疗奇经虚中夹实病

产后失调，蓐劳下损，必殃奇经，心腹痛寒热，脊酸腰痿，形肌销烁殆尽。若缕缕而治，即是夯极。凡痛宜通补，而宣通能入奇经。

沙苑蒺藜、炒黑小茴香、人参、麋茸、当归身、炒黑杞子。

又方：人参三钱、熟地五钱、紫石英一两、肉桂心七分，后加枸杞三钱。

【按】奇经虚损，滋育温养为大法，麋茸、人参、熟地、杞子之类是也；奇经阻滞，"必用苦辛，和芳香，以通脉络"，小茴、当归、桂心之属是也。痛宜通补，舍此便犯虚虚实实之戒。薛氏说："温补佐以宣通，其力可以入八脉。"叶天士也说：奇经虚证"必辛甘温补，佐以流行脉络"。如沟渠浚通，江河之水可注于湖泊。

七、温补通固法治疗奇经虚寒

形冷惊怕，旬日经淋漏注，心怔悸若悬旌，自七八年产后致病，夫肝主惊，肾主恐，产病先虚在下，奇经不为固束，急急温补固摄，仍佐通药，其力可到八脉。

紫石英、茯苓、人参、乌贼骨、鹿茸、炒枸杞子、沙苑蒺藜。

【按】八脉虚寒，蛰藏不固，经漏不止；血不营心，怔忡惊悸。以人参、鹿茸、枸杞子、沙苑蒺藜温补肝肾奇经，紫石英潜镇，乌贼骨（海螵蛸）固摄，茯苓宁神兼淡渗。固涩佐以通利，塞而无壅，补而不滞，此取叶天士的"涩剂不能取效，必用滑药引导""通以济涩"之意，这是奇经虚证与其他虚证不同的特殊治法。

薛氏医案卷四，共收妇科病60诊次，专从奇经论治者达21诊次之多，足见薛氏对妇科病的治疗运用调理奇经法的推崇。奇经病在妇科证治中的特殊地位，至清才有相当充分的认识，并确立独立的用药法则。在这方面，叶天士、薛生白发挥尤多。薛氏上述案例，论治充分，是他对妇科奇经病理论与临床研究的结晶，对后世有很大的启发。

奇经病虚证为多。《内经》的"形不足者，温之以气；精不足者，补之以味"是治疗大法。薛氏喜用血肉有情之品及厚味滋补之物来填补。前者如鹿茸、鹿角、鹿角霜、鹿角胶、鹿胎（计21诊次）、阿胶（15诊次），乌鸡、鲍鱼、紫河车、生精羊肉、雄羊内肾等，后者如人参、当归、枸杞子、苁蓉、熟地、桂圆肉等。薛氏最喜欢用人参与鹿茸（或鹿角、鹿角胶）配伍（占奇经病21例论治中的11例），以其能大补元精，化生气血之故，这一点已被现代医学证实。"柔剂阳药，通奇脉不滞，且血肉有情，栽培身内之精血。"薛氏在治疗奇经虚证中遵循这一法则。

此外，薛氏还重视通法在奇经病治疗中的运用，遣小茴、香附、桂枝、茯苓、当归、续断等药，制疏养奇经法、温通奇经法、通固兼用诸法。因通可去壅以防滞，又可导引补药入八脉，故在薛氏医案的奇经虚证、实证、虚中夹实证的治疗中，运用非常普遍。"奇经为病，通因一法，为古圣贤之定例。"薛氏最谙此理。

薛生白治疗妇科奇经病的经验，是中医妇科学的一份宝贵遗产，需要吾辈学习继承，发扬光大。

薛生白治病究体质经验探讨

江西省鄱阳县中医院　　朱炳林

清代医家治病多注重体质，如石芾南："欲诊其人之病，须先辨其人之气质阴阳。"（《医源》）如叶天士："凡论病先究体质、形色、脉象，以病乃外加于身也。"（《临证指南医案·呕吐门叶案》）又如章虚谷："治病之要，首当察人体质之阴阳强弱，而后方能调之使安。"（《医门棒喝》）还有薛生白："拙见论病先究体质。""凡看病必究体质，如通套混治。"（《扫叶庄医案》卷二）如此看重体质，是治病求本之举。"正气存内，邪不可干。""邪之所凑，其气必虚。"一切证候的产生都与体质息息相关，证候只是标，体质方为本。下面笔者从《扫叶庄医案》中探讨薛生白治病究体质的医疗经验，以供临床借鉴。

一、根据体质求病因

《灵枢·百病始生》说："风雨寒热，不得虚，邪不能独伤人。卒然逢疾风暴雨而不病者，盖无虚，故邪不能独伤人。此必因虚邪之风，与其身形，两虚相得，乃客其形。"这"两虚相得"就形象地说明体质与疾病常互为因果，因此可根据体质求病因。

如："形瘦体质，不为湿害，《经》言瘦人以湿为宝也。盖课颂动心，谋虑必由肝胆，君相皆动，气升血溢，诸经气皆升举，凡安静恰悦稍安，情志怫郁病加，皆内因之恙，且劳心曲运神机，去酒色致伤两途，神气无形，精血有形也。生地、丹参、远志、枣仁、麦冬、柏子仁、天冬、桔梗、当归、五味、茯神、元参。"（卷一）本案开端即以体质辨证，患者形瘦，瘦人多火，火易伤阴，阴虚火旺之证自然非湿邪致病，实系用心谋虑过度，火性上炎，耗其阴气；"阴气者，静则神藏，躁则消亡"（《素问·痹论》），故"安静怡悦稍安，情志怫郁病加"，系"内因"所产生的疾病无疑。根据这种情况，一则需宁神静虑，返观内守，不可劳心；二则需戒酒远色，酒色于阴虚体质者为害甚烈；三则无形之神气生于有形之精血，当滋阴补心，清热安神，方取天王补心丹去人参，因人参甘温，甘温助气，气属阳，阳旺则阴愈消也。

二、根据体质明病性

《灵枢·五变》以伐木为例说明"一时遇风，同时得病，其病各异"的原因，就因体质之不同。人之体质有阴阳、寒热、虚实、燥湿的区别，感受邪气后，发病的性质如何？虽与邪气有关，更主要的是随着体质而变化，因此可根据体质明病性。

如："中年麻木筋胀，阳气已衰，内风自动，最怕痹中，脉微色萎，宜温补通阳。生黄芪、生白术、炙甘草、熟附子、南枣肉、老生姜，后加人参。"（卷一）中年人产生麻木症，罗天益、张三锡、王清任、李用粹都曾提示，此乃中风先兆，需要小心。沈金鳌主张用十全大补汤加羌活、秦艽大补气血培本，稍佐祛风以预防中风（《杂病源流犀烛》）。本案未用血药，一派温补通阳之品，其辨证即据患者"阳气已衰"之体质。阳气已衰，阴寒加之，阳气不得布达，必见麻木筋胀；阳气虚馁，不能充灌四肢，最易偏废不用；脉微色萎，为元阳亏损、阴寒盘踞之明征。喻嘉言有"阳虚邪害空窍为本"（《医门法律》）一说，此案甚是吻合。所用药乃《金匮要略》白术附子汤加黄芪。白术附子汤温补脾肾、暖水培土、调营卫、和脾胃，加黄芪通阳气、活血脉；后加人参补五脏之阳，均为防痹中之举。

三、根据体质定病位

《伤寒论》曰："病有发热恶寒者，发于阳也；无热恶寒者，发于阴也。"此阴阳是指体质而言。薛氏《湿热病篇》有："湿热证属阳明、太阴经者居多，中气实则病在阳明，中气虚则病在太阴。"湿热证虽同，但因中气虚实不同，故病位不同。不仅是中气，人的脏腑有坚脆刚柔的不同，外邪伤人虽一，而人体有异，其病必随人体而变化。因此，临床上可根据体质定病位。

如："脉沉缓，目黄舌白，呕恶，脘腹闷胀，此冷暖不和，水谷之气酿湿，太阴脾阳不运，周行气遂为阻，法当辛香温脾，宣气逐湿，用冷香饮子。草果、藿梗、半夏、茯苓皮、厚朴、广皮、杏仁、茵陈。"（卷三·夏暑湿热）患者脉沉缓，属寒湿之体，湿困太阴之阳，又逢夏暑客邪，冷暖不和，内外相引，故病湿热。湿热病以脾胃为中心，因胃为水谷之海，脾为湿土之脏，脾阳不运，水谷之气不化精微反酿湿热，湿邪稽留脾胃，气机阻滞，清阳被蔽，三焦不和，故上则呕恶，中则脘腹闷胀。湿邪内盛故舌白，湿与热合，势成蒸腾，夹胆汁上溢故目黄。治疗不离足太阴、阳明，药取辛香温脾宣气逐湿，薛氏说"用冷香饮子"。冷香饮子，名"冷"实温，为暑月感受阴寒之常用方，但本案所用药物非《张氏医通》冷香饮子。窃以为薛氏是取冷香饮子意，即以温运脾阳、芳香化浊为主，而不囿于原方药。

四、根据体质审病势

《伤寒论》对于疾病的发展趋势，有勿药自愈的，有"阳去入阴"转属他经的，也有直中三阴、直犯少阳、阳明的，这些不同的转归主要取决于体质因素。薛氏《湿热病篇》中有症轻的"湿在表分""湿在肌肉"，症重的"湿热侵入经络脉隧中""湿热蕴结胸膈"，症危的"邪灼心包，营血已耗""邪入厥阴，主客浑受"的不同，虽与邪气的强弱有关，但起决定作用的仍是体质因素。因此可根据体质审病势。

如："邪陷入里，疟变为痢，古称经脏两伤，方书都以先解外，后清里。拙见论病先究体质，今素有血症，且客游远归，从阴虚伏邪，是用药须避温燥劫阴矣。鼻燥龈血，舌绛干涸，阴液有欲尽之势，奈何？邪热内迫，有油干烟灭之危，医见病治病，不审肌如甲错，脉细尺不附骨，入夜烦躁不寐，议以护阴，急清阴中之邪热。生鸡子黄、黄柏、清阿胶、白头翁、北秦皮、小川黄连、细生地。"（卷二）本案是颇为危重的阴虚痢疾。薛氏之所以不循常规治疗，便是牢牢把握了患者的阴虚体质。造成患者阴虚体质的原因，一是素有血症，血去阴必伤；二是客游远归，耗气伤精，内戕真元；三是邪热入里，疟变为痢，阴精为阳热所灼，气血津液化为脓血。其症见鼻燥为热极之征；龈血为热耗肾液；肌如甲错乃血虚津不敷布；阴病甚于阴时，精血被夺，阳亢不入于阴，故入夜烦躁不寐；脉细示气衰血少，尺脉候肾，尺不附骨，病势深重，涸辙难濡，大有殒灭之忧；舌绛干涸。"肾阴涸也，急以阿胶、鸡子黄、地黄、天冬等救之，缓则恐涸极而无救也。"（叶天士《外感温热篇》）护阴清热，薛氏以《伤寒论》白头翁汤与黄连阿胶汤合方（生地易芍药，去黄芩）治之。

五、根据体质选方药

《素问·五常政大论》曰："能毒者以厚药，不胜毒者以薄药。"《伤寒论》中也颇多类似明训，如酒客不可与桂枝汤，就因酒客乃多湿热型体质。又如荣气不足者不可与麻黄汤，中虚里寒者不可与承气汤等。薛氏强调治病要根据体质灵活选方用药，不可通套混治，有实际意义。

如："夏秋痢疾，大率水土湿热致病，用药都主苦寒攻消清火最多，但体质久虚，带淋经漏，当痢起经带交炽，因时病累及本病，未宜香连、槟朴、大黄大泄之剂矣。良由下焦不固，利必亡阴。小肠气郁，粪垢欲出，痛坠不爽，此宜通垢滞，又必顾护阴气。凡看病必究体质，勿通套混治。细生地、炒银花、炒黑沙糖、炙黑甘草、稆豆皮、炒楂肉、炒白芍。"(卷二)痢疾发于夏秋，且小肠气郁，粪垢欲出，痛坠不爽，应是热郁湿蒸之滞下，假若体质壮实，通因通用，调气和血自然可苦寒攻消清火。但本案却是体质久虚，带淋经漏无不伤阴，又兼痢下，"时病累及本病"，两头夹攻，本来羸弱之体，自然承受不了，已到仓廪不藏、下焦不固地步，亡阴几乎呼之欲出，虽有垢滞，木香、槟榔、厚朴、大黄之类岂可浪投？毫厘差谬，性命攸关。张景岳说："凡治痢疾最当察虚实、辨寒热，此泻痢中最大关系，若四者不明，则杀人甚易也。"(《景岳全书·痢疾》)薛氏强调"看病必究体质"，良有以也。所选七味药物，益阴养血而不滞，宣通垢滞而不破，清热解毒非苦寒，和中助脾味多甘。

（《江西中医药》，2004 年第 10 期）

薛雪虚劳病论治要点探析

首都医科大学附属北京中医医院　　　曲永龙　郭玉红　刘清泉

薛雪(1681—1770)，字生白，其医案现可见于《扫叶庄医案》《三家医案合刻》，今人鲁兆麟等将两书合为《薛雪医案》一书。医案以内科杂病和时行温病为主，体例简明扼要，风格颇与《临证指南医案》相仿，每案用药多在 10 味以内。对于案中治法，薛氏经常指明其出处，使人得知其诊疗思路之渊源，对于辨治思路，夹叙夹议述于医案当中，使读者易于把握医案要点。本文通过对《薛雪医案》中 140 余则医案的研究，总结薛雪治疗虚劳病的学验，以期裨益于临床。

虚劳病，久虚不复谓之损，损极不复谓之劳，虚、损、劳三者相继而成，由轻到重。而其致病之由原非一种，所现之候，难以缕析。观《薛雪医案》中便知，其致虚之由有因于先天禀赋不足者，有因于劳力者，有因于劳心者，有因于房劳者。其表现有身寒热者，有心悸失眠者，有遗溺者，有不孕育者，种种不同。薛雪治疗虚劳病以顺应天时、重视地利、尤赖人事为三纲，尤以人事为贵。人事之中又可分为医患两方，患者当重静摄、悦情志、避形劳；医者当参体质、护脾胃、养奇经、重守方、调营卫、固络脉等。

一、治疗要点

1. 顺应天时，迎合气运　《内经》言："所以圣人春夏养阳，秋冬养阴，以从其根，故与万物沉浮于生长之门。"薛雪治疗虚劳参看天时，22 则案例提及此法，注重顺应天时，迎合运气治疗虚劳。《薛雪医案》："揖拜皆动阴，不下固，必阳浮升举，况隆冬过暖，天气少藏，当春生令至，以乙癸同源，兼顾其下。"按《素问·四气调神大论》冬日应以藏精为要，若冬季气候过暖，人体真阴不藏，春天阳气升越，疾病便易加剧，故用滋水涵木一法并固摄下元。又："当夏四月，阳气大升，体中阴弱失守，每有吐血神烦。已交夏至，阴欲来复，进甘药。所谓下虚不得犯胃也。"承《难经》下损不得犯胃之说，利用夏至时候一阴来复，顺天地的气机，用平补三阴治法，以甘药养阴，巧用时令益阴和阳。再如："脉虚数，形寒，心中烦热，五更后气升呛咳，当秋分节燥金司令，大热发泄之余，皆能化燥。肺为娇脏，最处上焦，先受其冲。宜润燥以滋其化源。冬桑叶、大沙参、玉竹、南花粉、生米仁、蜜水炙橘红。"因患者素有阴虚咳症，当秋分时节，阳明燥金主气，阴虚病情加剧，薛雪用桑叶、沙参、玉竹等清金润肺，可谓善用时令。由上可见，薛雪治疗虚劳注重四时之升降浮沉，并参明运气,顺天为先,再论其病。

2. 参合地域,因地制宜 《素问·异法方宜论》云:"黄帝问曰,医之治病也,一病而治各不同,皆愈者,何也? 岐伯对曰:地势使然也。"薛雪治疗虚劳病重视地域环境对人体生理病理的影响。《三家医案合刻》:"中土以崇高而定八方之位,是蜀在坤矣。毓斯境者,脉宜缓而流利,今洪搏太过,面黄气重,幸在浙江已久,若处故乡,是脉象当血溢。即日回蜀,宜早服丸以滋之。"薛雪按照地域方位指出所生之人脉象当如何,本案患者不合其脉应当生病,所幸在江浙一带有水气滋养洪搏之脉,使得患者阴虚血热体质得到缓和,若回乡则有血溢之患,故当予以滋养。由此可见,地域环境的寒温燥湿凉热对于疾病的预后转归和治疗具有重要影响,在虚劳病治疗当中选择适宜的疗养环境对诊疗具有积极意义。《薛雪医案》中共有 3 则虚劳医案明确提出要参合当地气候进行治疗,而其常年出诊于江浙一带,其他医案可能也考虑到了湿润气候对虚劳的影响,但未明言。

3. 潜心静摄,安养为本 薛雪交友甚多,其中多有道家者流,是以其治疗虚劳极重"静摄"法,有 18 则医案提及静摄安养对于虚劳病治疗的重要意义。《三家医案合刻》:"丹诀云,水火相交永不老者,此也。无非寻常日用之间,心欲宁,肝欲和,肾欲实,庶无恍惚悸动,以及肢末不利,而四体泰然矣。"又:"然须做静摄功夫,使阴秘阳密,得坎离相交之力为妙。"薛雪认为,静坐可使心肾相交、坎离相济,是最好的养生方法。再如:"草木藉其偏胜攻邪,精血有情,药味未能充长,故衔药无功,惟潜心屏俗,静处山林,寒暑一更,凝然不动,间有痊愈者。""春暖阳气升越,行走动阳失血,只宜安养静坐,药以甘缓,不伤胃气。"薛雪认为,病起于过用,虚劳病均存在身体、精神、气血过度使用的情况,通过静坐的方法让身体缓慢恢复方是善法。

4. 怡悦情志,戒怒烦劳 《素问·宣明五气》曰:"五劳所伤,久视伤血,久卧伤气,久坐伤肉,久立伤骨,久行伤筋。"《素问·举痛论》云:"怒则气上,喜则气缓,悲则气消,恐则气下,寒则气收,炅则气泄,惊则气乱,劳则气耗,思则气结。"薛雪治虚劳重视情志之作用,强调"劳怯必开怀怡悦",有 10 则医案明确要求患者怡悦情志、戒怒烦劳,以便身体恢复。《薛雪医案》:"课诵烦心,情怀忧虑,五志之阳,勃郁少伸,直升直降,遂发肛疡,久而成漏,最难复为。劳怯必开怀怡悦,用药全以胃气为主。"患者因读书烦心,情志忧郁,导致情志不畅,郁火内生,升降无常而发为虚损肛痈,治此病愉悦其情志为第一要条。又:"脉左数搏大,因骤然跌仆,吐血仍然,安谷如常。此阳气暴升莫制,络血不得宁静而泛越。夏三月至秋分,戒嗔怒情欲,莫令举发。"患者脉左数大是阳气亢越、肝阳上亢,因此必须要戒怒愉悦,以免怒则气上,血随气涌而加重病情。虚劳之病,因劳而发,因此生活习惯方面,戒烦劳酒色对于疾病的恢复而言极为重要。《薛雪医案》:"秋暑失血,初春再发,右脉大,颇纳能食。《金匮》云:男子脉大为劳,极虚亦为劳。要知脉大为劳,是烦劳伤气,极虚为劳,是情欲致损。欲驱病根,安静一年,可期其愈。"又:"脉缓大,吐血甚多,仍然安谷。此阳明胃络病也。戒奔走烦劳,方可冀其奏效。"薛雪认为,只有戒烦劳奔走,使身内阳气得以休养生息,神机得以安养,方为祛病延年之法。

5. 先辨体质,治病求本　清代石芾南曰:"欲诊其人之病,须先辨其人之气质阴阳。"叶天士曰:"凡论病先究体质、形色、脉象,以病乃外加于身也。"章虚谷曰:"治病之要,首当察人体质之阴阳强弱,而后方能调之使安。"薛雪治疗虚劳病亦重视体质,治病求本,强调"论病先究体质","凡看病必究体质"。正气存内,邪不可干,邪之所凑,其气必虚,证候为标,体质为本。17则医案提出,虚劳处方用药要重视体质的影响,并以"瘦""体盛"等字眼暗喻阴虚与阳虚体质。《薛雪医案》中记载:"形瘦体质,不为湿害。《经》言瘦人以湿为宝也……生地、丹参、远志、枣仁、麦冬、柏子仁、天冬、桔梗、当归、五味、茯神、元参。向来体质是下元不足,上冬过暖气泄,暴冷直侵,暴嗽俯不能卧,痰多冒血,已是下焦厥逆干上。"此案患者体质下元素虚,冬季藏精未果,阴虚之状更重,虽有咳嗽不卧,痰多冒血等候,但治疗不以止血止咳为主,化裁天王补心丹直养其阴,略事余症。《薛雪医案》:"少年形瘦脉数,是先天遗热,真阴难旺……当静药补阴,不必苦寒伤胃。"由于患者先天体质偏热致病,所以在处方时选择直顾根本,不事余续。由此可见,薛雪治疗虚劳病时重视病患先天体质,在遣方用药时照顾体质为本,然后再兼及其余病症。

6. 诸虚交损,脾胃为先　薛雪重视脾胃,"用药全以胃气为主"。脾胃为后天之本,薛雪治虚劳胃纳不佳者,先进饮食为主;脾胃尚佳者,趁机投以补药。23则医案指出在诸虚交损的时候,必须根据脾胃功能的强弱遣方用药,脾胃功能弱时则健壮脾胃为先,脾胃功能尚强壮时则趁机急进补益而无虞碍胃。《扫叶庄医案》:"久泄利至十余年,阴走泄而茎痿,肝肾真气,不主收摄,为胀瘕腹鸣,迩日形寒,不饥不食。缘阴损及阳,暴冷外加,口鼻吸入之寒,无有不侵及中土之阳,病根是肝肾精血内损。久病务以饮食为主,温胃苏阳为稳,用治中法。"患者病根虽然是肝肾精血内损,但是日久病深,有形精血难以速充。薛雪治疗先顾护其脾胃,温胃苏阳,待饮食渐开,精血自然充旺。又:"脉细软涩,气冲失血,寐欲遗精。今纳谷不运,神思日倦,缘操作太过,上下失交,当先治中焦,心脾之营自旺,诸证可冀自复。"此案患者病情极重,阴阳气血俱虚,目前脾胃不能纳谷,上下均有虚损交集,当治其中焦脾胃,脾胃得复之后心脾之营分自旺,诸症自愈。

7. 通补奇经,疏通络脉 奇经又称为"奇经八脉",是冲、任、督、带、阴维、阳维、阴跷、阳跷等经脉的统称,络脉乃是经脉的细小分支,久病虚劳之后会损伤奇经八脉和络脉。薛雪31则医案提出治疗虚劳病时应注重奇经和络脉的治疗,《薛雪医案》:"劳伤肝肾,奇脉不用,遇烦必腰痛背垂。虽有失血,未可沉降滋阴,以柔剂温通补下,以充奇脉。淡苁蓉、炒杞子、茯神、炒当归身、淡补骨脂、生杜仲、生羊内肾。"薛雪认为劳伤肝肾之后奇经八脉就会受损,不可用滋阴沉降的方法,当通过柔剂通阳的方法填充奇经,故用肉苁蓉、枸杞子、当归等温润流通之药使得补而不滞。又如:"失血后卧着呛甚欲坐,不饥,勉强纳食,脉细促,两足皆冷。此元海气乏不纳,冲脉之气逆冲,虚怯门常有,最不易治。熟地炭、牛膝炭、石莲蓬、炒山药、真桂心、紫石英、芡实。"患者在失血之后出现了脾胃不运、阴血不充,难以温煦等证候,薛雪认为是冲脉受损导致,主以熟地、牛膝、山药补元海之气,以肉桂、紫石英、芡实收镇冲脉之气。如:"脉微而芤,失血之象也。膺胸隐而痛,肺胃之络也。当归须、炒黑山楂、薏苡仁、赤芍、川郁金、丝瓜络、通草。"久病虚劳必然入络,因虚致实,用药着力于通络,效专力宏。因此可见,薛雪在治疗虚劳病时注重通补奇经和疏通络脉。

8. 平补三阴,调和营卫 凡虚劳病起,脏腑阴阳交损,终及肝、脾、肾三脏,治以补三阴之法;虚劳病起之后多见营卫不和等症,薛雪多用归芪建中汤类方加减治疗。薛雪治疗虚劳,有32则医案在遣方用药时从平补三阴、调和营卫入手。《薛雪医案》:"脉细小,色白食少,不易运,形容入夏更瘦,不独精血不充,气弱易泄,不耐烦劳。此脏腑阴阳交损,补三阴为是。人参、熟术、茯神、芡实、归身、北五味、熟地。"此案患者脏腑阴阳交损波及三阴,薛雪用甘平之药物，人参、茯神、白术、芡实平补足太阴；当归、五味子平补足厥阴；芡实、熟地、五味子平补足少阴。又如："久有咳嗽，涉水用力，劳伤失血，寒热不止。皆营卫单弱。归芪建中汤去姜，一方并去饴。"再如："又如劳力阳气发泄，血丝自溢出口，乃脾营胃卫受伤。法当甘药调之。归芪建中汤去姜，加薏苡仁。"两案均使用归芪建中汤，因虚劳病导致肌表营卫不和，难以温煦肌肤、顾护腠理，而营卫之气得益于中焦化生，故先建其中，气津血得化，再用黄芪引到肌表而发挥作用，去生姜恐其辛散加重，阴血不足，加薏苡仁可清通络脉。由此可见，薛雪治疗虚劳病重视平补三阴和调和营卫。

9. 守方百日，膏丸并重　薛雪与道家者流多有接洽，道家有百日筑基之法，可推治疗虚损亦以 3 个月即百日为期。28 则医案采用丸膏服用方法或注重守方百日见效。如："脉细呛咳，病从下焦，气冲根怯。宜戒酒色，妥守百日可旺……形瘦脉数，长夏见血，入秋发疟。皆阴分不足，不耐时候热蒸发泄。趁此胃口颇旺，只要静养百日，不及一年可复。秋石、熟地、麦冬、阿胶、湖莲肉、淡菜胶、五味子、龟板、茯苓、山药，加蜜和为丸。"又如："阴夺阴损，心动阳升，壮年失血成怯。所喜胃旺，只要戒欲，暂费读书，勿动心操持，百日渐可复……必戒怒勿劳，庶百日可望小效，经年坚固乃安。"薛雪强调百日方可见效，提示虚劳病治疗难求速效，医患均要有足够的耐心，不可因求速而致前功尽弃。为了便于守方用药，多用丸剂、膏剂等方便长期服用，丸剂常用金樱子、山药浆、桂圆肉、牛肉胶等，取养护脾胃、固摄精气之意，膏方有滋营养液膏等。

二、小　结

薛雪治虚劳病，讲究天地人同参，人事当中以做静摄功夫为要，在此基础上怡悦情志，再设药饵。薛氏立方时注重参考四时运气、顾护脾胃、补养奇经、疏通络脉、调和营卫、平补三阴等。需要注意的是，薛雪在治疗虚劳时经常是多种方法配合使用，参合论治。综上，虚劳病治疗周期相对漫长，因此患者和医者对此都需极有耐心，久久方能见到功效。而且虚劳病的患者易寒易热，稍有饮食居处不适、喜怒不节，病情便会发生变化。因此对于医者患者来说，平时的养护非常重要，若稍有病情变动应及时治疗，使患者阴阳重新建立平衡,再求平稳建功,长期调治。

（《北京中医药》,2021 年第 40 卷第 2 期）

薛雪痰饮证治探骊

中国中医科学院　　郑　齐　翟志光

　　中医学痰饮证治自仲景肇始其端后,代有传承,及至丹溪立百病兼痰之论,彰显了从痰辨治杂病的学术特色之后,痰饮证治理论发展达到了新的高度。清代崛起的温病学派,虽然其学术的着力点在于中医外感病的诊治,但他们从来也没忽视对内伤杂病诊疗规律的探索,甚至达到了较高的水平,薛雪就是其中的代表人物。其名著《湿热论》阐发了湿热类温病的发生、发展、辨治的一般规律,不仅成为指导湿热类温病诊疗的圭臬,而且对于丰富内伤杂病中湿热证的治法也有很强的实践意义。而痰湿同源,细绎其医案会发现,他对痰饮证治的诊疗亦独具匠心,颇成体系,这也许是其开创中医湿热病诊疗理论的基石。薛氏的医案经后人辑录的主要有《三家医案合刻·薛案》与《扫叶庄医案》,与痰饮证治的相关内容散见于各篇,但在《扫叶庄医案》中专有《痰饮喘咳水气肿胀》一篇,有一定系统性。现将薛氏痰饮证治的思想,总结如下。

一、病机择要

　　痰饮是人体津液代谢障碍所形成的病理产物,一般以较稠浊的为痰,清稀的为饮。痰因生成原因之不同,有寒痰、热痰、湿痰、风痰、郁痰、顽痰之异;饮则依停聚部位之差别,有痰饮、悬饮、溢饮、支饮之分。历代医家对痰饮的论述侧重点不同,有的痰饮分论,有的详及一端,而薛氏是痰饮合论,并未对二者做很严格的区分,"痰饮皆阴浊",病理性质相同,所以治疗上也有趋同性。但是二者在致病特点上仍有差异。对于哮症,薛氏多从饮论;而对于一般的喘嗽、颈部的结节，薛氏多从痰论。总起来看，病机不外寒热二端。

1. 阳虚不运，痰饮内停 由于肺、脾、肾三脏阳气亏虚，不能蒸腾气化津液，致使津液停聚，变生痰饮，这是痰饮形成的主要病机。在薛氏《扫叶庄医案》痰饮病篇的治疗中，大部分医案皆属此类。薛氏尤其重视脾肾二脏对于本证形成的重要性，强调"脾阳鼓运水谷之气，何以化湿变痰，肾阳潜藏，斯水液无从上泛而为痰端"，"仲景论饮非一，总以外饮治脾，内饮治肾为要法"，"再论痰饮，莫详仲景，由水液上泛者治肾，食减不运者治脾"。可见，薛氏认为脾阳不运和肾失摄纳是本证形成的重要机制。

2. 郁热炼液，液聚为痰 由于各种原因导致阳热内郁，煎熬阴津，日久炼液为痰。具体而言，又有两端：其一为阴虚火旺、炼液为痰，主要见于其虚劳病的治疗中，薛氏谓其"真阴亏损，五液蒸痰"，多为气血阴阳本虚与痰浊痰湿标实互见；其二为气滞津凝、热郁痰结，主要见于颈部、咽部痰结病证的治疗中，薛氏谓其"气结在上，津不运行，蒸变浊痰，由无形渐变有形"。热聚痰凝遂使气机郁滞，气机郁滞又会加重津停痰阻，二者互为因果、矛盾错杂。

二、治法钩玄

因机立法，方从法出。既然薛氏对痰饮病机的认识有寒热两端，其治法也不外从此两端入手。寒痰水饮重在温阳化饮，热郁痰凝重在清热化痰解郁。

1. 温阳化饮 因阳虚不运、痰饮内停，视肺、脾、肾三脏病位之不同，分别施以温肺化饮、温脾化湿、温肾纳气诸法。温肺化饮法多仿仲景痰饮病篇治疗阳虚支饮的小青龙汤及其加减法；温脾化湿主要针对痰湿中阻之证，芳香化湿、通阳化气、淡渗利水诸法合用，此乃薛氏最擅；温肾纳气主要针对肾阳亏虚、水泛为痰之证，摄纳浮阳、补肾助藏。

（1）寒饮伏肺法仲景：寒饮伏肺之证，患者阳气素弱，痰湿内盛，加之感受外寒，郁闭肺气，肺气失宣，导致寒饮伏肺。薛氏多取法《金匮要略》痰饮病篇治疗外寒内饮的小青龙汤及其加减法，灵活化裁。

寒天痰嗽，乃阳气微弱，不能护卫，风冷来侵而起，久则饮泛上逆，入暮为剧。饮属阴浊耳，仍发散清肺，仿仲景饮门议治（桂枝、五味、杏仁、茯苓、炙草、干姜）。

本案病机叙述较为清楚,显系外寒引动内饮之证,饮为阴邪,午后阳气衰减,阳不化饮,诸证加剧。薛氏亦明言"仿仲景饮门议治"。从方药来看,本方是加减小青龙汤方的第一方——桂苓五味甘草汤加干姜、杏仁。桂苓五味甘草汤原是仲景为服用小青龙汤后发生冲气变证而设,薛氏并未拘泥于此,而将其化裁应用于外寒内饮之治。该方较小青龙汤少了麻黄、半夏、细辛之温燥,同时亦去除了白芍之阴柔,散与收的力量都较为缓和,且多了茯苓淡渗水湿。在此基础上,薛氏加干姜温阳散寒,加杏仁宣降肺气(这两味药也是加减小青龙汤方的其他加减法),共奏外散风寒、内化寒饮之功。如果"脊骨中冷,深夜痰升欲坐",属"少阴寒饮上泛",则桂苓五味甘草汤加淡干姜、北细辛,用药重在入少阴,温化寒饮。如咳喘较重,不能安枕,薛氏则以桂苓五味甘草汤加干姜、白芍,这基本上就是小青龙汤去麻、辛。小青龙汤去麻、辛也是薛氏在寒饮伏肺一证常用的处方,他很注重方剂中发散与收敛之间的配伍,白芍与桂枝一收一散、与干姜一阴一阳,使全方刚柔相济、燥湿得宜。总之,薛氏治疗本证,取法仲景,而又师古不泥,值得深究。

(2)痰湿中阻重分消:痰湿中阻之证,多以平素脾胃不健,水湿内停,湿聚日久为痰,痰湿日久亦可化热,遂为湿热郁遏中焦,每于夏秋,外湿引动内湿,诸症加重。薛氏于此证调理,多从三焦入手,宣湿、化湿、燥湿、渗湿、胜湿,诸法合用,分消湿滞。

脉濡,中宫阳不主运,湿浊聚痰,不饥不渴不食(桂枝木、草果、广皮、茯苓、厚朴、炒谷芽)。

本案是较为典型的痰湿中阻之证,在薛氏医案中极为常见。其以桂枝通阳化湿,以草果、厚朴芳香化湿,以陈皮苦温燥湿,以茯苓淡渗水湿,诸法合用,阳气得化得展,痰湿得以分消走泄。痰湿中阻之证,极易化热,遂为湿热中阻。"湿多热少,则蒙上流下。""湿热俱多,则下闭上壅,三焦俱困矣。"而三焦气化、水行又皆以中焦脾胃为枢纽,"夏季之湿郁,必伤太阴脾,湿甚生热,热必窒于阳明胃脉,全以宣通气分,使气通湿走热清",治疗当抓住要害,以调理气机,恢复三焦正常气化功能为主要宗旨。于此类病证,薛氏最喜用厚朴、广陈皮、苓皮、茵陈相伍。茵陈、茯苓皮共同点是利湿退热而不伤阳气,厚朴和陈皮均偏温燥,似与湿热病证不合,但湿邪终属阴邪,得温始化,尽管此时与热邪纠结一处,亦应在清热的同时,辅以温燥之品,相伍而行。否则一味清热利湿,阳气受损,湿邪终不得化。后世吴鞠通"徒清热则湿不退,徒祛湿则热愈炽"之语,可谓深得薛氏三昧。

（3）阳虚水泛培肾气：肾阳亏虚、水泛为痰之证多见于久病咳喘,肺虚及肾,耗伤肾气,摄纳无权,导致气不归元,虚喘痰嗽。治疗的重点在于补肾助藏。由于肾阴肾阳互根互用,所以薛氏注重滋补阴精以摄纳阳气,如七味都气丸、薛氏加减八味丸等是其常用之方,以寓阴中求阳之意。即便温补肾阳,也倡柔剂养阳,避免用过于刚燥的温阳药耗伤阴血。

2. 清热化痰解郁 本法主治病证多因郁热炼液,液聚为痰。如属阴虚火旺、炼液为痰,则重在补益下焦、填精益髓;如属气滞津凝、热郁痰结,则以行气解郁、咸寒软坚为法。

（1）虚火炼痰：虚火炼痰多见于薛氏医案虚劳篇中,此时真阴亏损为本,痰浊内盛为标,重在补益下焦、填精益髓以治其本。

奔走动阳失血,继而咳嗽吐痰,由真阴亏损,五液蒸痰。趁此胃口颇旺,以静药填阴摄阳(熟地、阿胶、女贞子、天冬、米仁、刮白龟板、咸秋石、知母、霍山石斛)。

本案为虚劳患者,因劳倦耗气,气不摄血,失血后则阴虚更著,虚火上炎,炼液生痰。方中以熟地、阿胶、石斛滋阴养血,女贞子、天冬、龟板、知母皆为滋阴降火而设。本证的治疗,难在如何处理滋阴与化痰之间的矛盾,薛氏也认识到"滋阴血药多腻,为痰树帜矣","从来酒客喜食爽口之物,不用滞腻甜食……滋阴如地黄、黄肉,皆与体质不相投矣。"本案中值得注意的是"趁此胃口颇旺",这是薛氏治疗本证的尺度,"胃旺能纳谷,当专理下焦,不必以痰为虑"。另外,方中亦有薏苡仁,意在渗湿泄热,一来祛湿以绝生痰之源,二来防止滋阴药助湿酿痰。无论是虚火炼痰,还是痰热伤阴,都会造成湿热和阴虚两类具有矛盾性的病机共存一处。前文已述及湿热并存就具有一定的矛盾性,此时又添阴虚与痰湿一对具有矛盾性的病机,处理起来更加棘手。此类证候治疗关键在于清热、燥湿、养阴三种治法的比例与各自切入时机的把握。另外对具有这三类功效的药物也需要认真选择,清热多以甘寒养阴之品,或苦寒配以甘寒,一般少用淡渗水湿,多以燥湿之品应对湿邪;养阴尽量使用味薄不腻之品,避免助湿。

（2）气郁痰凝：气郁痰凝一证,多因情志不畅、肝气郁结,气郁津停,津聚为痰,多在肝经循行部位如颈部、咽部、乳房,结成痰核。治疗上,一面要行气解郁、条达肝气，一面要咸寒软坚、化痰散结。

肝虚痰病，结在项下（海石、香附、连翘、夏枯草、土贝母、天花粉、青黛、金银花）。

本案记述较简，但为典型的气郁痰凝、颈部痰结的病证，当今临床亦十分常见。薛氏以香附疏肝解郁，以海石咸寒软坚，以连翘、夏枯草、土贝母、天花粉化痰散结消肿，以青黛、金银花清泄肝热，全方组方严谨，配伍全面，且选药精当，颇有实用价值。

三、特色撷英

除了以上提到的两大类治法外，薛氏治痰饮还有两点重要的特色：其一是倡温通阳气，其二是重三因制宜。

仲景明训"病痰饮者当以温药和之"，薛氏在此基础上进一步提出温通阳气、化湿行气之法，这也是他基于对湿证诊疗经验基础上的理论总结，"阳微湿聚成利，必温通其阳，斯湿可走"。该法与温阳法有所不同，主要针对湿遏气机、清阳被郁的病机，是对"通阳不在温，而在利小便"这一原则的实践。小便通利则说明阳气得通，升降有序，气化有权。薛氏也将这一法度应用于痰湿证的治疗，或是单独应用，或是将桂枝、薤白等通阳散结、走而不守之品伍于温阳燥湿之剂之中，使温中有通，寓通于温。

三因制宜是《内经》法天则地、从容人事思想在养生与治疗理论方面的体现。即因时、因地、因人制宜，是指治疗疾病要根据季节、地域以及人体的体质、性别、年龄等不同而制定适宜的治疗方法。历代的著名医家皆将其视为治法的大则，薛氏也不例外。在痰饮病辨治过程中，他很注意这方面的因素。比如他治疗一个自幼年间罹患哮喘的患者，认为是饮邪深伏于络脉之中，此时再用一般的发散、温补之法都无效，所以主张"宜夏月阴气在内时候，艾灸肺俞等穴，更安静护养百日。一交秋分，暖护背部，勿得懈弛"。在夏月阳气发散之时，用艾灸穴位，以期温通经气、化饮祛湿。而到了秋分，阴阳匀平、阴气始长、阳气始衰之时，注意调护，防寒保暖。于此，其因时制宜的思想可见一斑。

薛生白治疗痰饮喘咳经验

江苏中医杂志社　　顾泳源

薛生白(1681—1770)，名雪，号一瓢，吴县(今江苏苏州)人。他不特以擅长治疗温热病，撰有《湿热病篇》等专著，而跻身于清代温病四大名家之列；抑且在疑难杂证之施治方面，博见卓识，异迹尤多，医名亦与同邑叶天士相埒。本文爰就其临床实录《扫叶庄医案》所载痰饮喘咳的诊治经验，稍作归纳，初步整理如次。

一、宗仲景学说擅用经方

薛生白治疗痰饮喘咳，宗仲景"温药和之"大法，擅于运用经方，随症灵活化裁。现撷要归纳为八法。

1. 开太阳逐饮法　太阳主表，为诸经之藩篱。若内有"饮邪聚络"，复感外寒，互相搏结，则太阳闭而不开，"必喘逆气填胸臆，夜坐不得卧息"，痰多呈"浊沫稀涎"。太阳不开则饮邪不去，故薛氏常取小青龙汤开太阳以驱饮邪。谓："方用麻、桂以达表散邪，半夏以涤饮收阴，干姜、细辛以散结而分邪，甘草以补土而制水，用芍药、五味之酸收，以驭青龙兴云致雨之力，翻波逐浪，以归江海，斯在表之邪从汗解，在内之邪从内消。"(《清代名医医案精华·薛生白医案·喘咳》)若症见"脉沉，背寒"，可用小青龙汤去麻、辛治之。

2. 温通太阳法　下焦真阳素虚，感寒后少阴寒饮上泛，症见"秋冬咳甚气冲，入夜上逆欲坐，不能安枕，形寒足冷"，咳吐痰沫，脉弦者，可用桂苓五味甘草汤加白芍、干姜以温通太阳，敛气平冲。若湿重者，加薏苡仁；不能纳食者，加南枣；其人形肿者，加杏仁；阴寒甚者，加细辛。

3. 越婢法　"立冬未冷，温热之气外入，引动宿饮，始而状如伤风，稀涎数日，继则痰浓咽干。是少阴脉中，乏津上承，五液尽化痰涎。皆因下虚易受冷热，是以饮邪上泛。"(《清代名医医案精华·薛生白医案·喘咳》)宜用本法，方选越婢汤加白芍治之。若系饮酒聚湿，久酿痰饮，蕴而生热，复因阳气虚衰，入夜喘逆冲举，有妨卧寝者，亦可用本法"宣上郁热，以通痰饮"，方选桂苓五味苕姜汤合木防己汤去人参治之。

4. 辛开淡降法 "聚饮膈上"，激射于肺，喘逆吐涎沫者，宜用本法。方选苓桂术甘合二陈汤加减，药取块苓、桂枝、炒熟半夏、炒橘红、苏子、泽泻、姜汁治之。胸胁痛者，加郁金、白芥子；"老年水入涌出，阳微伏饮"者，用大半夏汤加姜汁。

5. 理气泄饮法 "温邪挟饮上逆，肺胃不主宣降，咳逆身热，胠胁痹而不舒"者，宜用本法，药取旋覆花、蒌仁霜、橘红、杏仁、冬瓜皮、紫苏子。

6. 温中化饮法 "脉濡，中宫阳气不运，湿浊聚痰，不饥不渴不食"，胸中气逆喘咳者，宜用本法。方选苓桂术甘汤加减，药用茯苓、桂枝木、草果、广皮、厚朴、炒谷芽；或用二陈汤去甘草，加生智仁、干姜、姜汁。

7. 驱饮醒阳法 "肾阳潜藏，斯水液无以上泛而为痰喘。"若肾阳不足，浊饮必上攻而为喘咳，甚则呕吐痰涎；"胃气伤，则不主纳食"，宜用本法。方选真武汤以驱浊饮而醒阳。

8. 温补肾阳法 老年肾阳虚亏，"水泛化痰阻气，以致喘咳"，"交冬背冷喘咳，必吐痰，胃脘始爽，喜暖怕寒"者，宜用本法。方选肾气丸去牛膝、肉桂，加沉香、五味子。

此外，尚有通腑逐痰法，适用于"老年久不更衣，痰气上窒"，胸闷，咳喘痰稠等症。方选王隐君之滚痰丸。

二、重调补脾肾未病先防

薛生白认为，"痰饮一症，头绪甚多"，然无不关乎脾肾，尝谓："脾阳鼓运，水谷之气何以化湿变痰；肾阳潜藏，斯水液无以上泛而为痰喘。"按邹滋九的话来说："若果真元气足，胃强脾健，则饮食不失其度，运行不停其机，何痰饮之有？"(《临证指南医案》)可见脾肾功能活动的正常与否，对痰饮能否产生起着直接的作用。而影响脾肾功能的主要因素，薛氏概括为"寒暄失时，食味不调"。寒暄失时，易伤人身之藏阳；食味不调，有损脾胃之运化，皆可导致"饮邪聚络"，凡遇内外感触，必发本病。薛生白总结了仲景治痰饮的经验，提出了"总以外饮治脾，内饮治肾为要法"的原则，充分体现了他治痰饮喘咳注重调补脾肾的学术思想。如仲景对四饮之一的"痰饮"，仅叙症状，而未立方药。

薛生白凭借丰富的临床经验，认为："昔肥今瘦，为痰病伤正气不复，下焦无力。"法当"议治脾肾"。药用"补骨脂、茯苓、广皮、生智仁、生白术、川椒，蒸饼为丸"。方中苓、术、广皮健脾利水，化气利小便，使饮邪从小便而去；补骨脂、益智仁、川椒温肾暖脾，下气消痰，行阳以退阴。药仅六味，着眼调补脾肾，并以丸剂图治，可称组方严谨，颇具巧思。这不但补充了仲景治痰饮方之未备，同时也为我们提供了临床借鉴的范例。

薛氏治疗本病，还强调未病先防。如云："冷哮气喘急数年，根深沉痼。发时以开太阳逐饮，平昔用肾气丸加沉香。"这一防治方法，至今仍为医者所习用。又谓："宜夏月阴气在内时候，艾灸肺俞等穴，更安静护养百日。一交秋分，暖护背部，勿得懈弛。病发之时，暂用汤药，三四日即止。平昔食物，尤宜谨慎。再经寒暑陶溶，可冀宿患之安。"这里面包涵有五层意思：一为冬病夏治；二宜寡欲静养；三应入秋保暖；四当注意饮食，"酒肉当禁"；五可服药救急，中病即止。若能重视这五个方面的防治措施，则多年的痰饮喘咳可望得到彻底根除。薛氏之说皆从经验中来，弥足珍贵，学者不可等闲视之。

（《江苏中医杂志》，1987 年第 12 期）

《湿热病篇》痉厥证治初探

洪雅县中医院　　牟克祥

薛生白所著《湿热病篇》对于湿热病变的证治条分缕析，其中有关湿热痉厥的证治更是独具卓识。

一、说理每多创见

1. 理有渊源，论有新见　《素问》云："诸痉项强，皆属于湿。""诸暴强直，皆属于风。"薛氏禀承《内经》之说，参以自己的临床心得，提出许多创见：在外邪致痉理论上,扩大《内经》以外邪立论的范围,补充了"湿热侵入经络脉隧中"的认识;充实了热邪闭结肠胃、热毒充斥表里三焦、热盛津伤、热闭心包、营阴亏耗、肝风内动,引发痉厥的病机论述;更指出了湿热致痉与伤寒致痉的不同处在于"湿热之痉自内发,波及太阳"。此外,薛氏还指出了痉证与霍乱在病理上的区别:"痉之挛急者,乃湿热生风;霍乱之转筋,乃风来胜湿……湿多热少,则风入土中而霍乱;热多湿少,则风乘三焦而痉厥。"这些来自实践之新见,发展和丰富了湿热致痉的病因病机理论。

2. 证分七型,纲举目张 薛氏据湿热致痉的临床所见,提出了 7 种证型。

(1) 湿热挟风,侵入阳明、太阴经脉(第 4 条)。风为木之气,风动则木张而角弓反折,乘入阳明之络则口噤,走窜太阴之经则拘挛肢急。

(2) 阳明热邪太盛,闭结肠胃,导致发痉、神昏笑妄、大便不通、脉洪数有力、舌苔干黄起刺诸症(第 6 条、第 36 条)。

(3) 温暑热邪循经上灼心包、逼入营阴,耗伤津液。故见壮热口渴、舌黄或焦红、发痉、神昏谵语或笑等症(第 5 条)。

(4) 湿热化燥,气分热炽,又燔于血分,热毒充斥表里三焦,造成阴阳告困(第 7 条)。故现壮热烦渴、舌焦红或缩、斑疹、胸痞、自利、神昏痉厥等危重证候。

(5) 营阴亏耗,厥阴风火上升,肝阳上逆,血不营筋而痉(第 20 条)。临证可见汗出而热不除,或痉、忽头痛不止。

(6) 湿热深伏,内犯肝心(第 30 条)。症见足冷阴缩而复发痉神昏。

(7) 肝胃热极,闭滞气机,灼耗胃津(第 35 条)。故症见口渴苔黄起刺、脉弦缓、囊缩舌硬、谵语昏不知人、两手搐搦诸症。

上述 8 条 7 证,条分缕析,纲举目张,开湿热痉厥证治之先河,成为后世辨治之纲领。

二、论治尤为精当

1. 病在经隧,祛风通络 凡湿热挟风侵入经络脉隧而出现口噤肢急,角弓反张等皆可用之。薛氏注曰:重用息风之品,"一则风药能胜湿,一则风药能疏肝也"。此处"息风"，是针对外风而言，不是平肝息风之意，而是祛风胜湿通络之意，有别于热盛动风而需凉肝息风者。本法实能补《金匮》治痉诸法之未逮，为治湿热挟风痉证的有效方法，故后世医家每相袭用。

2. 热闭胃肠，通腑泄热　此为治"阳明实热，或上结或下结"所致的痉证而设。薛氏鉴于"清热泄邪止能散络中流走之热，而不能除肠中蕴结之邪"，因之提出"故阳明之邪仍假阳明为出路"的法则，亦即通腑泄热、釜底抽薪之法。王孟英对此尤为赞赏，谓"真治温热病之金针也"。然阳明实热，有上结胸膈、下结胃肠之分。上结胸膈者，当施以凉膈法；下结胃肠者，则视其燥结津伤之不同情况，故其治又有甘凉润下和苦寒攻下之不同。

3. 湿邪化燥，清热救阴　湿温病后期每多化热化燥，伤津耗液，进而导致痉厥。故其治应当清热以救阴，以期热退阴复而痉厥平。薛氏在自注中明确指出："独清阳明之热，救阳明之液为急务者，恐胃液不存，其人自焚而死也。"由此可见，清热救阴法在治疗湿热痉厥中是具有相当重要意义的。

4. 热闭心包，清心开窍　此法用于热灼心包、热逼营阴和湿热深伏、内犯肝心所致的痉证。热闭心包，则神昏谵语、舌蹇肢厥。清心开窍法能开泄心包邪热，通达营气，从而解除神昏谵语，痉厥诸症。但薛氏于湿热致痉中每不独用此法，常与清热救阴、平肝息风法同用以增强疗效。

5. 清热凉肝，息风止痉　凡风阳鸱张所致的痉证皆可用之。常与清热救阴、清心开窍法合用。正如薛氏所云："湿热伤营，肝风上逆……投剂以息风为标，养阴为本。"

上述中的清热救阴、清心开窍、凉肝息风三法，为湿热化燥伤阴，邪陷心包，引动肝风诸痉的基本治法。此三法，薛氏常互相合用。如：肝胃热极、津枯邪滞致痉，重在清热救阴，凉肝息风；湿热深伏、内犯肝心致痉，重在清心开窍，凉肝息风；至于热毒充斥表里三焦的痉厥重证，则须清热救阴、清心开窍、凉肝息风三者合用。

三、用药颇具特色

1. 用药精纯，律明法备　薛氏治湿热诸症，所用药物不杂不乱，常有规律可循。诸如清心开窍专用至宝、菖蒲；凉肝息风好用羚角、钩藤；清热解毒每用犀角、连翘、银花露；救阴生津多用生地、玄参、女贞子。治湿热挟风之痉，每于祛风方中加入地龙及藤类药物，取其能"宣通脉络"之功。

《湿热病篇》痉证8条中，有方、药者占7条。除至宝丹、凉膈散、承气汤等方外，每条所列药物多至九味，少则四味，且立意明确，配伍精当。如用治热灼心包、热逼营阴、营血已耗，症见壮热口渴，舌黄或焦黄，发痉，神昏，谵语或笑妄的薛氏犀羚钩藤汤，用药仅八味，却具备清营、救阴、泄热、凉肝、开窍等数法，真是寥寥数药而多法备焉。

2. 运用下药，巧妙得体　薛氏于湿热痉厥中，常根据热结部位之上下，津伤程度的多寡，或用凉膈散以清上攻下；或用鲜生地、生何首乌以甘凉润下；或用承气诸药以苦寒攻下。其所用下药是根据病势的轻重，注意到湿热黏腻内结、下之宜缓的特点，有分寸地提出"宜仿""宜用""微下""下之"等语，以区别运用泻下诸药之轻重缓急，告诫后学不可孟浪行事。对于硝、黄之运用，更明确指出："舌苔黄刺干涩，大便闭而不通，其为热邪内结阳明……故假承气以通地道，然舌不干黄起刺者，不可投也。承气用硝、黄，所以逐阳明之燥火实热，原非湿邪内滞者所宜用。"这些都是薛氏运用下药的巧妙之处。

3. 施用药物，尤重护阴　薛氏治疗湿温时，顾护阴液的特点突出地反映在清热以救阴和攻下以存阴两个方面。在治疗湿邪化燥伤阴，内陷心包，引动肝风之诸痉时，要"清热救阴"，以"救阳明之液为急务"，"以熄风为标，养阴为本"。用药每每喜用生地、玄参、连翘、银花露等清热救阴之品来救护阴液，不使枯竭。在治疗阳明腑实伤津之痉证中，薛氏又指出："胃津劫夺，热邪内结，非润下以泄邪，则不能达，故仿承气之例，以甘凉易苦寒，正恐胃气受伤，胃津不复也。""舌苔干黄起刺，此时胃热极盛，胃津告竭，湿热转成燥火，故用承气以攻下。""胃津告竭"系指湿邪化燥导致腑实津伤，故亟攻下以存阴液，存得一分阴液便有一分生机。于此足见薛氏对顾护阴液的注重。

薛氏论理精明，临床经验丰富，其理论经实践考证，对湿热痉厥的病机、治法和用药颇多发明，为治疗湿热病危重证做出了很大贡献。

《湿热病篇》辨治湿热痉证分析

北京中医药大学附属东直门医院　　王新月　田德录

《湿热病篇》对湿热痉证的辨治论述全面而细致，条分缕析，制方精巧，变化灵活，有许多独到之处，对临床很有指导意义。笔者现对其辨治湿热痉证分析如下。

一、湿侵经络，胜湿通络

"湿热证，三四日即口噤，四肢牵引拘急，甚则角弓反张，此湿热侵入经络脉隧中。宜鲜地龙、秦艽、威灵仙、滑石、苍耳子、丝瓜藤、酒炒黄连等味。"本病见于湿热病的初期，以口噤、四肢拘急，甚则角弓反张为主要表现，是由于湿热之邪挟风侵犯经络所致。湿热之邪最易侵犯脾胃。正如薛氏所说"湿热病属阳明、太阴经者居多"，疾病早期，邪气首先侵犯足阳明胃、足太阴脾经脉，而不涉及脏腑。足阳明经脉夹口环唇，脾主肌肉四肢，经脉被邪气所侵，不通而拘急，可见口噤、四肢拘急，甚则角弓反张，同时还可见到项背强直，头昏重如裹，肢体沉重，舌苔黄腻，脉濡滑等证。治疗以除湿通络、清热祛风为法。药用地龙、秦艽、威灵仙、苍耳子、丝瓜藤、海风藤等以祛风胜湿，疏通经络为主，以滑石、黄连利湿清热为辅。其用药特点是重用祛风药。薛氏曰："一则风药能胜湿，一则风药能疏肝。"因"肝主筋"，经脉病变与肝关系密切。同时注意用地龙、丝瓜藤、海风藤等疏通经络之品以标本兼顾。在临床上见到的痉证，如颈椎病、小儿高热惊厥等属上述病机者，均可参照本条论治。

二、阳明腑实，泄热通腑

"湿热证，发痉，神昏笑妄，脉洪数有力，开泄不效者，湿热蕴结胸膈，宜仿凉膈散；若大便数日不通者，热邪闭结肠胃，宜仿承气微下之。""湿热证，发痉撮空，神昏笑妄，舌苔干黄起刺或转黑色，大便不通者，热邪闭结胃腑，宜应承气汤下之。"上述证候见于湿病热重于湿，湿热化燥，致阳明里结引起的痉证，是以发痉、神昏为主要表现。温病见昏痉，多为热邪内陷心包，热盛动风所致，其舌必红绛少苔，脉细数或弦数，经用安宫牛黄丸、至宝丹等清心开窍之品，可获一定效果。而本证第1条脉洪数有力，且"开泄不效"，第2条舌苔干黄起刺或转黑色，并均有大便不通之症，可见其昏痉，实为阳明实热波及神明及肝经所致。故治疗当治病求本，以泄热通腑为法。正如薛氏所说"阳明之邪仍假阳明为出路"，一旦腑通热泄，病因祛除，则诸证自愈，而达釜底抽薪之功。临床需根据阳明热结的程度和阳明实热"或上结或下结"的不同，而选用不同方剂治疗。其"湿热蕴结胸膈"应为"实热蕴结胸膈"，当兼见胸膈灼热如焚，唇焦咽燥，烦渴身热，便秘等症，舌红、苔黄燥，用凉膈散以清上泄下。如"热邪闭结肠腑"当兼见腹胀满硬痛、潮热等症，舌苔老黄，脉滑或沉而有力，应用承气类通泄肠腑之结热。

三、阴亏热盛，滋阴凉肝

"湿热证，数日后，汗出热不除，或痉，忽头痛不止者，营液大亏，厥阴风火上升，宜羚羊角、蔓荆子、钩藤、玄参、生地、女贞子等。"本证为本虚标实之候，而以本虚为主，既有湿热化燥，营阴大伤，肝经经脉失养；又有肝经风火上逆。其痉之发生，则营阴大亏，筋脉失于阴液滋养，即薛氏所说"血不荣筋而痉"，因肝经风火横窜经络所致。故本证之痉与肝风内动的实风痉厥不同，多为痉挛、拘急，较少肢体抽搐或角弓反张，与温病后期真阴耗损，虚风内动之证亦有所不同。一方面阴液亏损程度轻；一方面邪热仍存，如其头痛为肝经风火上扰清窍所致，而汗出热不除亦为邪热内炽之象。治疗上薛氏提出"以熄风为标，养阴为本"，既要滋阴养营，又须清热凉肝，用羚羊角、钩藤凉肝息风以治其标；用玄参、生地、女贞子滋养阴液以治其本；蔓荆子辛散不宜用，可用菊花易之，清肝而利头目，共达标本兼顾之功。临床可酌情加入石决明、天麻等平肝潜镇之品。

此外，薛氏在《湿热病篇》还提到由于湿热化燥，阳明实热内结，阴津受伤之津枯邪滞昏痉证，以"囊缩舌硬，谵语昏不知人，两手撮搦"为主要表现，其脉弦缓。可见，其阳明胃热引动肝风，而且劫烁阴液，筋脉拘急之象甚著，故薛氏采用滋阴攻下之法，用鲜生地、芦根、生何首乌、鲜稻根、大黄等。若嫌力量不足，还可加入其他滋阴、攻下之品。

总之，薛氏治疗痉证不外乎祛风胜湿、疏通经络、泄热通腑、滋养阴液、凉肝息风诸法，可谓辨证求因、审因论治，充分体现了"治病必求其本"的治疗法则，至今仍具有重要的指导意义。

（《中医函授通讯》，1994 年第 3 期）

薛生白治虚劳重脾胃经验探讨

江西省鄱阳县中医院　　朱炳林

肾为先天之本，脾为后天之本，但就虚劳的治疗而言，脾与肾相比较，当以脾更为重要。秦越人"一损肺，二损心，三损脾，四损肝，五损肾，从上而下者，过胃则不治；从下而上者，过脾则不治"之论，无疑是以脾胃为重。李东垣"内伤脾胃，百病由生"及"脾胃一伤，五乱互作"的脾胃学说，为临床开辟了一条治病从脾胃着手的思路。清代温病大家薛生白踵事增华，治虚劳尤注重脾胃，其临床经验蕴藏在《扫叶庄医案》[见《珍本医书集成》第十三册医案类(乙)，上海科学技术出版社，1986 版]一书中。笔者潜心研究此著多年，觉得如下经验值得借鉴。

一、久病务以饮食为先

"久病务以饮食为先"是《扫叶庄医案》卷一虚劳门中的案语，类似的案语还有"用药全以胃气为主""以脾胃进谷为宝，莫言治病""治久病内伤，必究寝食""当以后天脾胃为要""必顾及胃气"以及"所喜胃旺"等。虚劳证，其来或先天素禀不足，体质怯弱；或后天失养，五脏亏损；或饮食劳倦过度；或病后正气虚羸。为患不一，但总系虚极成劳。虚劳既成，多见五脏之阴阳气血虚亏。虚则当补，无论药补食补，全赖脾胃的受纳与运化。纳化不利，滞而不行，便达不到补益目的。虚劳的预后亦视脾胃之盛衰。脾胃充实，饮食日进，血气自生，回春有望；如脾不能运，胃不能纳，血气日衰，病势日深，则回天无力矣。《素问·平人气象论》云："人以水谷为本，故人绝水谷则死。"由此可见，薛氏如此看重脾胃，是合乎临床实际的。

二、治虚劳当以甘剂益中

甘为五味之一，属土。《内经》指出，五味入胃，各归所喜，甘药是入脾土的。虚劳证多见阴阳俱不足，而"阴阳俱不足，补阳则阴竭，泻阴则阳脱，如是者可将以甘药"。《灵枢·终始》亦有明训。薛氏治虚劳主张以甘剂益中，既渊源有自，又为经验之谈。如："寒热半年，嗽血前后，胸背相映刺痛，是过劳受伤，营卫二气空隙，法当甘温益气，莫与清凉肺药。归芪建中汤去姜，附黄芪建中汤去姜，加牡蛎。"盖寒热半年，阴阳失调可知；经常嗽血，血液亏耗，气阴伤损不已；气阴两伤，瘀血阻滞则胸背刺痛。病系过劳受伤造成，营卫二气虚空。营卫二气皆生于水谷，源于脾胃，一化生血液，营养周身；一温养脏腑，抵御外邪。阴阳形气俱不足，遵《内经》"形不足者，温之以气"（《素问·阴阳应象大论》）和"调以甘药"（《灵枢·邪气脏腑病形》）之旨，方取归芪建中或黄芪建中汤温中补虚，建立中气。如予清凉肺药，虚作实治，戕伤营卫二气，后果便难以想象。又如："色苍脉数，嗽已半年，纳食不多，姑以甘凉润剂，不得犯胃。生白扁豆、玉竹、桑叶、大沙参、麦冬、生草。"嗽已半年，肺气耗散，肺阴虚亏可知；色苍脉数，木火刑金之势；纳食不多，胃气虚亏，胃气乃肺之母气，凡肺病，有胃气则生，无胃气则死。所以，薛氏谆谆嘱咐"不得犯胃"。虚则补其母，以生扁豆、生甘草培中益气，沙参、麦冬、玉竹益胃生津，且清金以制木，加桑叶轻宣燥热，合乎甘剂益中之旨。

甘剂益中，薛氏常以药品与食品同用，如石斛、人参、白术、黄精、沙参、麦冬、玉竹、甘草、山药、芡实、薏苡仁、大枣、饴糖、桂圆、白莲藕、甘蔗、米糖、扁豆、石莲、谷芽、人乳等，补脾健胃，匡扶中气，生血化精，确是治疗虚劳之良法。

三、投药当趁胃口颇旺时

虚劳之治当然不限于补脾健胃，肾不生精当滋肾，肺不生液当清肺，心不生血要养心。但滋肾、清肺、养心都不可置脾胃于不顾,临床如何措手? 薛氏经验是投药当"趁此胃口颇旺"时。如:"形瘦脉数,长夏见血,入秋发疟,皆阴分不足,不耐时候热蒸发泄。趁此胃口颇旺,只要静心保养百日,不及一年可复。秋石、熟地、麦冬、阿胶、湖莲肉、淡菜胶、五味子、刮白龟板、茯苓、山药,加蜜和为丸。""奔走动阳失血,继而咳嗽吐痰,由真阴亏损,五液蒸痰,趁此胃口颇旺,以静药填阴摄阳。熟地水制、阿胶、女贞子、天冬、米仁、刮白龟板、咸秋石、知母、霍山石斛。"两案均为阴虚火旺证,用药大体相同,除秋石、知母滋阴降火外,余皆为滋补五脏内伤不足之药,其中味甘者兼有健脾补中之功,可崇生气,但滋腻之品质重味厚,毕竟于脾胃虚弱者不宜。因此,抓住"胃口颇旺"时机投药,显得十分必要。在胃口颇旺时,虽本质阴亏,但见痰多咳逆者,可先清肃上焦;肾精不充、痰多呕吐者,可专理下焦。如果出现食减其三,而又劳怯阴亏需要滋阴的情况,薛氏主张用血肉有情之品培养精血,更要注意以不伤胃口为原则。

四、用药全以胃气为主

虚劳是慢性疾病,病程久,常常是多脏虚损,难于短时间内恢复,应舒缓而治,有方有守,假以时日,期其渐愈,不能求速效。舒缓而治以丸剂最为理想,但制丸必须保护胃气,薛氏的经验是:选药要少而精,赋形剂当从脾胃着眼。如"以桂圆煎汤和丸""石斛膏为丸""山药粉糊为丸""南枣肉蒸为丸"及"山药浆同河车膏为丸"等。桂圆、石斛、山药、南枣为脾胃经药,均有补脾和胃、益气生津之效,促进胃液的分泌,帮助消化,大有裨益。用紫河车乃"以血肉之属为血肉之补"(熊笏《中风论》),其补气养血益精之力甚强,可增强患者的抵抗力,与山药同用,全以胃气为主。医案中尚有一例以"白糯米泡汤煎药",治疗秋燥所伤导致肺胃阴津虚亏之证,是取糯米补脾益气之功。此外,尚有"填补下焦,必佐益胃";"早服都气丸加河车,午服异功散"治脾肾两虚;"早晨服琼玉膏,午服人乳",药疗与食疗相结合,此可见薛氏重脾胃之匠心。

《湿热病篇》口渴辨析

南京中医药大学　　魏凯峰

　　《湿热病篇》为清代医家薛生白所著，论述了外感湿热病辨治。原文共46条，其中19条载有不同口渴症状表现。口渴为温病的常见症状，温热性温病之口渴多见于邪热伤津，湿热性温病所见之口渴则病因较为复杂。笔者兹就《湿热病篇》中所论及口渴病机大致归纳如下。

一、湿热浊邪阻滞，津不上承

　　湿热病初起阶段，或湿未化燥之时，所见口渴症状多由湿热浊邪阻滞，津不上承所致。如原文第1条："湿热证，始恶寒，后但热不寒，汗出胸痞，舌白，口渴不引饮。"（本文所引原文均出自《叶香岩外感温热篇·薛生白湿热病篇阐释》，江苏科学技术出版社，1983）湿性属土，脾胃为湿土之脏，湿土之气同气相求，故湿热病多在脾胃中焦。脾胃受邪，湿郁不化，气不布津，津不上承，故致口渴。如薛氏所云"热则液不升而口渴，湿则饮内留而不引饮"，此处所谓"热""湿"当皆指湿热病邪。由于口渴为邪阻而液不升所致，还当伴有渴不引饮、苔白、胸痞等症。余如原文第10、第11、第12、第31条，其口渴病机亦如此。其中第10条"湿热证，初起发热，汗出胸痞，口渴舌白，湿伏中焦"及第12条"湿热证，舌遍体白，口渴，湿滞阳明"，两者皆为湿热初起，阻于中焦而致津液不升；第11条"湿热证，数日后自利，溺赤，口渴"，为湿滞下焦、兼中土脾不转津，总由太阴湿盛所致；第31条"湿热证，初起壮热，口渴，脘闷懊侬，眼欲闭，时谵语，浊邪蒙闭上焦，宜涌泄"，为浊邪蒙闭上焦，中焦湿滞。邪在中焦者治以芳化辛开，药如藿梗、蔻仁、杏仁、枳壳、桔梗、郁金、苍术、厚朴、草果、半夏、干菖蒲、佩兰叶、六一散等；湿流下焦，治宜滑石、猪苓、茯苓、泽泻、萆薢、通草等；浊邪蒙闭上焦，治宜涌泄，药用枳壳、桔梗、淡豆豉、生栀子等。

二、邪热耗伤津液

　　病至中期，湿热病邪逐渐化热化燥，亦见口渴。原文第37条"湿热证，壮热口渴，自汗身重，胸痞，脉洪大而长者，此太阴之湿与阳明之热相合"，此口渴为热邪伤及胃阴所致。如薛氏指出"热、渴、自汗，阳明之热也"，即指出口渴为热邪伤及胃阴所致。原文第 5 条"湿热证，壮热口渴，舌黄或焦红，发痉，神昏谵语或笑，邪灼心包，营血已耗"，此为热极逼入厥阴，津液耗而阴亦病，同时有心包受灼，神识昏乱。原文第 7 条"壮热烦渴，舌焦红或缩，斑疹，胸痞，自利，神昏痉厥"，表现则为邪热充斥表里三焦，故见烦渴。余如原文第15 条"湿热证，四五日，口大渴，胸闷欲绝，干呕不止，脉细数，舌光如镜"，第32 条"湿热证，经水适来，壮热口渴，谵语神昏，胸腹痛，或舌无苔，脉滑数"，第 35 条"湿热证，口渴，苔黄起刺，脉弦缓，囊缩舌硬，谵语昏不知人，两手搐搦"，皆为湿热化燥，阴津耗伤。

另第 29 条："湿热证，四五日忽大汗出，手足冷，脉细如丝或绝，口渴，茎痛，而起坐自如，神清语亮，乃汗出过多，卫外之阳暂亡，湿热之邪仍结，一时表里不通，脉故伏，非真阳外脱也。"本条辨证，薛氏指出，从其脉证，似为亡阳，然见口渴、茎痛，知其邪结；以神清语亮，知非脱证。王孟英指出其病机为湿热内结，阴液损伤，卫阳暂亡，系由误表所致。此处口渴、茎痛具有重要的辨证意义。

邪在气分者治以辛寒清气，兼以化湿，如白虎加苍术汤；陷入营分者，宜凉营透热，药如犀角、紫草、茜根、贯众、连翘、鲜菖蒲、银花露、至宝丹等；津枯邪滞，宜润下以泄邪，药如鲜生地、芦根、生首乌、鲜稻根等。

三、暑热耗伤津气

原文第 38、第 39、第 40 条口渴见症为暑热耗伤津气所致。第 39 条见"口渴多汗"，同时见气短倦怠，肺虚而咳，由暑热耗伤津气引起，津气大伤；第40 条症见"暑月乘凉饮冷，阳气为阴寒所遏，皮肤蒸热，凛凛畏寒，头痛头重，自汗烦渴，或腹痛吐泻者，宜香薷、厚朴、扁豆等味"，由寒湿外邪所致，然"自汗烦渴"由暑热内蕴引起，如薛氏指出"热渴甚者，加黄连以清暑，名四味香薷饮"，即用黄连以内清暑热。

原文第 38 条："湿热证，湿热伤气，四肢困倦，精神减少，身热气高，心烦溺黄，口渴自汗，脉虚者，用东垣清暑益气汤主治。"条文曰"湿热伤气"，其实质亦是暑热耗伤津气所致,缘于口渴自汗,并见四肢困倦、心烦溺黄、脉虚等症。

暑热耗伤津气,治宜清暑兼以益气养阴,如东垣清暑益气汤;津气大伤,甚则欲脱者,治以生脉散益气生津固脱。

四、病末正虚

湿热病后期,湿热病邪随患者中气之盛衰而可从寒、从热而化,或损伤阳气,或伤及阴液,皆可表现为口渴症状。如第 19 条"湿热证,十余日,大势已退,唯口渴汗出,骨节痛",为病末余湿留滞经络,阴液损伤。湿邪未尽故骨节痛,阴液伤则见口渴。第 46 条"肠痛下利,胸痞烦躁口渴,脉数大按之豁然空者",结合脉见数大之脉,按之豁然而空,薛氏指出此处口渴为虚阳外越所致,而不是邪热内扰致之。

第 24 条:"湿热证,十余日后,尺脉数,下利或咽痛,口渴心烦。"本条所见之口渴,为阴虚内热征象,见于湿热病后期,湿热化燥,劫烁肾阴,水亏火浮,虚热上扰,故可见口渴、心烦、咽痛等症。

第 25 条:"湿热证,身冷脉细,汗泄胸痞,口渴舌白。"薛氏指出"口渴为少阴证",不得妄用寒凉。究其病机,为湿从寒化,寒湿内蕴,损伤阳气故见身冷、脉细、舌白等症。由于寒湿内盛,损伤中阳,阳气不能化水,致津液不得上布于口,故有此处所见口渴症状。

余邪留滞经络者,治以元米汤泡于术;虚阳外越者,治以冷香饮子;下泉不足,热邪直犯少阴者,宜仿猪肤汤凉润法;湿中少阴亡阳,宜人参、白术、附子、茯苓、益智仁等。

综上所述,《湿热病篇》所述口渴病机多端,或由湿热浊邪阻滞,津不上承;或由邪热耗伤津液、暑热耗伤津气;抑或病末正虚,虚阳外越,虚热上扰,中阳损伤不能上布津液所致,究其本质则不出阴津损伤与津液布化异常两端,临证之时当结合脉证,则易于辨识。

(《南京中医药大学报》,2007 年第 23 卷第 1 期)

《湿热病篇》神志类症证治探讨

天津中医学院　　李燕林　冀敦福

薛生白《湿热病篇》原文 46 条中论及神志异常者有 14 条。说明湿温病邪虽以犯中焦脾胃为主，但亦易困遏清阳，阻滞气机，化燥化火，入营及血，侵扰心神而出现神志异常类症，如心烦不安、神昏谵语、神志昏蒙、昏愦不语、神志如狂等。在神志异常的治疗上，薛氏是本着审病因、察病机、辨证论治来确定治疗原则的。笔者不揣浅陋，将《湿热病篇》有关神志类症的证治论述于下。

一、轻宣上焦，透邪外达

湿热酿浊，蕴阻上焦，肺气不利，气机不达；郁闭心包，清阳不展，扰及神明致眼欲闭、时谵语等症。证与热陷心营神昏谵语病机不同。治宜涌泄，透邪外达，"引胃脘之阳，而开心胸之表"。薛氏用枳壳、桔梗、淡豆豉、生栀子之属以轻开上焦之气，气化则湿化，不安神而神自安。是方于邪闭心包轻者较宜，如湿热浊邪蒙闭较重者，尚可加入竹沥、胆南星、郁金、石菖蒲、至宝丹等化痰清热开窍之品。

二、通下存阴，灵活变通

湿热化燥，津枯邪滞，胃实乘心，症见谵语昏不知人、囊缩舌硬者，治宜泄热救阴，凉肝息风，用鲜生地、芦根、生何首乌、鲜稻根。如脉有力，伴有大便不通者，乃热邪内结，加大黄通下以存阴。

若湿热蕴结胸膈，闭结胃腑，波及厥阴，引动肝风，腑热乘心而见神昏笑妄，发痉撮空，非一般清热平肝、重镇安神之剂所能奏效。该证之着眼点在于热结阳明，故当"釜底抽薪"，以通下之剂攻泻胃肠实邪，所谓"阳明之邪，仍假阳明为出路"，方用承气或仿凉膈散等方。积滞一去，神随证安，病当告愈。

三、清营凉血，随证伍佐

湿热之邪，日久留恋不解，化燥化火，必致逼营及血。热极逼入营阴，则津液耗而阴亦伤，引动肝风，心包受灼，神志昏狂，出现神昏、发狂、发痉、谵语或笑等症。薛氏用犀角、连翘、生地、玄参、银花露泄热养阴，羚羊角、钩藤以平肝息风，鲜菖蒲、至宝丹以开窍醒神。方证相宜，热清窍开，风息则神安。

若热毒充斥三焦，气血上下俱病而见神昏痉厥、斑疹下利，急需大剂凉血解毒，清热生津，用大剂犀角、生地、玄参、银花露、紫草、方诸水、金汁、鲜菖蒲等味，清阳明之热毒，救一分之阴津。

若妇女患湿热病，湿热化火，经水适来，热毒内陷营血，血脉瘀滞而见谵语神昏，当主以凉血解毒，佐以辟秽开窍。药用犀角、紫草、茜根、贯众、连翘、鲜菖蒲、银花露等，不只凉血，兼以解毒，毒解热清则神自安。

若病久不解，必至于阴，阴阳两困，气钝血滞，深入厥阴，一阳不能萌动，生气有降无升。心主阻遏，灵气不通，致神识昏迷、声不出、默默不语，宜仿吴又可之三甲散，用醉䗪虫、醋炒鳖甲、土炒穿山甲、生僵蚕、柴胡、桃仁泥，破滞破瘀，活血通络。俟气血灵通，神机得出，则神志自能恢复正常。

四、清泄余热，安神定惊

胆为清虚之府，藏而不泻。湿热之证，诸症皆退，惟余热内留于胆，肝胆相为表里，胆热内扰及肝，致肝魂不宁，目瞑惊悸梦惕。本证虽为病后余邪所致，然与胆气纯虚之证迥异，医者宜仔细辨治，不可混淆。故治以清泄胆经余热，养肝安神定惊，用酒浸郁李仁、姜汁炒枣仁、猪胆皮。究其配伍之意，作者自注："谓可去着，郁李仁性最滑脱……此证借用，良由湿热之邪留于胆中……用郁李仁以泄邪，而以酒行之，酒气独归胆也。枣仁之酸，入肝安神，而以姜汁制，安神而又兼散邪也。"可谓要言不烦。药味虽少而切证，故惕惊自宁。

五、益气生津，调补肺胃

湿热之后，症见神思不清，倦语不思食，此乃久病重病，恶候得平，邪热虽退，正亦大伤。胃气不输，肺气不布，元神大亏，肺胃津气两虚。治应清补元气，调胃补肺，宜人参、麦冬、石斛、木瓜、生甘草、生谷芽、鲜莲子等。元神得充，则诸症皆去。

六、滋阴回阳，治当有别

肾为水火之脏，藏真阴而离真阳。若湿热化燥，下泉不足，热邪直犯少阴，劫灼真阴而致虚阳上浮，症见心烦咽痛者，宜仿《伤寒论》猪肤汤滋阴润燥而清虚热。

若烦躁伴腹痛下利者，此不特湿寒之邪损伤脾阳，且伤及肾阳，肾阳有越脱之虞。虚阳受寒格于外，心神失其所养而烦，急当用冷香饮子散寒回阳。又因阴寒太盛，热药不得骤入，薛氏告曰热药冷服，方不致药气与病气扞格，其烦躁之症或可随阳回而平。

七、清暑化湿，巧配寒温

夏季暑月当令，乘凉饮冷，寒湿束缚肌表，阳气为阴寒所遏，暑湿内扰心神，故有烦躁、口渴见症。治宜芳香发越郁阳，辛温通行滞气。药用香薷、厚朴、扁豆等味。

若湿热之证日久，暑湿之邪未尽，而气津虚候已见。里热内扰心神，气津不充机体，症见心烦溺黄、精神减少，于此正虚邪留之证，用东垣清暑益气汤补气生津、清暑除湿。暑热得清，气津一复，诸症悉去。本证与阳明郁热之白虎加术汤虽都有热渴自汗，但本证以脉虚神倦为辨治之要点，学者不可不识之。

总之，《湿热病篇》中有关神志异常的治疗方法可概括为七个方面。湿热本证及并发证，虽有烦、谵、昏、狂等众多神志异常表现，但在对这些神志类症的处理上，少见薛氏使用重镇安神之剂，而是本着探索证机、治病求本、辨证论治的原则来确定治疗方案的，故有宣透、通下、凉血、益气、温阳、清暑等多种治疗方法。因为湿热病证为本，神志类症为标，所以上述治则方药，多为治本解标，或于治本之中寓佐滋养安神，这说明薛氏诊治疾病是从"本"出发而慎重考虑的。若见标失本，只能取得刹时之安，往往蕴潜病"本"增剧之变，这正是《湿热病篇》一书精华所在。所以《湿热病篇》被世人奉为传世之作，医家必读之书，对温病及临床其他各科理论与实践均有重要启发和指导意义。

（《天津中医学院学报》，1991 年第 3 期）

薛生白《湿热病篇》中治疗神志病变思路探析

山东中医药大学　　刘亚娟　张思超

神志异常是温病常见症状，多在病情危重时出现，常见有神昏谵语、神志昏蒙、昏愦不语、神志如狂等。薛生白在《湿热病篇》中对上述神志病症的治疗有独到见解，讨论如下。

一、调畅气机

心居膻中，膻为气海，气海不利，清窍气机不展，灵机闭阻，则神明失常。《湿热病篇》曰："湿热证，初起壮热口渴，脘闷懊恼，眼欲闭，时谵语，浊邪蒙闭上焦，宜涌泄，用枳壳、桔梗、淡豆豉、生山栀……"湿热酿浊，蕴阻上焦，气机不达，郁闭心包，清阳不展，故扰及神明。从其用药来看，"桔梗，开肺气之结，宣心气之郁，上焦药也"，枳壳辛行苦降，长于行气宽中除胀，两者相配以条畅气机，理气宣窍，则气通浊去，机窍得开。目前调畅气机法治疗神志疾病有较好疗效，如翟氏认为神志疾患与气机之升降出入异常密切相关，提倡治神志病勿忘调畅气机。

二、通腑泄下

薛氏认为："湿热病属阳明、太阴经者居多，中气实则病在阳明，中气虚则病在太阴。"如胃肠燥结，腑气不降，浊气上逆，阻蒙心窍，可致心气逆乱，神明失常。故《世补斋医书·阳明病论》云："神昏从来属胃家。"又何秀山在《重订通俗伤寒论》中云："胃之支脉，上络心脑。一有邪火壅闭，即堵其神明出入之窍。"由此可见胃络通心是腑实扰神之根源。薛氏提出"湿热证，发痉，神昏笑妄……若大便数日不通者，热邪闭结肠胃，宜仿承气微下之"，并指出若进一步发展，"神昏笑妄，舌苔干黄起刺或转黑色，大便不通者，热邪闭结胃腑，宜应承气汤下之"。"此时胃热极盛，胃津告竭，湿火转成燥火。"津枯邪滞，腑实乘心，扰乱神明。故当"釜底抽薪"以通下之剂攻泻胃肠实邪，即薛氏所谓"阳明之邪仍假阳明为出路"，假承气以通地道，"承气者，所以承接未亡之阴气于一线也"。此时腑气一通，实热随之外泄，则热自退，神自清，阴津亦能得救。近人陈氏等多次运用此法治疗中风神志不清，取得较满意效果。

三、滋养阴津

湿热病湿邪化燥化火可致人体阴津损伤，包括胃阴、营阴、肾阴等。薛氏在《湿热病篇》中尤其体现了注重胃阴的学术思想。湿热之病，多以中焦为病变部位，湿热化燥化火之后，胃阴首当受损。心主血，中焦受气取汁，化赤而为血。中焦阴津亏乏，无以生血，心主血藏神，血亏则心神失养，神志乃变。故薛氏论曰："湿热证，口渴，苔黄起刺，脉弦缓，囊缩舌硬，谵语昏不知人，两手搐搦，津枯邪滞。"此为湿热化燥，热结阴伤之证，用鲜生地、芦根、生何首乌、鲜稻根滋养阴液，大黄通下热结。另有："湿热证，壮热口渴，舌黄或焦红，发痉，神昏谵语，邪灼心包，营血已耗，宜犀角、羚羊角、连翘、生地、玄参、钩藤、银花、鲜菖蒲、至宝丹等味。"其证属热极逼入营阴，则津液耗而阴亦病，心包受灼，神识昏乱，非养阴难制热邪，故药多用养阴之品。盖生地具清热凉血、养阴生津之功效,凉血又可养阴,滋阴而不腻滞,故首选其用于湿已化燥,热入营血之时。近人张氏等用生脉注射液治疗厥脱证即取其"益气养阴生津"之功效。

四、破滞通瘀

心藏血脉之气。《灵枢·平人绝谷》曰:"血脉和利,精神乃居。"气钝血滞,络脉凝瘀,生气有降无升,则灵窍闭阻,神明失常。薛氏谓:"湿热证,七八日,口不渴,声不出,与饮食亦不却,默默不语,神识昏迷,进辛开凉泄,芳香逐秽,俱不效。此邪入厥阴,主客浑受,宜仿吴又可三甲散。"湿热深入厥阴,因郁致瘀,心神被遏,灵气不通。治宜活血通络,破滞散瘀。用吴又可三甲散去龟甲之滋,牡蛎之涩,而以䗪虫破瘀通滞易之,用桃仁引其入血分,使血分之邪泄于下;鳖甲破积消瘀,用柴胡引其入厥阴,使阴中之邪外达于表;山甲搜风通络,用僵蚕引其入络,使络中之邪消散而解。俟气血灵通,则神机得出。清代王清任对瘀血致狂的论述比较明确,其所创通窍活血汤治瘀血发狂已被后世公认。古氏等采用凉血祛瘀法治疗精神躁狂证屡获奇效。

五、清心泻肝

心属火而位居于上,肝气化火,火性炎上,窜入心包。心为火脏,喜清宁而恶燥热,心主藏神,以清静明通为贵,燥热扰乱则元神失安,意志散乱。薛氏曰:"湿热证,壮热烦渴,舌焦红或缩,斑疹,胸痞自利,神昏痉厥,热邪充斥表里三焦。"湿热化燥化火,热邪充斥,气血两燔,热极窜入手足厥阴,引动肝火,心包受灼,而见神昏痉厥。《石室秘录》卷一:"盖包络之热,由于肝经之热也。"又有《素录微蕴》卷四:"肝心子母之脏,肝气传心,母病累子,心液亡而神明乱。"治宜清心泻火,平肝救阴。薛氏用犀角善入心经,清心开窍;羚羊角善入肝,清热力强,长于清肝火息肝风。另者,湿热化燥后最虑伤阴。薛氏在本着清热以救阴的治本之法同时,配合生地、玄参滋养阴液,清热止渴除烦,菖蒲化痰开窍。临床上,蒋氏从肝胆功能失调影响心主神志方面治疗失眠,亦收到良好效果。

六、芳香开窍

心为一身之大主，精神之所舍，不容客邪侵。一方面心为君主之官，居于膻中，脏真通于心，乃真气之所聚，不容邪犯，如若热窜心包、浊阴上壅或湿裹痰蒙，则可导致神昏谵语或神识昏蒙等症；另一方面，诸血皆属于心，血为清灵之液，乃水谷精微和合而成，其质至清至纯，不容邪客，犯之则病。心为清窍，微邪即闭，故薛氏在治疗中常加入芳香开窍之品。如原文第 5 条中：至宝丹长于芳香辟秽，鲜菖蒲可芳香宣窍、辟秽化浊，银花露有清泄芳化作用，共奏芳香宣化之功，则清窍得开，灵机易通。现临床上常用的清开灵注射液系安宫牛黄丸加减而成，有良好的醒脑开窍作用。

（《浙江中医药大学学报》，2006 年第 30 卷第 4 期）

实从湿辨，虚分阴阳
——薛雪论治泄泻经验浅析

浙江省立同德医院　　王恒苍　白　钰　陈永灿　杨益萍

清代名医薛雪，字生白，号一瓢老人，江苏吴县（今江苏苏州）人，与叶天士处同时代而齐名，著有《医经原旨》《湿热病篇》《扫叶庄医案》等。笔者从《扫叶庄医案》中治疗泄泻的医案着手，结合薛氏其他著作的论述，发现薛氏在治疗泄泻时，实证多从湿邪论治，虚证多分阴虚、阳虚论治。现浅析如下，以飨同道。

一、实从湿辨

对于湿邪致病，薛氏认为乃因"本虚邪客"而得。如《湿热病篇》中云："太阴内伤，湿饮停聚，客邪再至，内外相引，故病湿热。此皆先有内伤，再感客邪，非由腑及藏之谓。"而正如《灵枢·百病始生》言："风雨寒热，不得虚，邪不能独伤人。"薛氏乃湿热病大家，而治疗泄泻，更不离湿，对于泄泻病机的认识，仍遵《素问·阴阳应象大论》"湿胜则濡泄"的认识。薛氏注云："脾恶湿而喜燥，湿胜者必侵脾胃，为水谷不分濡泄之病，即'雨淫腹疾'之类是也。"而泄泻之实证，薛氏辨治又分为湿热泄、暑湿泄、寒湿泄，多因湿邪内侵，郁而化热，或暑湿合邪，耗气伤阴，或湿遏脾肾之阳，阻滞气机所致。现分述之。

1. 湿热泄 《湿热病篇》第 24 条云："湿热症，十余日后，尺脉数，下利，或咽痛，口渴心烦，下泉不足，热邪直犯少阴之证，宜仿猪肤汤凉润法。"遥承仲景，此为湿热伤阴，治以凉润滋阴之法。又有因湿热留滞，气机不畅，大肠传导失司而致便溏泄泻，当用分消走泄法，清热祛湿，淡渗导下。

如治"久痛，用辛温两通气血，不应。病已十年，不明起病之由。今便溏溺赤，水谷酒食不运，必挟湿阻气化，主以分消。山茵陈、猪苓、厚朴、米仁、苓皮、泽泻、蔻仁"。"湿伏为热先泻，泻止腹痛，耳窍脓水，微出血，淡渗以分消。连翘、茯苓皮、淡枯芩、紫厚朴、滑石、赤芍、淡竹叶，煎送保和丸。"二案大便溏泻均因湿热所致。前案湿重于热，处方茵陈五苓散加减渗湿行气为主；后案热重于湿，投药清热透邪、淡渗利湿为主。

2. 暑湿泄 暑必兼湿，而湿属脾土，暑湿合邪，脾胃病矣。《湿热病篇》第 26 条云："暑月病初起……腹痛下利，湿困太阴之阳。宜仿缩脾饮、冷香饮子。"

自注曰："暑月为阳气外泄，阴气内耗之时，故热邪伤阴，阳明灼烁，宜清宜滋。"又第 44 条云："暑湿内袭，腹痛下利，胸痞脉缓者，湿浊内阻太阴，宜缩脾饮。"故治暑湿需兼顾"暑"与"湿"，而"治暑必先祛湿"，故宜仿缩脾饮（炙甘草、扁豆、干葛、乌梅、砂仁、草果）之法，化湿清暑为主。

如治"久嗽是宿疾，近日腹痛泻利，是脾胃受暑湿客气，当先理邪，痛泻止再议。炒扁豆、藿香梗、茯苓、炙甘草、木瓜、广皮、厚朴"。久病必虚，又暑湿郁遏脾阳，湿性趋下，肠内气机阻滞，而见腹痛、泄泻。用药仿缩脾饮法，行气化湿而清暑。湿得化，气得行，则暑自清，腹痛泄泻则愈。

又如治"长夏入秋，脾胃主气，湿郁阻气，为痛为泻，更月不愈。中宫阳气未醒，仍有膨满之象，导气利湿主方。茯苓皮、草果、藿香梗、广皮、厚朴、大腹皮"。长夏暑湿当令，初入秋，暑湿未去，郁遏脾阳，阻滞气机，遂现痛泻、膨满之症。治以清暑化湿、行气导滞方愈。

3. 寒湿泄 寒湿可因湿邪困遏脾肾之阳所致，薛氏称为"湿困太阴之阳""湿中少阴之阳"，症见腹痛下利、身冷、脉细、汗、胸痞，薛氏认为"寒湿内留，水谷不分，上吐下泻，治宜大顺散"。大顺散（干姜、桂、杏仁、甘草）皆辛甘发散之药，散寒燥湿，可升伏阳于阴中。可见薛氏治寒湿泄多仿此法，以温阳散寒除湿为治。

如治"阳微湿聚成利，必温通其阳，斯湿可走，拟用冷香饮子"。冷香饮子由草果仁、附子、橘红、炙甘草组成，以附子、炙甘草辛甘发散，温通其阳，草果、橘红行气燥湿，则阳扶而湿去，泄泻自止。

又如治"湿多成五泄，阳气日衰，下元不振，向有下焦痿躄，用四斤丸得愈。夏秋当用脾胃药。生于潜术、木防己、川草薢、白茯苓、川桂木"。四斤丸虽可治风寒挟湿外侵，腰膝筋骨酸痛之症，而现又兼五更泻，需兼顾脾胃之阳为治。上述两案用药仅四五味却可散寒除湿，温运脾肾，足见薛氏功力。

二、虚分阴阳

薛氏治虚分阴阳，阳有脾阳、肾阳，阴亦有脾阴、肾阴。阳虚阴虚皆可致泄。阳虚则运化失司，清浊不分而成泄；阴虚则阳无以化，固摄失常而成泄。

临床常见者以阳虚泄为多，而阴虚泄少，只因阴虚泄辨识较难。而《扫叶庄医案》中所载案中既有阳虚泄泻，又有阴虚泄泻，甚则阴阳两虚之泄泻。细述之。

1. 阳虚泄 《素问·阴阳应象大论》曰："清气在下，则生飧泄。"薛氏注云："清阳主升，阳衰于下而不能升，故为飧泄。"脾阳虚则中州运化失职，气机升降失调，水湿代谢紊乱；肾阳虚则气化无力，清浊不分，二窍失司，而成泄泻。阳虚则需补之，不论脾阳肾阳，薛氏皆兼顾之，常用附子理中加味以为治。

如治"脉微晨泄，初冬未及藏阳，以脾肾治，最是纳谷减少，当以中焦，兼理其下。人参、炒干姜、炙甘草、生于术、淡熟附子、淡吴茱萸"。本案为脾肾两伤之虚证，晨泄又名五更泄、瀼泄。脉微而晨泄，为阳虚中寒之征，肾阳虚，命火不足，不能温养脾胃而致泄泻。需温补中下焦之阳以治，药用附子理中加吴茱萸健脾补中,温肾止泻。

又如治"向系积劳伤阳,肝风内动,症如类中,专以温肾补脾,运痰息风得效。丁巳春深,诊脉不附骨而洞泄,迄今形瘦未复,频年久泻。法宗泻久伤肾,以固摄下焦,定议六君子汤,仍宜暮服勿间,以胃气弱,阳微呕酸。吴萸、干姜、葫芦巴、茯苓、荜茇、南枣"。本案患者因积劳、久泻已伤及根本,脾、肾、胃之阳皆大虚,六君子汤合吴萸、干姜、葫芦巴等温补中下焦,固摄止泻为治。

2. 阴虚泄 肾阴为一身阴液之根本,脾阴亏虚,气血生化不足,肾阴后天滋养不足,无阴则阳无以化。肾阴不足,肾精亏虚,上不能滋补脾胃,使脾运失常,下不能封藏固摄,而致大便溏泄。薛氏治此用清润益阴之品,补阴而不滋腻。

如治"平素阴亏,热注入里为利,粪结便出痛坠,诊脉左坚下垂,不以脾胃燥药。细生地、阿胶、炒楂、稽豆皮、生白芍"。本案患者素有阴亏,加之火热入里下迫,肠道津液被逼,不能固守,导致下利。而结粪便出,则腹痛减轻。治疗时因泄泻最忌滋腻,有"益阴则愈动其泻"之虞,故除应避免香燥伤阴之品外,亦不能过于滋腻,当采取凉润益阴之法。故用生地、阿胶、生白芍育阴清热,炒山楂、稽豆皮和胃敛液,亦取山楂、白芍酸甘化阴之意。全方育阴而不碍脾之运化,清热而无燥邪伤阴。

3. 阴阳两虚泄 阴中有阳,阳中有阴,阴阳互根互用,阴虚则能致阳虚,反之亦然。阴阳两虚所致泄泻,多因病程日久阴损及阳或阳损及阴所致,治当阴阳兼顾。薛氏治此,采用"从阴引阳,从阳引阴"之法,深得《经》旨。

如治"肠红既止,便泻三年,火升则能食,热坠必妨食。此皆阴气走泄,阳不依附,当从阴引阳。赤石脂、锁阳、五味子、水煮熟地黄(砂仁末拌炒)、禹余粮、远志。蒸饼为丸"。本案患者先罹肠红(便血),阴血同源,下血多则阴伤,又便泻3年,是为久泻,更伤其阴。阴虚则阳无所附,雷龙之火不寻常迹,泄利止而火气升,则中州之阳得补,故能消谷而食;泄泻时火随阴坠,则中州之阳衰微,无力运化而不能食。治此之法当"从阴引阳",《素问·阴阳应象大论》曰:"故善用针者,从阴引阳,从阳引阴……以观过与不及之理,见微得过,用之不殆。"徐灵胎《杂病源》释曰:"生气于精,从阳引阴也;引火归原,纳气归肾,从阴引阳也。"本案治以《伤寒论》赤石脂禹余粮汤涩肠固脱,温阳止泻;五味子、水煮熟地滋肾阴而敛肾气。四药合用,以潜雷龙之火,滋阴而温阳。锁阳、远志温肾助阳,兼益精血,以达引火归原、纳气归肾之目的。全方滋阴不忘补阳,深合"从阴引阳"之理。

又如治"脉沉迟,下利血水,神呆不欲食,四肢冷,前已完谷,与温理其阳。人参、附子、茯苓、炒黄干姜、生白芍"。案中诸症一派阳虚之象,唯"下利血水"似有伤阴之虞,故在温阳药中加白芍一味以理阴血,看似轻描淡写,实则功用甚巨。体现出薛氏辨治之精妙。

三、结　语

泄泻的病因是多方面的,主要有感受外邪,饮食所伤,情志失调,脾胃虚弱,命门火衰等,但总以脾为主脏,湿为主因。这些病因导致脾虚湿盛,脾失健运,大小肠传化失常,升降失调,清浊不分,而成泄泻。薛氏在医案中论述谨守病机,夹叙夹议,论治泄泻总不离脾与湿,实证多从湿辨治,又分湿热、暑湿、寒湿等,治以淡渗利湿、清暑化湿、散寒燥湿等法,常用猪苓汤、缩脾饮、冷香饮子、大顺散等方剂化裁;虚证多从阴阳辨证,脾肾阳虚者治以建中助运,温阳补肾,脾肾阴虚者治以育阴止泻,阴阳两虚者治以从阴引阳,阴阳同调,常用附子理中汤、六君子汤、赤石脂禹余粮汤等方剂化裁。薛氏辨证准确,用药精炼,药不过八九味,且皆为寻常之品,确收奇崛之效,医案中多未用收涩止泻之药而收止泻之功,其经验值得临床学习借鉴。

(《江苏中医药》,2017 年第 49 卷第 12 期)

基于薛生白《湿热病篇》第 3 条辨治痛风

武汉市中医医院　　王　刚

伴随着人民生活水平的提高及饮食结构的变化,痛风已成为临床常见病及多发病。据统计,国内痛风发病率达 0.15％～0.67％。急性痛风性关节炎多在夜间发作,受累关节呈红肿热痛,以足大踇趾第一跖趾关节最为多见,其次为踝关节、膝关节及掌指关节,同时伴关节活动障碍或发热等症状。随着病程的不断进展,后期血尿酸异常升高沉积于关节腔,关节呈现出持续压痛、畸形及功能障碍,并最终导致多系统损害及肾功能衰竭,严重降低患者的生活质量。现代医学在痛风急性发作期给予秋水仙碱、非甾体类消炎药、糖皮质激素等口服或静脉用药,间歇期则给予抑制尿酸合成、促尿酸排泄药物,但痛风复发率高。中医药在控制痛风急性发作及减少疾病复发方面具有独特优势,急性期辨证多以湿热蕴结立论,治法则以清热利湿、通络止痛,处方以加减四妙散、桂枝芍药知母汤、龙胆泻肝汤等常见;慢性期多以健脾补肾利湿为大法,但据临床观察,疗效并非理想。

一、基于薛生白《湿热病篇》第3条辨治痛风

笔者发现,痛风的初次发作多在夜间,且常于饮酒、过食海鲜豆类或受凉后诱发,发病部位则多见于足大踇趾第一跖趾关节,在足太阴脾经大都、太白穴之间。痛风属于中医痹证范畴,病机多虚实夹杂、本虚标实。标实的关键点在"湿",本虚则在脾土。湿为阴邪,夜间阳退阴盛,阴盛则阳不化气,湿邪更盛,标实为患,是天人相应现象。现代医学认为尿酸在近曲肾小管的浓缩主要是在夜间完成,因此关节腔内血尿酸浓度在夜间会升高,由此痛风夜间发作频率更高,在这一点上中西医可以达成共识。饮酒或过食海鲜,寒湿直趋胃肠,损伤中阳,戕伐脾土,脾虚则所主经络肌肉空虚,正如黄元御所言:"若胃气一虚,脾无所禀受,则四脏经络皆病。"虚处留邪,湿邪经经络流注肌肉关节,也有受凉发作者,是外来的寒湿与脾经风寒湿邪同气相求的结果,体现了《素问·痹论》"所谓痹者,各以其时重感于风寒湿之气"内外合邪致痹的病机。湿邪流注肌肉关节,壅遏气机,郁而化热,不通则痛,即《素问·阴阳应象大论》所谓"寒伤形,热伤气,气伤痛,形伤肿……先肿而后痛者,形伤气也……"因此,治标之法在除湿,佐以清郁热,治本之法在健运脾土。《四圣心源·历节根源》:"腿上诸病,虽或木郁而生下热,然热在经络,不在骨髓,其在骨髓之中,则是湿寒,必无湿热之理。"同样指出正虚是本,湿热是标。因此,痛风急性发作的邪实病机是湿邪下注肌肉关节,郁而化热,导致湿热壅遏。而治疗湿热之法,在下焦者,则以清利为主,正如《温热论》第2条云:"盖

伤寒之邪留恋在表……挟湿则加芦根、滑石之流……或渗湿于热下，不与热相搏，势必孤矣。"说明治疗下焦湿热，淡渗利湿为基本大法，湿去则热无所倚，热随湿减，热势渐衰，同时也提示治疗下焦湿热不可过于着重热邪而用大苦大寒，而应着重"湿"这一因机而治疗。

薛生白为清代温病大家，其著述的《湿热病篇》是治疗湿热性疾病的重要著作。其中第 3 条："湿热证、恶寒发热、身重、关节疼痛，湿在肌肉，不为汗解，宜滑石、大豆黄卷、茯苓皮、苍术皮、藿香叶、鲜荷叶、白通草、桔梗等味，不恶寒者，去苍术皮。"该条陈述的证候为恶寒发热、身重、关节疼痛，与痛风急性期症状单关节红肿热痛、下肢沉重、活动受限或伴发热高度相似。该条自诉病机为湿留肌肉关节，治疗上错误的方法是汗法，而正确的治则是淡渗利湿法。该条所呈现的因机、证候、治则与急性期痛风高度吻合，因此可以借鉴过来用于痛风的治疗。其中滑石甘寒利湿，《神农本草经》："主癃闭，利小便。"大豆黄卷即黄豆卷，性味甘平，利湿解热，《长沙药解》："大豆黄卷，专泄水湿。"因取材不易，现多用薏苡仁替代。茯苓皮、通草甘淡渗利水湿。藿香叶辛温芳香、化湿醒脾，《名医别录》："主风水毒肿，苍术皮苦温燥湿。"《本草纲目》："治一切风湿筋骨痛。"藿香、苍术两者均入脾，治疗湿生之源头，是治本之法。荷叶苦平利湿解暑、桔梗苦辛开水湿之上源肺金，是提壶揭盖之意。全方开上健中利下，以利湿为最重。全方配伍亦未大量使用苦寒清热药，利湿同时兼顾脾胃，同样契合了痛风的中医治疗原则。因此笔者认为用《湿热病篇》第 3 条理论指导治疗痛风是切实可行的，并通过长期的临床观察，发现该方案临床疗效显著，且复发率低。

二、病案举例

案 1 李某，男，32 岁，于 2018 年 8 月初诊。主诉左侧大踇趾第一跖趾关节肿痛 1 日。患者诉 1 日前晚餐进食 6 只螃蟹，并饮啤酒 2 瓶，遂于凌晨 3 点左右出现大踇趾第一跖趾关节红肿疼痛，疼痛剧烈。至今晨皮色变红，疼痛加重，活动受限，小便色黄泡沫多，大便稀溏，舌红苔薄黄腻，脉弦数。行相关辅检：白细胞计数 11.68×10^9/L，中性粒细胞 7.78×10^9/L，C 反应蛋白（CRP）35 mg/L，尿酸（UA）698 μmol/L，左第一跖趾关节 DR 片未见明显异常。西医诊断为：痛风急性发作。中医诊断为：痹证（湿热痹阻）。治则：清热利湿，通络止痛。处方：茯苓 15 g，生薏苡仁 30 g，荷叶 10 g，忍冬藤 30 g，通草 6 g，滑石 15 g，川牛膝 10 g。7 剂后患者关节红肿疼痛大减，小便转清，尿中泡沫减少，大便正常，舌红苔薄黄，脉弦。调整处方：茯苓 15 g，生薏苡仁 15 g，荷叶 10 g，忍冬藤 15 g，通草 6 g，滑石 15 g，川牛膝 10 g，郁金 10 g。再服 7 剂后，患者关节疼痛症状消失，可正常活动，血象及 CRP 恢复正常，后予碳酸氢钠、非布司他口服，血尿酸波动在 360 μmol/L，并嘱患者低嘌呤饮食，随访半年痛风未复发。

【按】年轻男性，平素饮食不节，喜食肥甘油腻，致脾虚湿浊内蕴，又恰逢夏季贪凉饮冷，寒湿之邪流注肌肉关节，阻碍气血、经络，湿郁化热，发为痹症。处方依薛生白《湿热病篇》第 3 条拟方，去桔梗，加川牛膝、忍冬藤，其中川牛膝甘平微苦，利尿除湿、引血药下行。忍冬藤甘寒，清热解毒通络，《本草纲目》："治一切风湿气及诸肿毒。"

案 2　赵某，男，45 岁。于 2018 年 10 月初诊。主诉"间断发作踝关节疼痛 10 年，再发加重 5 日"。患者诉 10 年来双踝关节红肿疼痛交替间断发作，其间曾查血尿酸最高达 700 μmol/L，诊断为"痛风"。每次发作则在医生指导下口服双氯芬酸钠缓释片或塞来昔布胶囊口服止痛。近半年来发作频率加快，几乎每月疼痛发作一次，疼痛部位皮温略高，皮色稍红，双足第一跖趾关节畸形。5 日前患者于受凉后出现右踝关节肿痛，口服上述药物疼痛缓解不明显，大便散，小便清亮，舌红苔白腻，脉弦缓。西医诊断：痛风急性发作。中医诊断为：痹证（脾虚湿阻热郁）。治则：健脾利湿、解郁通络止痛。处方：苍术 10 g，茯苓 15 g，陈皮 10 g，炒白扁豆 15 g，炒薏苡仁 15 g，通草 3 g，滑石 10 g，川牛膝 10 g，海风藤 15 g，络石藤 15 g。14 剂后患者关节疼痛消失，改健脾运湿方：炒白术 15 g，茯苓 15 g，炒白扁豆 15 g，石莲子 15 g，陈皮 10 g，炒谷芽 15 g，萆薢 15 g，陈皮 6 g，炒白芥子 6 g，僵蚕 10 g。后在此基础方上化裁，便溏加干姜 6 g，草果 6 g；小便不利、水肿明显者加猪苓 10 g，泽泻 15 g；低热者加西河柳，并口服碳酸氢钠片，随访 6 个月病情未反复，血尿酸波动在 400 μmol/L 左右。

【按】中年男性，痹证日久，气血凝滞，关节畸形，为"久病必瘀"表现。急性加重期仍仿《湿热病篇》第 3 条拟方，去桔梗、藿香叶、荷叶，加陈皮、白扁豆健脾燥湿,川牛膝引药下行而利湿。海风藤,《本草再新》载:"辛苦微温,行经络,和血脉……下湿除风。"络石藤,辛苦微寒,《本草拾遗》载:"煮汁服之,主一切风。"《本草纲目》言:"络石,气味平和,其功主筋骨关节风热痈肿。"海风藤伍络石藤,祛风通络止痛。另外,改生薏苡仁为炒薏苡仁,变寒凉之性为平和,加强健脾利湿之功。待疼痛缓解,扶正为主,健脾利湿当先,加白芥子、僵蚕散结化瘀。另外,西河柳一味,学名柽柳、山川柳,诸家本草皆记载其善祛风、解表、透疹,治疗风疹、疥癣等,但笔者运用于痛风表现为关节肿痛伴午后或夜间低热、大便散或稀溏者,退热止痛效果明显。

（《江西中医药》,2020 年第 51 卷第 4 期）

基于《湿热论》三焦辨证理论治疗皮肤病浅谈

江苏省太仓市中医医院　　张立坤　张海峰

薛雪是清代温病学派著名医家,其代表性医著《湿热论》在湿热病方面对温病理论有了创新的补充。温病的三焦辨证方法,始见于此书,后有吴鞠通完善而行于世,至今对临床温病辨证有指导意义。全书对湿热证的病因、发病、传变、证候表现、辨证要点、治则治法、处方用药等内容进行了详细阐述,初步奠定了中医湿热类温病诊疗理论的基础。《湿热论》不仅成为指导湿热类温病诊疗的圭臬,而且可有效指导中医临床各科的诊疗实践。现结合临床体会,分析其三焦辨证理论体系在皮肤病诊治中的应用。

一、湿热病病机特点与三焦辨证

三焦是人体为气机升降出入的主要通道,上中下三焦通利,可使清气升而浊气降,邪有出路,气机得行。三焦是湿邪发生发展的必由之路。从湿热病邪的传变角度看,湿热病邪初期,邪气多由口鼻而入,终归于脾胃,而由口鼻到脾胃的基本路径就是三焦。三焦的功能主要有三:一为通调人体全身的水道,运行水液,输布水液,疏通水道,是人体水液升降布散及浊液排泄之道。三焦水道通利,则水液运行通畅;若三焦水道通行不利,则水液运行受阻,水液代谢紊乱,水液潴留。二为主司人体全身气机与气化,三焦既为人体元气升降出入、通达脏腑的通道,又是人体气化的场所。人体一身之气,通过三焦输布至五脏六腑,充沛全身,肾之元气须赖三焦布散以达全身。如果三焦功能正常,则气机畅通,气血津液运行通利,脏腑功能正常。若三焦功能失常,则气机郁滞,气道不畅,则致气滞腹胀诸症。三为布散精微,排出糟粕。由此可见,三焦参与人体水液输布及代谢过程,还与膀胱的气化密切相关。湿性氤氲黏滞,易郁遏游行于三焦的相火而变生诸证,如其谓:"盖太阴湿化,三焦火化,有湿无热,止能蒙蔽清阳,或阻于上焦,或阻于中焦,或阻于下焦。若湿热一合,则身中少火悉化为壮火,而三焦相火未有不起而为虐者哉,所以上下充斥,内外煎熬,最为酷烈。"因此三焦相火郁遏是湿邪发病的重要特征。

吴门薛雪认为湿热病的内因责之于"太阴内伤,湿饮停聚"。湿邪是皮肤病最有特点的致病因素,湿为阴邪,单纯的湿邪比较容易滞留,可以用温性的中药治疗。但湿邪往往与热相结合,或者与风相结合,形成湿热顽痹,使治疗变得异常困难。燕京中医外科代表大师赵炳南曾言"善治湿者当治皮肤病之半",所以对于皮肤病的诊治必须重视湿邪的致病特点。《湿热论》:"夫热为天之气,湿为地之气,热得湿而热愈炽,湿得热而湿愈横,湿热两分,其病轻而缓;湿热两合,其病重而速。"指出湿热来源于天地之气,湿与热如同阴与阳,两者相辅相成,相互影响。当成为病理产物时,分则病轻,合则病甚。湿热证是指湿热之邪在体内蕴结,阻碍脏腑经络运行而出现的全身症状。湿热证产生于疾病过程的某一阶段,是疾病病程中的临床证候,动态地影响人体。

薛雪强调三焦在湿热病发病辨证中的作用。"湿热之邪,不自表而入,故无表里可分,而未尝无三焦可辨。"

二、《湿热论》辨证用药思路

根据体质不同及感邪之湿热偏胜,治疗宜宣上焦、畅中焦、渗下焦。

1. 邪犯上焦　《湿热论》第 9 条："湿热症，数日后，脘中微闷，知饥不食，湿邪蒙扰上焦。宜藿香叶、薄荷叶、鲜稻叶、鲜荷叶、枇杷叶、佩兰叶、芦尖、冬瓜仁等味。"此乃湿热已解，余邪蒙蔽清阳，胃气不舒，宜用极轻清之品，以宣上焦阳气。第 17 条："湿热症，呕吐不止，昼夜不瘥，欲死者，肺胃不和，胃热移肺，肺不受邪也。宜用川连三四分、苏叶三五分，两味煎汤，呷下即止。"此呕吐不同于肝胆之呕吐，此呕吐盖胃热移肺，肺不受邪，还归于胃，呕恶不止。投以川连降湿热，苏叶通肺胃。辨证属上焦证者遵循"治上焦如羽，非轻不举"的原则，肺为清虚之体而居高脏，为五脏六腑之盖，喜清润而苦温燥，喜轻灵而忌重浊，故治宜顺应肺之宣降之性，开胸中郁结之气，重在以辛散苦降，芳香宣化之品宣阳除湿。但上焦之邪，宜分虚实，第 9 条描述乃上焦虚证，第 31 条："湿热症，初起，壮热，口渴，脘闷，懊侬，眼欲迷闭，时谵语，浊邪蒙闭上焦。宜涌泄，用枳壳、桔梗、淡豆豉、生山栀。无汗者加干葛。"此条文描述乃上焦实证，若投轻剂，病必不除。

2. 邪阻中焦　湿热病属阳明、太阴经者居多。中气实则病在阳明，中气虚则病在太阴。《湿热论》第 10 条："湿热症，初起发热，汗出，胸痞，口渴，舌白，湿伏中焦。宜藿香、蔻仁、杏仁、枳壳、桔梗、郁金、苍术、厚朴、草果、半夏、干菖蒲、六一散、佩兰等味。"浊邪上干则胸闷，胃液不升则口渴，并在中焦气分，故多开中焦气分之药。湿热之邪，从表伤者，十之一二，由口鼻入者，十之八九。阳明为水谷之海，太阴为湿土之脏，故多由阳明、太阴受病。《湿热论》第 3 条："湿热症，汗出，恶寒，发热，身重，关节疼痛，湿在肌肉，不为汗解。宜滑石、豆卷、苓皮、苍术皮、藿香叶、鲜荷叶、通草、桔梗等味。不恶寒者，去苍术皮。"用药通阳明之表，即清胃脘之热，不欲湿邪之郁热上蒸，而欲湿邪之因渗下走耳。

3. 邪走下焦　湿热病后期致人体正气受损，以下焦病证多见，邪传下焦，多见肝肾受损之症。《湿热论》第 11 条："湿热证，数日后，自利溺赤，口渴，湿流下焦。宜滑石、猪苓、茯苓、泽泻、萆薢、通草等味。"精藏于肾，水藏于膀胱，膀胱之藏泻，司于三焦，三焦者入络膀胱，然水道之通塞，虽在三焦，而其疏泄之权，实在乙木。相火秘藏，肾水温暖，则肝气升达，膀胱清利，疏泄适中，小便常调。若肾寒不能生木，郁陷而欲疏泄，火旺则膀胱热涩，泄而不通，火衰则膀胱寒滑，泻而不藏。故证属下焦证者宜淡渗法以利小便，通阳以祛除湿邪,用淡渗凉清、辛通温运之品,重在助肾与膀胱气化,以清下焦湿热之邪。湿邪重浊,湿热最易弥漫三焦,使决渎无权而致上壅下闭,三焦皆困,感邪极重,可出现湿热充斥三焦之证。《湿热论》第7条:"湿热证,壮热烦渴,舌焦红或缩,斑疹,胸痞,自利,神昏,厥,痉。热邪充斥表里三焦,宜大剂犀羚角、生地、元参、银花露、紫草、方诸水、金汁、鲜菖蒲等味。"

三、皮肤病与三焦辨证

辨证论治是中医治病的灵魂,不仅适用于中医内科,中医外科的诊疗思路也要依赖于辨证,往往要辨病辨证相结合。皮肤科医生在诊疗过程中,首先看到的是疾病表现出的色泽,颜色鲜艳或是晦黯;其次就是发病的部位,在头面、颈项还是腰背、胸腹,或是腿足。根据发病的部位、部位的颜色情况,结合三焦辨证,综合分析疾病的性质来遣方用药。

吴门薛氏完善了湿热三焦辨证体系,以卫气营血为总纲,按照病邪所在的部位不同而辨证施治。当湿热之邪在气分时,则按邪在上、中、下三焦不同部位分别立法选药。三焦与腠理相通,是水液运行的通道。"或透风于热外,或渗湿于热下,不与热相搏,势必孤矣。"三焦气足、气畅是实现生津、化津、行津的最基本条件。人体水液代谢正常,津液可畅达全身,否则湿饮内停可产生痰饮等浸渍皮肤造成损伤,进一步与热邪相搏会使病情更加缠绵难愈,因此令湿从三焦而去,则湿热蕴结所致皮肤病的治疗可以事半功倍。

皮肤病虽然表现在人体的外部,但与内在五脏六腑的生理及病理功能紧密相关。五脏六腑的生理功能失调可以反映于卫表肌肤而发生皮肤病,即《内经》谓"有诸内,必形诸于外"。同时皮肤疾病虽然多显于外,但"必先受于内,然后发于外"。在皮肤科的临床实践中,过敏原无处不在,潜伏在身边的过敏原很多不易觉察,最常见的如尘螨、花粉、动物毛屑、金属等,隐形的如气味、霉菌等,抑或外伤、饮食等皆可通过皮肤屏障或呼吸道、消化道屏障进入人体。皮肤病中多湿与热黏着不分,形影相随,湿能浸渍,化风炼痰,热能化,伤营凝血,久则由表及里,入腑入络,诱发五脏六腑的生理病理性质损害,成顽症而不治。与湿相关的皮损有丘疹水疱、渗液、溃疡糜烂等。因湿热之邪黏腻,往往反复不愈,夹杂风邪而奇痒无比,并易发于身体上、中、下三部分,临床疾病上各有表现，发于上焦者见白屑风、热疮、湿疮之旋耳疮等，发于中焦者见风热疮、湿疹之四弯风、蛇串疮等，发于下焦者见阴囊、女阴部、下肢、足等处的湿疹、溃疡、癣或合并感染等病变。将温病学湿热论应用于皮肤科具有十分重要的实用价值。曾有医家将温病学的理论用于皮肤科中，以温病学卫气营血辨证理论、三焦湿证按湿与热的多少分类而治的方法、治疗湿热病的清热祛湿解毒法等，治疗皮炎、湿疹类皮肤病，取得很好的临床效果。

四、结　语

薛氏《湿热论》注重对湿热证的治疗，注意区分湿热孰轻孰重，强调湿热分解，湿多热少，则当三焦分治，开宣上焦并芳香化湿，斡旋中焦并苦温燥湿，畅达下焦并淡渗利湿，使湿邪从三焦分道而消。湿热证可以是疾病的阶段性表现，患病部位有所不同，因此选择配伍药物要针对病位、病性。

有医家通过梳理其医案总结治湿有八法：分别是分消湿滞法、苦温燥湿法、健脾化湿法、清热利湿法、利水渗湿法、通阳化湿法、温阳化湿法、养阴燥湿法。另有医家认为薛雪之三焦仅为湿热病在太阴、阳明"蒙上流下"的兼证，是经络三焦，而不是以部位分属的三焦。薛雪的辨证框架主要采用六经辨证，以湿热为研究对象，阐释湿热六经辨证的证治要点。但古籍中的经典组方仍是目前治疗湿热证的中坚力量，临床处方的选择不必局限于条文的有无，更不必计较条文的字眼，在三焦辨治的同时，结合八纲辨证、脏腑辨证等以整体观念及辨证论治为基本原则，可达到较好的临床效果。

（《山西中医》，2020 年第 36 卷第 9 期）

方 药 应 用

谈《湿热病篇》辨证和用药特色

北京中医学院东直门医院　　杨惠民

薛氏在《湿热病篇》中审因、明病、辨证用药,对湿热病因证施治,说理透彻,言简意赅,条分缕析,论述精辟。师古方而不泥,循规矩又活泼,辨证有法,用药灵活,重法而不拘方名,遣药精而严。可谓"独具卓识,立言明确,而用药精奇",为后世医家特别是温病学家所推崇。兹对《湿热病篇》辨证和用药的几个特色作一浅探。

一、立辨证提纲

湿热病证情复杂,变化多端,初起必有其特有症状可资鉴别。薛氏通过细致的观察总结出几个主要症状,作为本病辨证的依据。如篇中第 1 条所言:"湿热证,始恶寒,后但热不寒,汗出胸痞,舌白,口渴不引饮。"薛氏称此乃湿热证之提纲。此提纲最能反映湿热病的特点,最有代表性。医者明乎其理,就能在错综复杂的病情变化之中,抓住疾病的本质,确立诊断,且明示了湿热病不独与伤寒不同,与温病亦有别。

湿热病何以会出现提纲中所述症状,而又为何被作为辨证之提纲? 其因在于始恶寒者,阳为湿遏而恶寒,终非若寒伤于表之恶寒。后但热不寒,则郁而成热,热盛阳明则汗出,湿蔽清阳则胸痞,湿热内盛则舌白,湿热交蒸则舌黄,热则液不升而口渴,湿则饮内留而不引饮。主要皆为湿热阻遏,脾胃运化失职之变。由此可见,薛氏将其作为提纲颇有见地。而提纲中"不言及脉者,以湿热之证,脉无定体,或洪或缓,或伏或细,各随见证,不拘一格,故难以一定之脉,拘后人眼目"。

二、辨邪之深浅

湿热之邪，伤及人体，邪归膜原，及其发也，或外散于表，或内淫于里，或壅塞上焦，或郁滞中焦，或深入下焦，病位有深浅之不同，病情有轻重之差异。湿热伤表，病邪较浅，本应发汗透邪，虽前贤有湿病忌发之戒，而薛氏根据自己的经验，对此有独到的看法，认为此不微汗之，病必不除。如第2条湿热浸淫肌表，卫阳被遏，可见恶寒无汗、身重头痛等症，治宜宣透，药如藿香、香薷、苍术皮、薄荷、牛蒡子，"头痛必夹风邪，故加羌活，不独胜湿，且以祛风"。又如第4条湿热郁闭肌腠，症见：胸痞发热，肌肉微痛，始终无汗者，以辛凉清透，微汗为佳，则药用六一散、薄荷叶泡汤调下。第3条湿热伤于肌肉，流注关节，而见恶寒发热，身重关节疼痛，宜滑石、大豆黄卷、茯苓皮、苍术皮、藿香叶、鲜荷叶、白通草、桔梗等味，渗透并用，俾脾湿得以外泄。

邪阻膜原，此乃半表半里之地也。湿热阻遏其间，邪正相争，而出现寒热如疟等症，宜用柴胡、厚朴、槟榔、草果、藿香、苍术、半夏、干菖蒲、六一散等味，燥湿化浊可达膜原，使半表半里之邪以枢而解。

邪在上焦，则因肺气不舒，心神被扰。出现壮热口渴，心烦懊侬，眼欲闭，时谵语，宜用枳壳、桔梗、淡豆豉、生栀子等清开上焦气分，使气化则湿亦易化。邪在中焦，则发热汗出，胸痞，口渴舌白，宜用藿香梗、白豆蔻、杏仁、枳壳、郁金、苍术、厚朴、半夏、干菖蒲、佩兰叶、六一散等辛开之品，宣通气机。而湿热流注下焦，宜滑石、猪苓、萆薢、通草等味清利湿热。

三、验舌以投剂

薛氏在湿热病的辨证中，主张四诊合参，最重视验舌，查舌质、舌苔之变化，常以舌苔为主要依据，谓"验舌以投剂，为临床时要诀"。如第12条"舌遍体白"而断言为湿邪极盛，尚未化热之候，则宜辛开理气之品，以燥中焦之湿。第13条之"舌根白，舌尖红"乃"湿渐化热，余湿犹滞"，则宜"辛泄佐清热"。第17条"舌焦红或缩"为热入营血，治宜清凉营血。第35条"苔黄起刺"及第36条"舌苔干黄起刺或转黑色"当须权衡津液存亡情况，甘润凉下或投以苦寒下夺，以急下存阴。第 15 条"舌光如镜"为胃液受劫，胆火上冲，亟须甘寒滋养胃液并佐以疏肝理气。然选药不当，则投滋阴而有壅滞之害，进香散而有耗液之弊。薛氏所用之药，可谓恰到好处。又"惟舌为心之外候，浊邪上熏心肺，舌苔因而转移"，可以客观地反映湿热病之进退，是湿热病临床上的特异性指征。验舌投剂，诚属经验要诀。概之，薛氏其辨证施治重视察舌，于此可见一斑。

四、重养阴护津

湿热化燥，易伤津液，而津液之盈亏存亡，与病情的转归和预后至关重要。一般认为，湿为阴邪，养阴滋腻多能助湿，湿病当慎用滋阴之品。但薛氏宗叶氏"留得一分津液，便有一分生机"之旨，于湿热病中同样注重养阴护津。他认为，治湿之药，最易伤阴，对于湿热余邪未尽，阴液已伤者，此时救阴液则助湿，治湿则劫阴。宗仲景麻沸之法，取气不取味，走阳不走阴，佐以元米养阴逐湿，两擅其长。综观其治法，或清热以保津，或急下以存阴，或养胃以复液，或滋肾以养阴。其顾护阴液是薛氏在温病治疗中重视养阴保津之明证。由此可窥知，薛氏不拘滋阴之忌，需急下则为存阴，阴伤而不远润，其出发点无非是为了保护津液。这些在湿热病的治疗中确实是不可忽视的问题。

五、据法遣药严而灵

综观《湿热病篇》条文，药证具备，强调立法，除推古方外，较少提出新方名，只列举所用药物。此乃薛氏重法而不拘方名，依法遣药特点。《医宗金鉴》云："法乃示人规矩，法活则方圆矣。"又云："药味份量可以权衡轻重，至于治法则不可移易。"可知法是指导治疗用药的主要原则。薛氏每于证后提示病机申明其法，据证投药，多有应验，对后世温病立法用药有较大影响。薛氏除强调立法的指导作用外，对于每证后又有"宜""仿"之语，即使成方，也不轻易用主之之言，皆寓有斟酌审慎之意，以示学者，随证化裁，灵活变通，以免后者按图索骥，拘泥方名之下。然而篇中所用药物虽无方名，但也并非杂乱无章，随意罗列，而是精练严明，有法可循。即李中梓所言"言用药者，不废准绳,亦不囿于准绳"。

薛氏用药简练精当,药量轻重多寡,据证权衡得宜,药味组成多少悬殊较大,少者仅二三味,多者则达十二三味,但无论药物性味多少均能切合病情。如第5、第7、第32、第33等条文,热邪深入营血,治疗则不仅凉血并需解毒,常选用犀角、贯众、紫草、羚羊角、生地、连翘等清热解毒之品,并强调需用大剂,亦即薛氏指出的"必重剂,乃可奏功",而一般治疗湿在肌表、上焦病证及善后调理,多用小剂和轻剂。如第21条湿热之邪,拂郁肌表,薄荷叶用量仅三四分,泡汤送服六一散,不用煎剂,免其辛味散失,用之微汗即效。第17条肺胃不和引起的"呕吐不止,昼夜不差,欲死者",病情看来似乎很重,却只用"川连三四分,苏叶二三分,两味煎汤,呷下即止"。以黄连清湿热,降胃火上冲,苏叶通降顺气,之所以投之立愈,以肺胃之气,非苏叶不能通也。分数轻者,以轻剂恰治上焦之病耳。正如王孟英所言:"方药止二味,分不及钱,而轻药竟可以愈重病,所谓轻可去实也。"诸如此类,根据证情宜轻则轻,该重则重的用药原则,对指导临床实践颇有意义。

六、重余邪之清理

湿热病的后期阶段,其病理表现往往是正气已虚,余邪未尽。若论治不当,或失治误治,易引起变化,而派生他证。薛氏有鉴于此,既重视养正,更不忽视清余邪,提倡清补之法,用药宜清淡,而远重浊。湿热证属阳明、太阴者居多,中气实则病在阳明,中气虚则病在太阴,以脾胃为病变中心,湿邪善伤脾气,致运化失司,而热多伤肺胃之津。如第19条所言,湿热证,火势已退,湿邪未尽,"唯口渴汗出,骨节烦痛",乃阴液已伤,余邪留滞,此时救阴则助湿,治湿则劫阴,故以元米补肺脾滋养强壮,于术补脾和中以化湿。药虽两味,而养液祛湿之法已备,使救阴而不助湿,治湿而不伤阴,寓祛邪于扶正之中。又如第27条"湿热证,按法治之,诸证皆退,惟目瞑则惊悸梦惕",其病机是为"余邪内留,胆气未舒",以余邪内留肝胆,故用猪胆皮清泻肝胆之余邪,并用酒浸郁李仁以泄邪下行。酸枣仁养肝宁心安神,并姜汁制,取其兼散余邪之意。以标本兼顾,如是正复邪却,不留后患。此乃薛氏辨诸证所得,认识和掌握这一理论,对指导湿热病后期余邪未尽而正气已伤的辨证和治疗很有价值。

（《河北中医》,1992 年第 14 卷第 5 期）

浅谈薛生白治疗湿热病的用药特点

新疆中医学院　　张绍杰

薛生白所著《湿热病篇》是治疗湿热病的专书,对于湿热病的病因、病机、治疗论述详细、说理透彻、立论精当。他提出了湿热病以脾胃为中心的论点,他说:"湿热病,属阳明、太阴经者居多,中气实则病在阳明,中气虚则病在太阴。"除此,还提出了湿热病的"正局""变局"并逐条进行了剖析。本文结合病机对薛氏治疗湿热病的用药特点仅做简要论述,供同道参考。

一、湿邪伤表

1. 阳湿伤表,治宜芳化辛散更兼淡渗清热　章虚谷说"以其恶寒少而发热多,故为阳湿也",此为湿邪在表已化热,证见恶寒、发热、身重、关节疼痛等。本证属表湿,与"阴湿"所不同者,在于化热与否。薛氏根据病机而治予芳香化湿兼以淡渗清热。以藿香叶、苍术皮辛温芳香之品解除在表之湿邪;又以淡渗之品如茯苓皮、滑石、通草、大豆卷渗湿泄热;于芳香之中更用荷叶一味,既能升发脾胃之气,又能去湿而散热;再用桔梗开提肺气以利除散表湿。

2. 阴湿伤表,治宜芳化辛散　章虚谷说"恶寒而不发热,故为阴湿",湿遏卫阳而见恶寒无汗、身重头痛等证。薛氏治以芳香化湿兼以辛散,由于证属偏寒故用药多为辛温芳香之品,芳香用以化湿悦脾,辛温以散在表之湿,如藿香、香薷、羌活、苍术皮等。在用药配伍上,妙在于大队辛温芳香之中又少佐薄荷、牛蒡等辛凉药,既可防其温燥太过,又可加强表散能力,这对寒湿在表之证实属确当。

3. 湿热在表，当以微汗除之　湿热在表，邪不外泄而见"胸痞发热，肌肉微疼，始终无汗"，此为湿热郁表之轻证。薛氏以六一散一两，薄荷叶三四分治之，以取微汗。六一散清热利湿，薄荷辛凉透泄。关于湿热病用汗法薛氏颇有体会，他说："湿病发汗，昔贤有禁，此不微汗之，病必不除，盖既有不可汗之大戒，复有得汗始解之治法，临证者知所变通矣。"凡湿热郁表不甚者可用此法，多为汗出复受水湿所致，若湿盛者则不宜用，湿盛的标志恶寒身重是其辨证关键，如表湿甚者则以温散为治。

二、湿重于热

1. 湿热阻遏，邪在膜原，治宜宣透　湿热病如出现寒热如疟多为邪在膜原。对于膜原的概念，吴又可说："内不在脏腑，外不在经络，舍于夹脊之内，去表不远，附近于胃，乃表里之分界，是为半表半里。"薛生白说："膜原者，外通肌肉，内近脏腑，即三焦之门户，实一身之半表半里也。"从以上可知，膜原为半表半里，而近于中焦。湿热邪气阻遏膜原当有中焦湿阻之证，临床上多见于湿浊偏盛者，寒热如疟当以寒甚热微为辨证要点。薛氏治以开达膜原法，药用厚朴、槟榔、草果开达膜原去其盘踞之邪，藿香、半夏畅气调脾，菖蒲芳香化湿，六一散清利湿热，柴胡和解表里，实是达原饮之变方。

2. 邪在中焦，上下兼治　汗在中焦而见"初起发热、汗出、胸痞、口渴舌白"等证。临床多为身热不扬，汗出而热不减，口渴不欲饮，苔白腻，是以湿邪偏盛为患。病虽在中焦亦可见肺气不宣之上焦证。病在中焦当治中焦为主，薛生白说"浊邪上干则胸闷，胃液不升则口渴，病在中焦气分，故多开中焦气分之药"，药用杏仁、桔梗开上焦肺气，肺气宣通则湿邪亦化，吴鞠通说"盖肺主一身之气，气化则湿亦化矣"即是此意。苍术、厚朴、草果、半夏燥化中焦湿邪，更用芳香化湿之品如藿香梗、佩兰、菖蒲等，再以六一散清热利湿。在用药上体现了整体治疗，即以治中焦为主，兼开通肺气以治上焦，再清利湿热以治下焦。只有有形之湿邪逐除，邪热才可去，实是叶天士治疗温邪夹湿"渗湿于热下，不与热相搏，势必孤矣"理论的引申。

3. 湿在下焦，重在分利　湿热病邪在下焦，症见小便短少或不通，苔白口渴等证,故当以分利为主使邪从小便而解。药用淡渗利湿之品如滑石、猪苓、泽泻、萆薢、通草等。薛氏又提出:"湿滞下焦,故独以分利为主,然兼口渴胸痞须佐入桔梗、杏仁、大豆黄卷,开泄中上,清源则流自洁,不可不知。"可见薛氏治疗湿热证始终贯穿主治兼治同用这一原则。湿热虽在下焦,但临床亦多兼见中上焦症状,故治疗上要兼顾之,这对我们治疗湿热证很有启示。

4. 湿邪极盛者,当以开泄,但不宜太过 "湿热证舌遍体白,口渴,湿滞阳明,宜用辛开,如厚朴、草果、半夏、干菖蒲等味。"辛开之法在湿热病中只宜湿盛热微之证,湿为阴邪非温不解,故用厚朴、草果、半夏等辛温之品,更用菖蒲芳香化湿。在具体用法上,薛氏强调"辛泄太过即可变而为热",如过用辛温之品有促使湿邪化燥之弊,故一旦热势转甚,舌苔变黄,开泄之法即不可再用。临床上湿热化燥多为误治而成,而过用温燥是最常见者,临证不可不知。

三、湿热并重,治宜化湿之中佐以清热

"湿热证,舌根白,舌尖红,湿渐化热,余湿犹滞,辛泄佐清热。"湿热证中湿热参半,故在治疗上当化湿清热并进,过于温燥则加速热化,过于寒凉则易致湿滞。故用连翘、绿豆衣、六一散清热兼以去湿,药性平和;白豆蔻辛温化湿;大豆卷甘微温和中化湿;半夏辛温燥湿;菖蒲芳香去湿。通观以上用药,未用大温大燥之品,亦未用大寒之品,而是温而不燥去湿得法,凉而不寒清热而不留湿,化湿清热恰到好处。

四、热重于湿,治宜辛寒清气,苦燥化湿

"湿热证,壮热口渴,自汗、身重、胸痞、脉洪大而长者,此太阴之湿与阳明之热相结合,宜白虎加苍术汤。"其病机是阳明气分热盛又兼太阴脾湿,热重于湿是其特点。薛氏以白虎汤清阳明之热,以苍术化太阴之湿。从壮热、口渴、汗出可以考虑有伤津之可能,故苍术用量宜轻。若伤津不明显又有化火趋势的亦可加入苦寒泄火之品。

五、湿热化燥

1. 湿热化燥，气血两燔，治宜清热凉血解毒 湿热化燥，气分热盛又内传血分，而见"壮热烦渴，舌焦红或缩，斑疹、胸痞、自利，神昏痉厥"等症。王孟英说："此治温热病之真诠也，医者宜切记之。"湿热化燥以后而成温热变证，然而在临床上仍不免有湿邪为病之特点，并以此与单纯温热病为辨，湿热化燥气血两燔，气分热盛而伤胃液；血分热盛而见斑疹动风；湿阻气机而见胸痞。故以清热凉血解毒，生津、开窍息风为治，并佐以芳香化湿。薛氏用犀角清热凉血，紫草、金汁清热解毒，羚羊角清肝息风，生地、玄参清热生津，鲜石菖蒲开窍，银花露芳香化湿。依据这一原则，临床上可根据气分证、血分证之轻重比例而随证治之。

2. 湿热化燥，邪灼心包，治宜清热救阴开窍，泄邪平肝为治 原文第5条说："湿热证，壮热口渴，舌黄或焦红，发痉神昏、谵语或笑、邪灼心包，营血已耗，宜犀角、羚羊角、连翘、生地、元参、钩藤、银花露、鲜菖蒲、至宝丹等味。"邪在气分留连不解，化燥而内陷心包，即王孟英所说"虽挟邪湿日久，已从热化，在气不能清解，必至逼营"，从以上症状分析实为气营同病之证。至宝丹、鲜菖蒲清心开窍；羚羊角、钩藤平肝息风而治痉；犀角、生地、玄参、连翘泄热救阴；银花露芳香去湿。

3. 湿热化燥，阳明腑实，治宜攻下 湿热之邪化热化燥，既可内陷营分，亦可传入阳明。阳明邪热亢盛而见脉洪数有力，阳明里结成实而见神昏谵妄，薛氏说"阳明之邪乃假阳明为出路也"。在治疗上，湿热化燥蕴结胸膈的仿凉膈散治之；热结肠腑者仿承气汤微下之。所谓"仿凉膈散""仿承气汤"是提示要与伤寒化热化燥加以区别。湿热化燥转入肠腑仍会不同程度表现出湿的特点，如湿邪黏滞，故治疗当用缓攻；伤寒化燥，阳明结实当以咸苦攻下。薛氏这一治法在指导临床上有实际意义。

4. 湿热化燥入血，治宜凉血解毒 湿热化燥传入血分，热盛动血而导致一系列出血，临床多表现为壮热、便血、烦躁、舌质红绛等，是湿热证中病势危急者，当急救之。薛氏投犀角、生地、赤芍、牡丹皮、连翘、紫草、茜根、金银花等凉血解毒之品，以达"救阴泄邪，邪解而血自止"的功效。湿热化燥入血后迫血妄行,尽管薛氏提出"热逼而上下失血",但临床还是以便血为多见。在用药上,薛氏还提到凉血解毒之中加入咸寒,意在止血救阴,血止后继进参芪调补之。

六、湿热兼挟秽浊闭塞气机者,治宜辛通开闭、芳香辟秽

湿热挟秽"初起即胸闷不知人,瞀乱大叫痛"等症,这是湿热闭阻中上二焦气机而致。薛氏用草果、槟榔、菖蒲辛通开闭,芳香辟秽。草果辛香清爽善去湿浊;菖蒲芳香开窍和中辟秽;槟榔理气。又用芫荽之辛温香窜以辟秽浊。以上均为以辛温之品重在去湿,再用六一散清利湿热。通观用药"去湿药多,清热药少"。

七、余邪未尽

1. 湿热余邪未尽,阴液又伤者,治宜养液去湿并进 凡治湿之药多易伤津,救阴之药又多易助湿。今余邪未尽而津液已伤,薛氏以"元米汤泡于术,隔一宿,去术煎饮"之法治之,其用药指导思想是"宗仲景麻沸汤之法,取气不取味,走阳不走阴,佐元米汤养阴逐温两擅其长"。于术健脾化湿,其性偏燥,故佐元米之滋润。救阴不留湿,治湿不伤阴,养液去湿兼备。药虽两味,寓意却深。

2. 余邪蒙蔽清阳,治宜宣通上焦阳气 对于湿热已解,惟余邪蒙蔽清阳胃气不舒者,宜用轻清之品宣通上焦阳气,如用藿香叶、薄荷叶、鲜荷叶、佩兰叶取其轻清宣透,并以枇杷叶、芦根尖清余热,冬瓜仁清热利湿,此治上焦而兼启下焦之意。

八、湿从寒化,治宜扶阳逐湿

湿热证,症见身冷、脉细、汗泄、胸闷、口渴、舌白等,是阳虚寒盛之象,为湿热病之变证。究其因多为患者素体阳虚又过用苦寒而致。王孟英说:"此

湿热病之类证,乃寒湿也,故伤人之阳气或湿热证治不如法,但与清热失于化湿亦有此变。"在治疗上薛氏以"扶阳逐湿"为主,故用参术健脾益气则水湿可运,茯苓淡渗利湿,益智仁温脾肾,附子助阳。

（《新疆中医药》,1986 年第 4 期）

略论《湿热病篇》遣方用药特点

南京中医学院　　赵聚山

薛雪,字生白,自号一瓢,清初吴县（今江苏苏州）人,与温热大师叶天士并重于医林。薛氏学识渊博,治学醇而不杂,所著传世之作《湿热病篇》是温病学发展史上系统而完整地阐述湿温证治的最早文献。该篇对湿热病的因证辨治条分缕析,论述精辟,一直为后世温病学家所推崇。王旭高誉为"独具卓识,立言明确,而用药精奇"。现对《湿热病篇》组方用药特点作一探讨。

一、师古方而不泥,循规矩又活泼

善用古方是薛氏遣方的特点之一。他认为治湿温证的不少方药,古法已详,医者不妨鉴诸而用。统观《湿热病篇》46 条条文,其中列出方药的有 44 条,而用古方的就占三分之一以上,可见薛氏对古方运用的重视。但在具体运用时却又能随证灵活变通。若所用古方的立法原则和主治范围与所述证候相吻合时,则不作变更。如治疗太阴之湿与阳明之热相合而用白虎加苍术汤;用于热邪闭结胃腑而"发痉撮空,神昏笑妄"之承气汤;用缩脾饮、大顺散、冷香饮子、猪肤汤治湿温兼变证候等,皆合原旨。而当古方的功用主治与所述证候不尽一致时,则不墨守原方,而是根据证情变化斟酌取舍,变通化裁。如治疗湿热阻遏膜原的用方,原则上仿吴又可之达原饮,但在具体运用时则作了增删,取是方主药槟榔、厚朴、草果疏达膜原湿浊,去方中知母、黄芩、芍药寒凉凝滞之品,增入柴胡、苍术、半夏、藿香、菖蒲、滑石以助和解化湿之力。又如治湿热病后期气血呆滞、灵机不运之"口不渴,声不出,与饮食亦不却,默默不语,神识昏迷"的主客浑受证,原则上仿吴又可三甲散意,但具体运用时则根据证情做了增删。去原方祛风平肝之蝉蜕、牡蛎及养血和中之当归、白芍、甘草,而增入破血逐瘀之桃仁、散郁透邪之柴胡,从而使该方更切合病机。这种随证出入体现了薛氏遣方用药既循规矩又具灵活性。

二、重法不拘方名,用药精炼灵活

《湿热病篇》全篇条文,多药证俱备,强调立法,除古方外,均未另立新方名,只是列举所用药物,这是薛氏重法不拘方名,依法遣药的特点。《医宗金鉴》云:"法者不定之方,法乃示人于规矩,法活则方圆矣。"又云:"药味份量可以权衡轻重,至于治法则不可移易。"可见法是指导治疗用药的主要原则。薛氏每于证后提示病机,明申其法,据证投药,且多有应验,对后世温病立方有较大影响。薛氏除强调法的指导作用外,又于每证后加"宜""仿"之语,即使成方也不轻易用主之之语,寓有斟酌之意,以示学者随证化裁,灵活变通。正如明代医家李中梓所说:"善用药者,不废准绳,亦不囿于准绳。"篇中所用药物虽无方名,但亦非杂乱无章,随意罗列,而是精炼严明,有法可循,全书共列举中药 97 味,涉及解表、清热、化湿等 18 类,统括了湿热病常变证治。

三、药量轻重多寡,示证权衡得宜

该篇所列方药,一般均未标明用量,以告学者据证情需要来权衡,避免按图索骥。但第 17、第 21 两条中却又明确点明剂量,示人用药特殊。从药物的组成来看,少者仅二三味,多者则可达十二、十三味,悬殊较大,但无论药物性味多少,均能切合病情。从所用的药物剂量看,也轻重有寡,一般用于治疗湿在肌表、上焦病证及善后调理多小剂、轻剂。如第 21 条治湿热郁于肌表,薄荷叶用量仅三四分,泡汤送服六一散,不用煎服,免其辛味散失,用之有汗解即效;第 17 条治肺胃不和引起的呕恶,昼夜不差,症情看似很严重,却仅用川连三四分,苏叶二三分,两药总量也未过一钱,但煎汤呷下即可收止呕之功;

第 9 条治湿热已解，余邪蒙绕清阳，气机失于宣展的脘中微闷，知饥不食，用藿香叶、薄荷叶、鲜荷叶、枇杷叶、佩兰叶、芦尖、冬瓜仁等轻芳化湿之品以宣上焦阳气。而对热邪深入营血的危重证候，治疗则"不第凉血，并须解毒"，常选用犀角、贯众、紫草、羚羊角、生地、连翘等清热解毒之品，并强调须用大剂，亦即薛氏指出："必重剂乃可奏功。"这种根据证情宜轻则轻、该重则重的用药原则，对指导临床实践有重要的意义。

四、药以鲜品取效，妙在就地取材

薛氏世居江南，而江南一带物产丰富，可供食疗药物及药用鲜品尤多。薛氏善于就地取材，用鲜品治疗温病，此为该篇用药的又一特色。如第 15 条治胃液受劫，肝胆气逆之"口大渴，胸闷欲绝，干呕不止"证，用西瓜汁、金汁、鲜生地汁、甘蔗汁磨服郁金、木香、香附、乌药等，以滋胃液、散逆气。第 28 条治肺胃两伤，津气俱虚之"神思不清，倦语不思食"，用鲜莲子配生甘草、生谷芽，健脾、养心、益胃。又如第 35 条治热盛津伤，肝风内动之"口渴，苔黄起刺，脉弦缓，囊缩舌硬，谵语，昏不知人，两手抽搦"，用鲜生地、芦根、生何首乌、鲜稻根，泄热救阴。此外，篇中还选用了宣气化湿辟秽之大豆黄卷、鲜菖蒲；用于祛风止痉之鲜地龙；用于止渴除烦之方诸水等。药之鲜品疗效常较干品为优，如芳化之品，气味芳香，用之其宣气化湿作用更为显著；甘寒生津之品汁液多，擅养阴生津降火，作用比干品更佳。此外，鲜品还具有就地取材、应用简便、价格低廉的优点。

五、炮制匠心独具，药不变效更捷

该篇除上述遣方用药特点外，还介绍了几种药物巧妙的炮制方法，从中可以窥测出薛氏丰富的临床经验。金银花不用煎剂而用银花露，进一步发挥了金银花清泄芳化的特长，既可清透气分邪热，又可芳化湿浊；酒炒黄连则可入络清热泄邪，又不伤胃；元米汤泡于术，使养阴而不助湿，去湿而不伤阴；泡汤而不用煎，是取其气而不取其味；酒浸郁李仁以泄邪气独归胆腑；姜汁炒枣仁安神又兼散邪；西瓜汁、金汁、生地汁、甘蔗汁磨服郁金、木香、香附、乌药，以诸汁滋胃液,辛香散气逆,寓香散于滋阴之中,使滋阴而不壅滞,香散而不耗津,不用煎者,取其气全耳。

以上仅是对《湿热病篇》遣方用药特点作了初步探讨,有可能言不尽意,谨供参考。

(《江苏中医》,1988 年第 10 期)

薛生白《湿热病篇》的用药规律浅探

陕西中医学院　　王景洪

《湿热病篇》原文共 46 条,约 3 400 字,论病以湿热为主,兼及痢疾等病。本篇列举中药共 97 味,涉及解表、清热、化湿等 18 类。作者对其所举药物分门别类,细加辨析,反复揣摩,发觉其治湿热病用药有以下规律。

一、用药善选优择能

同类药物功效相同或类似,但其功力大小有很大差异。用药有经验的临床医家,或对药物功力有独到见解的医家,用药如用兵将,知药如知儿女,用药恰到好处,尤善选优择能,薛氏《湿热病篇》充分体现了这种思想。例如,湿热病湿盛热轻需用芳香化湿药时,薛氏最习用菖蒲(＋＋＋)、藿香(＋＋),次为苍术皮(＋＋)、草果(＋＋)、佩兰(＋);辛凉解表药习用薄荷(＋＋＋)、柴胡(＋＋＋);利水渗湿药习用滑石(＋＋＋＋)、茯苓皮(＋＋)、通草(＋＋);理气药习用厚朴(＋＋＋＋),次为枳壳(＋＋)和木香(＋);清热药习用银花露(＋＋＋)、连翘(＋＋)、川连(＋);清热凉血药习用生地(＋＋＋＋)、犀角(＋＋＋)、玄参(＋＋＋)、紫草(＋＋)等。

人的能力有大小,力量有强弱,中药亦然。作为一个中医临床医生,临证如何做到"知药善任",除熟知药物的性味、归经、升降浮沉及功效、配伍外,还应对其功力大小有深刻的认识，以便在临证处方时做到胸中有数，恰到好处地分辨主次，做到首选、次选、缺药代用井然有序。细观《湿热病篇》，薛生白对此也是深有研究的。例如，湿伤肌表，郁遏卫阳，湿未化热，薛氏列举药物首为藿香、香薷，次为羌活、苍术皮；而同是邪在卫表，湿渐化热，则选药首为滑石、豆卷、茯苓皮，次为苍术皮、藿香、荷叶、通草等。再如湿热化燥，传入营血，燔灼心包，用药首列犀角、羚羊角，次为连翘、生地、玄参、钩藤、银花露等味，热毒充斥气血、三焦亦然。由于薛氏治学严谨，用药有精细入微、丝丝入扣的特点，故仔细玩味其每证列举药物的排列顺序、功用、力量强弱，则显见有主次优劣之别。一般来说，富有经验的临床医家临床习用的药物往往反映了他们对该药功能认识的深度和广度，而这种经验性的认识又是难以用文字表述的，故仔细研究薛氏名著中的用药规律，无疑是很有意义的。

二、用药善就地取材

薛氏世居江苏吴县（今江苏苏州），江南水多，食疗药物及鲜品尤多，薛氏用药颇善就地取材，此为《湿热病篇》的又一特点。特别是用鲜品治温病，尤具特色。例如《湿热病篇》第 35 条治热盛伤津，肝风内动，用鲜生地、生何首乌、鲜稻根；第 15 条治胃阴受伤，肝胆气逆，用西瓜汁、金汁、鲜生地汁、甘蔗汁磨服郁金、木香、香附、乌药；第 28 条治肺胃两虚，津气俱伤，用生谷芽、鲜莲子等。在其他条文中还介绍了用大豆黄卷、鲜地龙、方诸水、鲜菖蒲、鲜荷叶等。在短短 3 000 多字的文章中共介绍鲜品 14 味。这类鲜品药物在江南水乡随时可取，物美价廉，质润多津，清热养阴俱佳，薛氏甚为推崇。

而我们平时所见的鲜梨、苹果、西瓜、荸荠、冬瓜、柑橘、豆芽等，比比皆是，如果用到恰当处，疗效颇佳，但时医多不甚重视。学习薛氏用药经验，不是给我们很大启发吗？

三、药物炮制独具巧思

薛氏在《湿热病篇》中介绍了几种药物的巧妙炮制方法，其构思之巧妙，耐人深思。金银花不用煎剂而用"银花露",进一步发挥了银花清灵芳润的特长,清透气分热邪尤佳;酒浸郁李仁,以泄邪气归胆腑,"郁李仁泄邪而以酒行之,酒气独归胆也";姜汁炒酸枣仁,安神又兼散邪,前无古人;元米汤泡于术,养阴而不碍湿,祛湿而不伤阴,为治湿聚伤阴独辟蹊径;西瓜汁、金汁等磨服郁金、木香,清热养阴,疏理气机,匠心独具;酒炒黄连清热而不伤胃等。凡此均可看出,薛氏用药既知其长,亦知其短,而且善于通过配伍避弊就利,避短就长,可谓"知药善任"。

四、药物剂量轻重得宜

薛氏《湿热病篇》所列举方药一般未标用量,但在关键之处却明确点明剂量,示人以法。如第 21 条治湿热蕴结,卫气郁闭之证用六一散一两,薄荷叶三四分,泡汤调下即汗解。此条不仅明确指出二药剂量的悬殊比例,而且不用煎剂,要"泡汤调下"。仔细揣摩,薛氏的精细缜密可见一斑。因为此证治疗较难,湿热发汗,昔贤有禁,但此证湿热蕴郁卫气,不发其汗邪又不除。薛氏当此之时,以祛湿为主,微发其汗,发汗药薄荷叶用量极轻,而且不用煎剂使其辛味散失,足见其过人之识。再如第 17 条,湿热余邪留于胃,呕恶不止,俗医多用生姜、半夏,甚或旋覆花、代赭石之属,而薛氏细察其证似重而实轻,只取川连三四分,苏叶二三分(量极轻)两味煎汤,呷下即止。其药味之少,药量之轻,治证之重(呕恶不止,昼夜不差欲死),若无胆识,若无丰富之经验,实难出此策。而现今时医用药剂量日趋偏大,或曰欲达有效之抗菌浓度,或用药皆 10 g,从此处不是可以学到点什么吗?

薛生白《湿热病篇》不但对湿热病理论颇多创见,其用药亦很有特色。以上所举,不定能发掘其匠心所在,但"一叶知秋",从短短 3 000 多字的文章中,可以看出薛氏对湿热病的用药有相当成熟的见地,细微之处,颇多金玉,且发前人所未发,很值得吾辈深思。

(《陕西中医》,1986 年第 7 卷第 11 期)

《湿热病篇》特色用药浅析

西安市中医医院　　白小林

《湿热病篇》是温病学重要著作之一,其用药灵活,遣药精而严,一直为后世温病学家所推崇。王旭高誉为"独具卓识,立言明确,而用药精奇"。今就对篇中特色用药之认识,浅谈如下。

一、取材各得其所长,功能专长

1. 皮类药　药之皮善走表。如原文第 2 条:"湿热证,恶寒无汗,身重头痛,湿在表分,宜藿香、香薷、羌活、苍术皮、薄荷、牛蒡子等味。头不痛者,去羌活。"原文第 3 条:"湿热证,恶寒发热,身重关节疼痛,湿在肌肉,不为汗解,宜滑石、大豆黄卷、茯苓皮、苍术皮、藿香叶、鲜荷叶、白通草、桔梗等味。不恶寒者,去苍术皮。"用苍术皮、茯苓皮等祛表湿。原文第 29 条:"湿热证,四五日,忽大汗出,手足冷,脉细如丝或厥,口渴,茎痛,而起坐自如,神清语亮。乃汗出过多,卫外之阳暂亡,湿热之邪仍结,一时表里不通,脉故伏,非真阳外脱也,宜五苓散去术加滑石、酒炒川连、生地、芪皮等味。"用生黄芪皮固表止汗。

2. 叶类药　药之叶质轻升散,能宣畅气机。如原文第 10 条曰:"湿热证,初起发热,汗出胸痞,口渴舌白,湿伏中焦,宜藿梗、蔻仁、杏仁、枳壳、桔梗、郁金、苍术、厚朴、草果、干菖蒲、佩兰叶、六一散等味。"原文第 9 条:"湿热证,数日后脘中微闷,知饥不食,湿邪蒙绕三焦,宜藿香叶、薄荷叶、鲜荷叶、枇杷叶、佩兰叶、芦尖、冬瓜仁等味。"用藿香叶、薄荷叶、鲜荷叶、佩兰叶取其轻清宣透,并以枇杷叶、芦根尖清余热,冬瓜仁清热利湿,此治上焦而兼启下焦之意。

3. 藤茎药　药之藤茎能走经入络。如原文第 4 条:"湿热证,三四日即口噤,四肢牵引拘急,甚则角弓反张,此湿热侵入经络脉隧中。宜鲜地龙、秦艽、威灵仙、滑石、苍耳子、丝瓜藤、海风藤、酒炒黄连等味。"用丝瓜藤、海风藤等宣通脉络,舒筋缓急。

4. 汁液　鲜品生药及其汁液性多偏凉,而擅养阴生津降火。如原文第15 条:"湿热证,四五日,口大渴,胸闷欲绝,干呕不止,脉细数,舌光如镜,胃液受劫,胆火上冲,宜西瓜汁、金汁、鲜生地汁、甘蔗汁磨服郁金、木香、香附、乌药等味。"故用西瓜汁、鲜生地汁、甘蔗汁磨服郁金、木香、香附、乌药等,治"胃液受劫,胆火上冲"之"口大渴,胸闷欲绝,干呕不止"。

5. 鲜品　药以鲜品取效,妙在就地取材,此为该篇用药的又一特色。如第 15 条治胃液受劫,肝胆气逆之"口大渴,胸闷欲绝,干呕不止"证,用西瓜汁、金汁、鲜生地汁、甘蔗汁磨服郁金、木香、香附、乌药等以滋胃液、散逆气。第 28 条治肺胃两伤,津气俱虚之"神思不清,倦语不思食",用鲜莲子配生甘草、生谷芽健脾、养心、益胃。又如第 35 条治热盛津伤,肝风内动之"口渴,苔黄起刺,脉弦缓,囊缩舌硬,谵语,昏不知人,两手抽搐",用鲜生地、芦根、生何首乌、鲜稻根泄热救阴。此外,篇中还选用了宣气化湿辟秽之大豆黄卷、鲜菖蒲,用于祛风止痉之鲜地龙。药之鲜品疗效常较干品为优,如芳化之品,气味芳香,用之其宣气化湿作用更为显著;甘寒生津之品汁液多,擅养阴生津降火,作用比干品更佳。

6. 水

(1) 方诸水:原文第 7 条湿热证,壮热渴烦,舌焦红或缩,斑疹,胸痞,自利,神昏痉厥,热邪充斥表里三焦,宜大剂犀角、羚羊角、生地、玄参、银花露、紫草、方诸水、金汁、鲜菖蒲等味。方诸是一种大蚌的名字。月明之夜,捕得方诸,取其壳中贮水,清明纯洁,即是方诸水。方诸水自唐以来皆用蚌水,陈藏器说:"方诸,大蚌也,熟摩令热,向月取之,得水二三合。"味甘,寒,无毒。主明目,定心,去小儿热烦,止渴。

(2) 地浆水:原文第 14 条"热证,初起即胸闷不知人,瞀乱大叫痛,湿热阻闭中上二焦,宜草果、槟榔、鲜菖蒲、芜荽、六一散各重用,或加皂角、地浆水煎"。地浆水其制法是掘黄土地作坎,深二尺许,灌水,搅混,俟其沉淀,取上面清液,即为地浆水。其性味甘寒,专攻清热,解毒和中。治中暑烦渴,伤食吐泻,脘腹胀痛,痢疾,食物中毒,谓其"主解中毒烦闷。清心,及止渴除烦热也"。据《本草纲目》记载:"地浆解中毒烦闷,解一切鱼肉、果菜、药物、诸菌毒,及虫蜞入腹、中喝卒死者。"

二、药物炮制独具巧思

薛氏在《湿热病篇》中,介绍了几种药物的巧妙的炮制方法,其构思之巧妙,耐人深思。

1. 醋制 原文第 34 条:"湿热证,七八日,口不渴,声不出,与饮食亦不却,默默不语,神识昏迷,进辛开凉泄,芳香逐秽,俱不效,此邪入厥阴,主客浑受,宜仿吴又可三甲散,醉地鳖虫、醋炒鳖甲、土炒穿山甲、生僵蚕、柴胡、桃仁泥等味。"鳖甲醋炒后引药入肝经,所谓"醋制注肝而住痛"。地鳖虫(䗪虫)、鳖甲、穿山甲三药质地坚硬,经炒制、醋淬后质地酥脆,有效成分更易煎出。

2. 酒制 原文第 27 条:"湿热证,按法治之,诸症皆退,惟目瞑则惊悸梦惕,余邪内留,胆气未舒,宜酒浸郁李仁、姜汁炒枣仁、猪胆皮等味。酒浸郁李仁,以泄邪气归胆腑。""郁李仁泄邪而以酒行之,酒气独归胆也。"原文第 29 条:"湿热证,四五日,忽大汗出,手足冷,脉细如丝或厥,口渴,茎痛,而起坐自如,神清语亮。乃汗出过多,卫外之阳暂亡,湿热之邪仍结,一时表里不通,脉故伏,非真阳外脱也,宜五苓散去术加滑石、酒炒川连、生地、芪皮等味。"酒炒黄连清热而不伤胃,正所谓"酒制升提而制寒";原文第 34 条:"湿热证,七八日,口不渴,声不出,与饮食亦不却,默默不语,神识昏迷,进辛开凉泄,芳香逐秽,俱不效,此邪入厥阴,主客浑受,宜仿吴又可三甲散,醉地鳖虫、醋炒鳖甲、土炒穿山甲、生僵蚕、柴胡、桃仁泥等味。"地鳖虫经酒制、矫臭,既增强补肾作用,而又无异味。

3. 姜制 原文第 27 条:"湿热证,按法治之,诸症皆退,惟目瞑则惊悸梦惕,余邪内留,胆气未舒,宜酒浸郁李仁、姜汁炒枣仁、猪胆皮等味。"姜汁炒酸枣仁,安神又兼散邪,前无古人。

4. 炒炭 原文第 41 条:"湿热内滞太阴,郁久而为滞下,其证胸痞腹痛下坠窘迫,脓血黏稠,里结后重,脉软数者,宜厚朴、黄芩、神曲、广皮、木香、槟榔、柴胡、煨葛根、银花炭、荆芥炭等味。"金银花生药味甘微苦,性寒,善清解上焦和肌表之毒邪。制炭后药味甘微苦涩,性微寒,重在清解下焦及血分之热毒。原文第 43 条:"痢久伤阴,虚坐努责者,宜用熟地炭、炒当归、炒白芍、炙甘草、广皮之属。"熟地滋阴养血,当归补血和血,白芍和营理血,用炭炒不失润下,又配合甘草、广陈皮和中理气,使补血不滞,更为合理。

三、注重煎服法

服药之法亦与疗效关系密切。徐大椿认为"病之愈不愈,不但方必中病,方虽中病,而服之不得其法,则非特无功,而反有害,此不可不知也"。薛氏对于药物服法的列举也是非常详尽,强调服法应依病情临证灵活应用。其特殊服法主要体现在以下几方面。

1. 泡汤服 原文第 21 条:"湿热证,胸痞发热,肌肉微疼,始终无汗者,腠理暑邪内闭,宜六一散一两,薄荷叶三四分,泡汤调下即汗解。"薛氏提出泡汤调服,以取其轻清宣透之妙,达到轻可去实的目的。其妙有二:一是薄荷不宜久煎,泡汤服有利于保持药性;二是本证属病变早期,病势较轻,治疗时药力不宜过猛,采用泡服之法,以清宣透邪。

2. 磨服 原文第 15 条:"湿热证,四五日,口大渴,胸闷欲绝,干呕不止,脉细数,舌光如镜,胃液受劫,胆火上冲,宜西瓜汁、金汁、鲜生地汁、甘蔗汁磨服郁金、木香、香附、乌药等味。"湿热化燥,胃液受劫,胆火上冲,上见胸闷欲绝、干呕不止、脉细数、舌光如镜之危重证候。薛氏用西瓜汁、金汁、鲜生地汁、甘蔗汁磨服郁金、木香、香附、乌药等味,一清阳明之热,一散少阳之邪,不用煎者,取其气味也。阴虚宜滋,气滞宜疏,然迭不当,则投滋阴有塞滞之害,进香散有耗液之弊,以诸汁磨诸香药,不用煎,以诸汁滋胃液,辛香散逆气,使滋阴而不腻,香散不伤津,所谓匠心独具。

3. 热药冷服 原文第 46 条:"肠痛下利,胸痞,烦躁,脉数大,按之豁然空者,宜冷香饮子。"本证因虚阳外越,投以热药恐被虚阳格拒而发生呕吐,故宗《素问·五常政大论》"治寒以热,凉而行之"的反佐之法。采用热药冷服之法,使"药气与病气无扞格之虞"。

4. 元米汤泡于术、去术煎饮 原文第 19 条:"湿热证,十余日,大势已退,唯口渴汗出,骨节痛,余邪留滞经络,宜元米汤泡于术,隔一宿,去术煎饮。"病后湿邪未尽,留滞经络,阴液已伤之证,用元米汤泡于术隔夜,去术煎饮,功效一在养液,一在祛湿,祛湿而不伤阴,用药与营养结合,为治湿聚伤阴,独辟蹊径。

5. 煎汤熏洗 原文第 30 条:"湿热证,发痉神昏,独足冷阴缩。下体外受客邪,仍宜从湿热治,只用辛温之品煎汤熏洗。"其足冷阴缩乃下体暴受外寒,体既兼客寒不得已而只用外治法处理。杨照黎说:"仍从湿热治是矣,辛温熏洗不愈益其湿乎?不惟治下而遗上也。"其实,辛温之品熏洗一般不会愈益其湿。汪日桢说:"熏洗似无大碍,但未必有益。"其实未必无益,用茴香、荔枝核、吴茱萸、当归、橘核等熏洗，可以通络逐寒，多有一定价值。

以上仅是对《湿热病篇》特色用药作了初步探讨。凡此均可看出，薛氏用药既知其长，亦知其短，而且善于通过配伍避弊就利，避短就长，可谓"知药善任"，用药灵活，遣药精而严。有可能言不尽意，谨供参考。

《四川中医》，2011 年第 29 卷第 1 期

薛生白未刊稿"膏丸档子"介绍

浙江中医学院　　徐荣斋

薛生白医学著作，除《医经原旨》《湿热病篇》《日讲杂记》及《医案》外，尚有未刊稿一本，名《膏丸档子》，内容都是膏丸方案，计 110 多则，据说是薛氏在诊疗工作中关于慢性病开立膏丸方"留底归档"的簿本。其书系 1931 年我在绍兴杨质安老师处抄得，杨师得之于太老师赵彦晖先生。赵彦晖先生系《存存斋医话稿》作者，他老人家对昔贤著述的珍本秘本，搜采甚勤（事实见《存存斋医话稿》第一条），故此书可以说是由赵彦晖先生而流传下来。

《膏丸档子》里有不少佳方，如治泄泻的赤龙珠，治饮囊方及治吐血方等，我在临证时检方施用，多获疗效。据我初步体会，认为本书所载方剂，有的是通过薛氏多次试验的古人成方，有的是他自己的制定方，都经过实践有效而记入的。由于他治病用药，采取稳扎稳打，与叶天士之以轻灵取胜，有异曲同工之妙。书中有"随笔"7 条，其中"治湿温蒙蔽心包络"条，是一个富有疗效且值得推广的秘方（即炼雄丹），王孟英《温热经纬》已转载。自制方如合序丸、日新丸、金乌丸、消痞膏等，药味的组成均针对病机，井井有法。另有参香八珍丸、爕理十全膏、青附金丹及急惊神效方等，《重庆堂随笔》都把它采入，并给以很高的评价。其中爕理十全膏还被何廉臣先生采入《重订广温热论》的验方妙用中，可见这些膏丸方在医疗上的价值。

不仅如此，书中某些膏丸方的制法，也是各有深意，值得取法的。例如给

山塘鲍小姐丸方用红枣、桂圆肉熬膏和药为丸；给缪太太丸方用砂仁末泡汤发丸；治太仓宋相公耳聋，先服滋金水的汤药为向导，然后用丸，并以辰砂六一散为衣。从这些膏丸方不同的制法中，我们可以体会出薛氏处方的圆机活法。

此外，他引用古今成方如都梁丸、荡胞丸、青附金丹、三清丸、小念珠丸、赞育丹等，对证投方，经薛氏试验有效，从而更提高我们临床应用的信心。

诸如此类，说明薛氏的治验，是广搜博采，通过多次实践而创造出来的。《膏丸档子》这本书，也可以说是薛氏临床治验的结晶。为了传播前贤经验，特选录《膏丸档子》中的一些方剂，以供同道观摩。

一、日新汤

苦参半斤，切片；河水四瓢，煎数沸，加冷水二瓢，住火片时，滤去渣，临洗入公猪胆汁四个，搅匀，淋洗痒上，三日一次，三次可愈。

二、日新丸

雄黄、绿豆粉各一两，巴豆霜一钱，樟脑二钱，枯矾三钱，大风子肉五钱，柏烛（削外面者用）五钱，虾蟆皮一张炙脆。各为末，用烛油、枫肉杵和为丸，每丸重二钱，用布包扎，于痒上摩擦。

右两方，治高年血枯生风，遍身发痒。

三、合序丸

四时失序，五行乖谬，故有此症，因名合序。治太阴湿土司天或在泉之岁，淫雨郁蒸，岁气太过，以致暑湿郁蒸，阻遏火金二府。始则泄泻，既则下利，里急后重，时时如厕，脐中隐痛，溺道窘迫。庚辰岁太阴在泉，夏至前淫雨一月，蒸湿如雾，人在气交之中，如囚蒸笼，一交夏至，皆患此症。医者费尽周章，妄下瞎棒，终无具一只眼者。余亦病此甚困，因即于病中默坐思维，豁然有省，爰撰斯方，服之遂愈。

茅术（泔浸去皮切片，土炒黄）、青皮（去白，麝香壳一个煎汤浸炒）、茯苓、厚朴、炒楂肉、干姜（去皮、切片、炒黑）、莱菔子（炒）各二两，猪苓、泽泻（盐水炒）各一两五钱，广皮（去白，盐水炒）、桂枝（生研）、炙甘草、元胡（酒浸炒）、大黄（切薄片，醋炒黑色）、槟榔（石灰水煮软，洗净，切片生研）、蓬术（酒炒）、桃仁（炒）各一两；枳壳（炒老黄色）、广木香（生研）、草果仁（生研）各五钱，公丁香（生研）、乳香、没药（去尽油）各三钱，黄连一两（以槐米一两水浸良久，漉净，去槐米）。右各制，取净末，配准二十两，再用：羌活、独活、柴胡、前胡、茯苓、枳壳（炒）、人参（姜汁炒）、桔梗（炒）、川芎各一两；生姜（切细）、炙甘草各五钱，白粳米六两。以上十二件，用清水煎至米烂，去渣，滤清，发前药末为丸，如豇豆大，每服三钱，冰糖汤或橘饼汤送下，早晚各一服。

四、沈大宗伯丸方

头脑虚鸣，易成重听。拟于八珍丸内增损，以合究原双补之意，宜常服之。蒸白术、炙芪、茯苓、川芎、当归、白芍、淡苁蓉、米仁各二两，熟地六两，鹿角霜三两，沉香（生研）、北五味各五钱，牛膝（酒蒸）、石菖蒲（生研、忌铁）、磁石（童便煅、研末、水飞）各一两。右药各取净末，炼蜜为丸，桐子大，水飞辰砂五钱为衣。每早用人参一钱煎汤，空心送服二百丸。

五、太仓宋相公丸方

诊得六脉调达洪长，本为阳象，微邪未易侵入，惟禀体多火，则金水有时偏衰。良以心火出于肝，肝火盛则心火亦盛，盛则克金，金之结穴在耳中，名茏葱，尚主乎听，金中有火，则碍于听，一也；火能生土，土盛则水受制，金水不能相济，子母同病，亦能碍听，二也。由是推之，则耳为金水之外候，金水清宁，则所司如故矣！动则火盛而闭，净则金清而虚，虚则纳万物之声而隔垣可辨也。拟金水方呈政，常服之必得其益。女贞子、山药、川柏、石菖蒲、茯苓、灵磁石、丹皮、杞子、菟丝饼；右各取末配准，先捣入熟地八两，加炼蜜为丸，桐子大，用辰砂六一散一两为衣，每服四钱，淡盐汤送下。先服汤药三四剂为向导：熟地八钱,女贞二钱,归身二钱,杞子二钱,山药二钱,茯苓一钱半,炙甘八分,全蝉衣一个(勿碎)。

六、徐恺伯友人丸方

病属积热在络,因劳有形之躯,则经脉不安,又劳无形之气,则流行失职;血行络中,破其络则出窍,外络有十五,所以此症种种各别。《内经》于吐血大旨有云:"阳络伤则血上溢,阴络伤则血下溢。"乃千古一言也。后人补出各方不一,惟有一法甚佳,特为录出:锦纹大黄(切厚片,白色童便浸三伏时,蒸晒至黑如漆,研极细),嫩花蕊石(童便浸三日,研如浆,晒干,再研如粉)。各等份,和匀,炼蜜为丸,桐子大。发时不拘多少,用此丸二钱,以人参煎汤送下;重者三服即止,永不复发。

录此六方,以见一斑,其余佳方尚多,不及备载,爰先介绍,以供研究薛氏著作的参考。

(《江苏中医》,1963 年第 6 期)

《湿热病篇》六一散运用原因和规律探析

山西中医学院　　冯　明

《湿热病篇》为温病学的重要文献,用方之最,无论从数量还是范围当首推六一散。笔者认为探析其原因及运用规律是很有意义的。

一、原因探析

《湿热病篇》作者青睐六一散,首先与作者精究方药有关。六一散由河间所制,是河间治暑病的专方,曾以治70余证,其制方运用之广泛灵活,深为后世医家钦佩。方中滑石性寒味淡，质重而滑。其寒能清热，甘不伤脾，淡可渗湿，重能下降，滑可利窍，故能上清水源，下通水道，荡涤六腑之邪热。少佐甘草清热和中，又可缓和滑石寒滑太过。因滑石具流动之性，不比石膏之凝滞，虽能渗湿而不似苓泽有伤阴之虞，故尤为适于暑湿之患，历来被传为暑病名方。因此，精于方药的《湿热病篇》作者对这样一张既能清热，又能利湿，副作用较少的名方，无疑是难以舍弃的，这是原因之一。

其次，恐为薛氏的覆车之鉴。据《冷庐医话》引徐晦堂《听雨轩杂记》载："薛生白治蔡辅宜夏日自外归，一蹶不起，气息奄然，口目皆闭，六脉俱沉，少妾泣于傍，亲朋议后事，（薛）谓是痰厥，不必书方，且以独参汤灌，众相顾莫敢决。有符姓者，常熟人，设医肆于枫桥，因邀之视，符曰：'中暑也，参不可用，当服清散之剂。'众以二论相反，又相顾莫敢决，其塾师冯在田曰：'吾闻六一散能祛暑邪，盍先试之。'皆以为然，既以苇管灌之，果渐苏。符又投以解暑之剂，病即霍然。"薛氏时为江南名医，与叶氏齐名，如此栽在六一散上，教训是深刻的，六一散如此药简力薄竟能力挽危证，可见也小觑不得。似乎可以这样认为：作者有鉴于此，遂潜心研究六一散，终至得心应手。也就是说，前一原因是以后一原因为契机的。

二、规律探析

1. 以助解表 作者根据湿热轻重及有汗无汗把湿热表证分为阴湿、阳湿。对病初湿象偏重，尚未化热之阴湿，作者以辛温芳香之品为主，宣散湿邪。而对湿渐化热，热象明显，有汗之阳湿，则以分消三焦为主。尤其首选六一散主药滑石，而不用有"夏月麻黄"之称的辛温之品香薷及辛凉解表之品薄荷者，"不欲湿热之郁热上蒸也"，因作者深知"湿病发汗，昔贤有禁"，尤其湿热互结时，"汗之则神昏耳聋，甚则目瞑不欲言"（吴瑭语）。作者以六一散去甘草，加茯苓皮、通草等渗湿之品，"欲湿邪之淡渗下走"，是一种用药使湿邪从三焦分泄而不主以解表的治法，这与叶氏"渗湿于热下"的治法是相应的。

2. 以助开上 原文第 18 条，暑湿侵入肺络，咳喘严重，作者不事外宣，却采用了"上者下之"之法，以葶苈引滑石直泻肺邪使从小便而去，反映了作者利下窍以开上窍的思路，这与一般六淫病邪如风、寒、热、燥邪侵袭上焦时的治法是不同的（彼为"上者上之"）。

3. 以助畅中 《湿热病篇》中"邪至中焦"用六一散较多。原文第 8 条"湿热阻遏膜原"在达原饮加减基础上用六一散。原文第 10 条"湿伏中焦"，作者在大队畅中药基础上少佐杏、桔升上，更用六一散利下。道理很简单：湿易阻气机，湿有去路则气机易复。原文第 13 条，当"湿渐化热，余湿犹滞"时，用药最值得玩味。王旭高评曰："此湿热参半之证。辛泄湿邪，虑其劫液，故只取蔻仁、半夏、菖蒲之辛通，而不取苍术、厚朴、草果之辛烈；甘凉清热，虑其滋湿，故只取豆卷、连翘、绿豆衣、六一散之轻清，而不用鲜斛、知母、麦冬之滋腻也。"

4. 湿热在下焦不用甘草 前已述及，六一散中甘草在于防滑石之寒滑太过，湿热流注下焦，是淡渗利湿法的最佳适应证，甘缓之品此时已非所宜，宜去。原文第 11 条，"湿流下焦"，且太阴湿盛故以滑石合二苓泽泻使利湿力陡增。原文第 29 条，"汗出过多，卫阳暂亡而湿热之邪仍结"，作者又以五苓去白术，以湿热仍结中焦，白术守中故也，用六一散中滑石而不用甘草与去白术道理类似，因其甘缓故也。

此外，作者还将六一散用于一些危重证，如原文第 14、第 18 条。但并不是湿热证无论湿热轻重、表里三焦都用，对其不用的几种情况进行分析，更有助于我们掌握其运用规律：① 湿重于热时不用。在前面运用六一散的条文中我们不难发现，作者多用于"湿热俱盛"或"湿热参半""湿渐化热"的证情，病初或病中湿象明显未及化热时，还是以辛温或芳化为主。如原文第 2、第 12 条所示。② 动血动风时不用。湿热证在其发展过程中，湿热化燥入心包、入营血（或血室）、入厥阴肝经。如原文第 5、第 7、第 32、第 4、第 20、第 35 条均属变证，此时当用温热类温病治法治之，即大剂清心开窍、凉肝息风、凉血散血、滋阴之品治之，此时六一散缓不济急，笔者一般不予考虑。③ 善后调理时多不用。六一散虽运用很广，但湿热病后期用之多有不便，原文第 9、第 11、第 22、第 27、第 28 条等证机与六一散功效多有不符，笔者不用，读者亦宜知其所以然。

薛生白用甘药经验探讨

江西省鄱阳县中医院　　朱炳林

　　薛雪学问渊博，思维灵敏，为温病四大家之一，不仅留下了系统而完整的阐述湿温证治的《湿热病篇》，而且还留下了不少医案。这些医案，析病深刻中肯，论治紧扣辨证，方药自出机杼，而尤善用甘药，其宝贵经验值得深入探讨。在众多药物中，薛氏何以对甘药情有独钟？窃以为，一是薛氏接受了《内经》及前人所提供的经验，如《灵枢·终始》："阴阳俱不足，补阳则阴竭，泻阴则阳脱。如是者，可将以甘药。"《灵枢·九针》："形苦志苦，痛生于咽嗌，治以甘药。"《灵枢·邪气脏腑病形》："阴阳形气俱不足，勿取以针，而调以甘药也。"二是由清以来，盛行明代薛立斋之学，立斋之学的一个重要内容即重视脾胃，调补脾胃多取甘药，其法对薛雪不无影响。其《湿热病篇》首条自注曰："湿热证属阳明、太阴经者居多，中气实则病在阳明，中气虚则病在太阴。"把病变中心定在脾胃。其医案中，除辨证、用药多着眼于脾胃外，类如"用药全以胃气为主""以脾胃进谷为宝""不得犯胃""必佐益胃"等案语不少，也说明了这一点。三是甘味属土，先入于脾，不伤胃气，能补能和能缓，合辛味发散为阳，合酸味收敛为阴，甘温可益气扶中，甘寒可养阴清热除烦，和合之妙，贵乎相成。薛氏有取于此，故喜用甘药。

一、甘温补气法

　　此法在虚劳门中应用最多。虚劳不外气血阴阳之虚，《经》有明训："形不足者温之以气，精不足者补之以味。"（《素问·阴阳应象大论》）薛氏继承张仲景的学说，治虚劳用甘药建立中气，使众脏得养，生血化精，则虚劳易于康复。如谓："饮食先减，中焦已怯，辛辣都主走泄真气，二次反复血来，皆夜动不寐而至，因劳而发，《内经》曰劳者温之，取乎温养气分也。黄芪、白及、茯苓、米糖、米仁、炙草。"（《扫叶庄医案》卷一，以下仅标卷数）六味药中唯白及苦甘而涩，余皆味甘。此案关键在"中焦已怯"，中焦脾胃所属，为营卫生化之源，甘温扶助胃气，是求本之治。又如以黄芪建中汤治营卫两怯，以归芪建中汤去姜治过劳致营卫亏虚之寒热失血，以四君子汤加牛膝、玉竹治脾不统血之吐血,以生黄芪、生于术、炙甘草、人参、南枣肉配附子、老生姜治中年麻木筋胀等,皆以甘药为主。

二、甘温甘平补养精血法

此法用于精血久损、肝肾亏虚者。如谓:"脉下垂右大,深春出血,入秋半载不复,饮食仍纳,无以充长精神,由精血久损,肝肾不纳,行动则喘,语言气怯,着枕冲气上逆咳呛,皆损及八脉,不易治之证。河车、杞子、北五味、沙苑蒺藜、湖莲肉、大麦冬、人参、茯苓、熟地黄、山药浆同河车膏为丸。"(卷一)方中除五味子外,皆为甘药。河车、人参、熟地、沙苑蒺藜甘温,莲肉、茯苓、山药甘平,麦冬甘微寒,扶虚羸,补精血,味厚质重,丸剂缓进,冀其精血渐复。又如以河车、熟地、沙苑蒺藜、肉苁蓉、归身之甘温,配枸杞、茯苓之甘平,治精败淋浊;以人参、熟地之甘温,阿胶、莲肉、茯神、柏子仁、芡实之甘平,合五味子、天冬,用金樱膏丸,治真阴大亏之滑精等。

三、甘凉甘寒清养肺胃法

此法用于肺胃阴虚津乏,失其清肃和降之机者。如谓:"温邪蒸灼津液,酿为热痰,胃口不得清肃,不饥不食,只宜甘凉生津,峻利不可再投。麦冬、蔗浆、花粉、川贝、桑叶、大沙参。"(卷三)证属春温夹痰,痰热未去而津已大伤,胃失濡养,故不饥不食,病至于此,当以救胃津为急,故以甘寒之麦冬、蔗浆、花粉、沙参清润养胃生津,川贝、桑叶为甘苦寒药,一以润肺化痰,一以轻宣透邪。又如以生地、玉竹、麦冬、花粉、水梨,合丹皮、生甘草,治春温病后虚热未退;以沙参、麦冬、玉竹,合桑叶、川贝、生甘草,糯米泡汤煎,治风温咳嗽;以青甘蔗汁、麦冬、玉竹、沙参,合知母、川贝,治久咳痰中带血;以玉竹、麦冬、北沙参、南沙参,合桑叶、生甘草,治秋燥等,皆用此法。

四、甘缓里急法

甘能缓急。《内经》云:"急者缓之。"(《素问·至真要大论》)"肝苦急,急食甘以缓之。"（《素问·藏气法时论》）薛氏常用甘药治急迫之证，如治春温"津涸风动，肢强口噤，温邪内陷危笃，以甘缓生津熄风，望其出音。炙草、麦冬、阿胶、火麻仁、细生地，蔗浆代水煎"（卷三）。温为阳邪，易从火化，伤津劫液，虚风内动，此时津液之存亡为生死之关键，所谓"存得一分津液，便有一分生机"是也。肝苦急，急食甘以缓之，甘守津还，故薛氏所用皆为甘药，炙甘草甘温和中缓急，阿胶、麦冬、生地、麻仁益阴生津救液，且以蔗浆代水，"蔗，脾之果也。其浆甘寒，能泻火热"（《本草纲目》），是热病伤津之佳品。还有因麻、桂耗散动络，致失血咳呛不已，以甘缓药柔之，予炙黑甘草汤者；以炙甘草、淮小麦、茯神、南枣、人参、柏子仁、枣仁之甘，配白薇、龙骨入肝凉降，治自汗不止者；以生黄芪、茯神、炙甘草、米仁、桂圆、当归之甘，治营卫皆虚之眩晕者。

五、甘酸合和滋阴生津法

甘药能滋阴，酸药能敛阴，甘酸合和，一敛一滋，相辅相成。如谓："瘦人禀属阴亏，耳鸣眩晕，是内风阳气之震，磁石制肝阳，质重镇纳，下吸归肾，然必少用填补，予甘酸味厚之药为合法，用之不效，乃补摄力轻所致。熟地黄、天门冬、龟板、紫胡桃肉、山萸肉、磁石、麦冬、五味、阿胶、芡实。"（卷一）本案阴血亏耗，木少滋荣，阴不济阳，阳亢风动，故用熟地、二冬、胡桃肉、阿胶、芡实之甘，合山萸、五味子之酸，以育阴滋肝，加龟板、磁石，以平肝息风。又如以熟地、山药、芡实、湖莲、茯神、沙苑蒺藜、鱼胶之甘，配五味子、金樱子之酸，培补下元以治虚劳；以山药、湖莲、芡实之甘，合山萸、金樱子、五味子之酸，治3年不愈之遗精；以竹叶、麦冬、生甘草、生谷芽、川石斛之甘，合乌梅肉之酸，救治伏邪灼伤胃阴之冬温等。

六、甘温（平）合甘寒（凉）滋补法

此法既可补益气血，又可生津增液，相兼为用，相得益彰。如谓："肝风不熄，都因天热气泄，高年五液皆少，不主涵木，身中卫阳，亦少拥护，遂致麻木不仁。丹溪所云：麻属气虚，血少便坚也。苟非培养元气，徒以痰火风为事，根本先怯,适令召风矣。议用三才汤合桑麻(丸),滋肝养血息风治法。天冬、地黄、人参、胡麻、桑叶、首乌。"(《清代名医医案精华》风症)六味药中除何首乌皆为甘药,人参、熟地甘温,胡麻仁甘平,合天冬甘苦寒,滋补肺脾肝肾;桑叶甘寒,下气益阴;何首乌不寒不燥,乃滋肝养血之良药。又如以人参、炙甘草、天冬、石斛、茯神、枣仁、莲肉、知母组方,养胃生津、宁神敛液治虚劳,方中除知母外,系甘温、甘寒、甘平组合;又如以人参、熟地、锁阳之甘温,生地、天冬之甘寒,茯神、枸杞之甘平,加五味子、何首乌,补益阴阳气血以定内风;以人参、甘草甘温益气,麦冬、竹叶甘寒救津,加知母苦寒清热,治邪热伤气劫津之瘅疟等。

七、甘药守护中气调和诸药法

甘为脾胃之正味,既可守护中气,顺其稼穑之性,又可调和诸药,或缓其势,或和其性,或协阴阳,或调营卫。薛氏的临床,充分发挥了甘药之长。如虚劳精气内夺,以熟地、龟板、金樱子、杜仲、五味子、紫河车等填补下焦,佐人参、芡实守中,此即薛氏所强调的"凡填补下焦,必佐益胃",予"浊阴之药,必兼建立中阳以崇生气"(卷一),并须抓住"胃口颇旺"(卷一)时机给药。同是虚劳精气内夺,如不饥不食,脉小便溏,就不能用阴柔滋腻的药物,薛氏即改投小建中汤去姜加人参,可谓深得运用之妙。病需填阴摄阳时,多选具有填阴摄阳作用的甘药,如熟地、阿胶、天冬、女贞子等。又常配薏苡仁、石斛,或山药、莲肉,或人参、甘草,或桂圆、大枣,以守护中气,调和诸药。尤其值得一提的是薛氏常常借助于甘味食品来守中、调和,如桂圆、南枣、鲜莲子、饴糖、冰糖、梨汁、藕汁、甘蔗汁、糯米汁、米糖、胡桃肉、人乳、蜂蜜等,以此类食品皆脾之果也。《汤液本草》说:"盖甘之味,有升降浮沉,可上可下,可内可外,有和有缓,有补有泄,居中之道尽矣。"观此,薛氏真善用甘药者,堪为后世效仿。

(《浙江中医杂志》,2002 年第 1 期)

薛生白《湿热论》鲜药观探骊

福建中医药大学　　刘启鸿

福建中医药大学附属第二人民医院　　柯　晓　杨春波

方文怡　赵培琳

　　鲜药是指在中医药理论指导下未经任何干燥加工处理的新鲜动、植物药，可直接用于治疗疾病的"原生药材"，其在临床运用具有悠久的历史。早在新石器时代就有"神农尝百草"的传说。通过品尝鲜草，总结能治疗疾病的中药，最早的文献资料可追溯至《五十二病方》，其中记载运用新鲜草药的叶与根，通过咀嚼成糊用于治疗创伤。经过 2 000 多年的临证实践与经验总结，历代医家一直喜用鲜药组方治病，尤其是对热证、表证、急证等方面的治疗，疗效显著。现代研究发现，鲜药色味醇厚质润，保持了自身的天然活性，其中活性成分具有量丰、优质、效快的特点，但在制作干药过程中会导致有效成分不同程度的损失。正是因为其具有独特的疗效，古往今来常可见到医家对鲜药的应用与研究。

　　《湿热论》是清代著名温病学家薛生白的代表作，是治疗湿热病的专著，全书虽仅论 35 条、6 000 余字，列举中药 97 味，但对于湿热病的论治条分缕析，字字珠玑，踵事增华，对温病理论进行创新性的补充与开拓性的发展。纵观薛生白《湿热论》的方药，可看出其在治疗湿热病时常应用鲜药，所创五叶芦根汤等经方更是多以鲜药组成。对此，本文筛选了薛生白《湿热论》中具有代表性的鲜药，探研其治疗湿热病的鲜药观，深入了解鲜药的性味归经、科属信息、功效应用等方面，归纳出其对鲜药的认识与运用，以期更好地指导临床应用。

一、鲜药的性味归经

　　《神农本草经》序例云："药有酸咸甘苦辛五味，又有寒热温凉四气。"这是对药物四气五味最早的概括。每味鲜药都有四气五味的不同，每味药又有各自的归经，因而也具有不同的治疗作用。在《湿热论》的基础上，以"鲜""汁""露""叶"为检索词进行初步检索，并结合药物的来源与经文内容，共筛选出

29 味鲜药(由于"金汁"以粪便原浆为原料且需存放一段时间后使用,故予以剔除),包括鲜芦根、西瓜汁、甘蔗汁、银花露、冬瓜仁、生地汁、生首乌、猪肤、鲜稻根、生甘草、鲜莲子、生谷芽、生黄芪皮、鲜竹叶、生栀子、猪胆皮、枇杷叶、鲜荷叶、鲜地龙、鲜菖蒲、薄荷叶、紫苏叶、佩兰叶、生姜汁、藿香叶、鲜稻叶、芫荽、大豆黄卷、方诸水(即河蚌分泌液)。本文药物性味归经以薛生白《湿热论》原著为主,并参照《中药学》与《中药大辞典》,进行整理。

1. 鲜药的四气五味分析 见表6、表7。将29味鲜药进行四气五味分析,结果发现薛生白使用的鲜药其性以寒、温为主,其味以甘、辛、苦为多。鲜药中最常用的是味甘性寒者,有鲜芦根、西瓜汁、甘蔗汁、银花露、冬瓜仁、方诸水;味辛性温者,有生姜汁、藿香叶、鲜稻叶、芫荽、紫苏叶。性寒可清热养阴,性温能扶阳逐湿。味甘能补、能和、能缓,辛能散、能行,苦能泄、能燥、能坚。甘寒泻热存阴,辛温解表除湿,甘温益气扶中,辛甘发散透湿,苦寒燥湿泻火,辛寒散热生津,辛苦散湿泄热,和合之妙,贵乎相成。由此可反映出薛生白运用鲜药治疗湿热病以"清热、祛湿"为基本原则的特色,同时可以看出其尤善运用甘药,湿热病重点在中焦脾胃,甘味属土,多用甘药可调脾胃,此可见薛生白重脾胃之匠心,也体现出其"不得犯胃"的学术思想。

表6 《湿热论》中所用29味鲜药性味分布

性 味	鲜 药
甘寒	鲜芦根、西瓜汁、甘蔗汁、银花露、冬瓜仁、方诸水
甘平	鲜稻根、生甘草、大豆黄卷
甘温	生谷芽、生黄芪皮
甘苦寒	鲜生地汁
甘苦涩微温	生首乌
甘涩平	鲜莲子
甘辛淡寒	鲜竹叶
甘凉	猪肤
辛温	生姜汁、藿香叶、鲜稻叶、芫荽、紫苏叶
辛苦温	鲜菖蒲
辛凉	薄荷叶
辛平	佩兰叶

续 表

性　味	鲜　药
苦寒	生栀子、猪胆皮、枇杷叶
涩平	鲜荷叶
咸寒	鲜地龙

表 7　《湿热论》中所用鲜药四气、五味统计结果

四　气	频　数	五　味	频　数
寒	12	甘	16
温	8	辛	9
平	6	苦	7
凉	2	涩	3
微温	1	淡	1
		咸	1

2. 鲜药的归经分析　见表 8、表 9。将 29 味鲜药进行归经分析，发现归经于肺、胃、脾经者居多。这从侧面说明湿热病主要责之于中焦脾胃，诚如《湿热论》有言："湿热病属阳明、太阴经者居多。"再有《湿热论》云："湿热之邪，从表伤者十之一二，由口鼻入者十之八九。"湿热初起多犯肺卫，故多选用肺经药物，可开宣肺气，透邪出表，予湿热之邪以去路，起到"启上闸，开支河"的作用。湿热病总以脾胃为病变中心，脾为太阴己土，胃为阳明戊土，二者位居中央，共同斡旋三焦气机，三焦气机宣畅，使上焦得通，津液得下，胃气因和，因此治疗湿热病当以调理脾胃为要。由此可以看出薛生白顾护中焦脾胃、斡旋三焦枢机在湿热病治疗中的重要地位。

表 8　《湿热论》中所用 29 味鲜药归经分布

归　经	鲜　药
肺、胃	鲜芦根、芫荽、甘蔗汁、枇杷叶
肺、脾、胃	生姜汁、藿香叶、佩兰叶

归　　经	鲜　　药
肺、脾	鲜稻叶、生黄芪皮、紫苏叶
肺、肝	薄荷叶
肺、脾、小肠	冬瓜仁
肝、胆、肺、大肠	猪胆皮
肝、脾、膀胱	鲜地龙
肝、肾、心	生首乌
肝、肾	方诸水
肝、胃	鲜稻根
心、肺、脾、胃	生甘草
心、肺、三焦	生栀子
心、肺、胃	银花露
心、肝、脾	鲜荷叶
心、肝、肾	生地汁
心、脾、肾	鲜莲子
心、胃	鲜菖蒲
心、胃、膀胱	西瓜汁
心、胃、小肠	鲜竹叶
脾、胃	生谷芽
脾、胃、肝	大豆黄卷
肾	猪肤

表9　《湿热论》中所用鲜药归经统计结果

归　　经	频　　数	归　　经	频　　数
肺经	16	小肠	2
胃经	15	膀胱经	2
脾经	13	大肠经	1
心经	10	三焦经	1
肝经	9	胆经	1
肾经	5		

二、鲜药的科属信息

见表10、表11。根据《中国中药资源》对25味植物类中药（因方诸水、地龙、猪肤、猪胆皮属于动物药物，故予剔除）进行科属分类。结果发现，《湿热论》中鲜药使用主要是以禾本科与唇形科植物中药为主，其中禾本科有生谷芽、鲜稻根、鲜稻叶、鲜芦根、鲜竹叶5种中药，唇形科有薄荷叶、藿香叶、紫苏叶3种中药。禾本科的5味中药结合四气五味、归经分析，性以温为主，味以甘为主，归经以脾胃经为主，这从另一方面反映出薛生白顾护中焦脾胃的学术思想。

表10 《湿热论》中所用25味植物类鲜药科属信息

中药名词	科属	中药名词	科属
薄荷叶	唇形科	西瓜白汁	葫芦科
藿香叶	唇形科	生姜汁	姜科
紫苏叶	唇形科	生栀子	金鸡纳亚科
生黄芪	蝶形花科	佩兰叶	菊科
生甘草	蝶形花科	生首乌	蓼科
大豆黄卷	豆科	枇杷叶	蔷薇科
生谷芽	禾本科	银花露	忍冬科
鲜稻根	禾本科	芫荽	伞形科
鲜稻叶	禾本科	鲜莲子	睡莲科
鲜芦根	禾本科	鲜荷叶	睡莲科
鲜竹叶	禾本科	鲜菖蒲	天南星科
甘蔗汁	禾亚科	生地汁	玄参科
冬瓜仁	葫芦科		

表11 《湿热论》中所用鲜药科属频数分析

科属	频数	科属	频数
禾本科	5	菊科	1
唇形科	3	蓼科	1

科　属	频　数	科　属	频　数
蝶形花科	2	蔷薇科	1
葫芦科	2	忍冬科	1
睡莲科	2	伞形科	1
禾亚科	1	豆科	1
姜科	1	天南星科	1
金鸡纳亚科	1	玄参科	1

三、鲜药在《湿热论》中运用

纵观 29 味鲜药于《湿热论》中的应用,如藿香叶、薄荷叶、佩兰叶、鲜稻叶、鲜荷叶等,气味芳香轻清,质地轻扬,故透热开郁之效良。生地汁、甘蔗汁、西瓜汁等,汁液多津,质地柔润,救阴存液之功盛。生姜汁辛香开泄,可驱散湿热余邪。方诸水性味甘寒,可滋阴生津、除烦定心;鲜稻根、芦根质地轻且形状中空,具有清热养阴生津的作用。猪肤、猪胆皮为猪科动物猪的皮肤和胆,猪肤甘凉善于清肺,可降肺气,浮火归根;猪胆皮苦寒,能清胆热余邪,使魂藏于肝,夜能入寐。鲜药可透热除湿而无伤津耗液之嫌,养阴充液而无滋腻碍胃之弊,薛生白临证治疗湿热证主证及变证时,常采用鲜药以收良效。

1. 伤表症　第 3 条为湿热之邪困于阳明之表,阳明之表即肌肉也,卫气不能达于阳明之表,邪正相争,故见汗出、恶寒、发热;困于肌肉关节,故见身重、关节疼痛。对于此症不可独用解表之法,理应分消,当以鲜荷叶、藿香叶等轻清之品宣透于上,因质轻入上焦透达肺中,发散寒热之邪,佐大豆黄卷清热透表、除湿利气,兼以滑石、茯苓、通草等渗湿于下。

2. 上焦症　第 9 条为湿热已解,因其余邪蒙蔽清阳,胃气不舒,薛生白用鲜稻叶、藿香叶、薄荷叶、鲜荷叶、枇杷叶等极轻清之品,宣上焦阳气,调畅肺胃气机,宣降有序,使得全身气机得以恢复如常,正所谓"大气一转,其气乃散",湿热余邪随之透散于外。第 31 条为湿热证初起,湿热之浊邪蒙闭上焦,症见口渴、脘闷、懊侬等,此为实证,不可投轻剂,应用生栀子、豆豉涌泄之剂,引胃脘之阳，开心胸之表。

3. 痉厥症　第 4 条提及湿热化风为痉，侵入经络脉隧，乘入阳明则口噤，窜入太阴则拘急，理应息风通络，选用鲜药地龙清热定惊、通络搜风。第 5、第 6、第 7 条论述了湿热之邪化燥生火，充斥表里三焦，邪气由气分陷入营血分，症见壮热烦渴、斑疹、神昏、痉厥等，用药独以清阳明之热、救阳明之液为急要，用大剂量银花露芳香祛湿，方诸水、鲜生地汁泄热救阴，鲜菖蒲开窍醒神。第 35 条提及胃津亏损，热邪内扰，出现谵语、昏不识人、两手撮搦等，也属于痉厥之例，宜用鲜生地汁、鲜芦根、生首乌、鲜稻根等甘凉鲜品润下存阴。

4. 呕吐症　第 15 条论述了湿热证四五日，见口大渴，干呕不止，舌光如镜等症，湿热伤胃之津液，胃气不降而上逆，胆随胃逆，胆火上冲，此为木乘阳明、胃津受劫之故，薛生白选用鲜汁药物如西瓜白汁、鲜生地汁、甘蔗汁，磨服郁金、香附、乌药等味，以诸汁滋养胃阴，辛香散胆之气逆，寓香散于滋补之中，香散而不耗津，滋阴而不壅滞，磨服不用煎者，取其气不散之义。第 17 条提到湿热证呕吐不止，此为肺胃不和，胃热移肺，以紫苏叶通降顺气，独善其长，如薛生白所言"投之立愈，以肺胃之气，非苏叶不能通也"。

5. 其他病症　第 24 条提到湿热十余日后，症见下利、尺脉数、口渴、心烦等，此为热邪直侵少阴之阴，肾水不足，阴火充斥，宜仿猪肤汤凉润之法。猪为水畜，其津液在肤，取其肤可滋肾之液，除上浮之虚火，水升火降，上热自除而下利自止。第 32、第 33 条论述了湿热毒邪深入营分，走窜欲泄，导致"热入血室、上下失血或汗血"，药以大剂量银花露清热解毒、生地凉血养阴，配合犀角解毒定惊，运用凉血解毒之剂以救阴而泻邪，邪解而血自止。

四、薛生白鲜药使用特点分析

1. 顾护脾胃，斡旋三焦　湿热病之根本在于脾胃内伤。脾为太阴之脏，湿土同气，中焦脾阳充足则水湿得化，中阳虚损则水湿不化而生内湿，外之湿热再至，内外相合，故病湿热。薛生白对脾胃的重视可从其用药反映出来，从上文统计结果不难看出，用药以归脾胃经居多，以补脾胃之不足；同时性味以寒温、甘辛苦药为主，甘温之药能补中升阳，甘寒之品充液滋阴；辛开、甘和、苦降，辛味升散而宣通肺气，甘味护中而气机调畅，苦味下行而利水渗湿，一宣一和一渗,齐头共进,气机通则三焦畅,湿邪祛则热亦清。

2. 养阴保津,鲜药为先 湿热病为二邪相合,热邪为湿邪所遏,不能外透则热伤阴液,阴伤则内热盛,因此有"热得湿则热愈炽"之说。对此在用药方面,薛氏主要是以鲜药来滋阴生津,此类药物主要是新鲜的汁液或是动物组织,具有质润多汁、力大效捷、药材新鲜、服用方便等优点。临床针对胃阴不足、胆火上冲,可用生地汁、西瓜汁、甘蔗汁;热斥三焦,可用方诸水、银花露;湿热劫灼肾阴以猪肤滋肾泄热等。同时这些鲜药主要以甘寒药物居多,不但养阴又不滋腻碍胃,还可促进脾胃运化,起到"留一分阴液,便有一分生机"的效果。

3. 用药精专,轻重得宜 薛生白在运用鲜药治疗湿热病时施药巧灵,同时在药物的剂量上轻重得宜。临床上善选用鲜药的叶、皮、汁入药,取其专所长。叶类如薄荷叶、鲜荷叶、佩兰叶等用其质地轻扬、气味轻薄之性,发挥透邪散湿之功。皮类鲜品善于行走浅表,皮入肺经,比如生黄芪皮可发表除湿,猪胆皮可润肺清热。汁类如生地汁、西瓜汁等质润液多,养阴生津尤佳。药物剂量轻到分不及钱,当湿热伤表或蒙闭上焦时,剂量相对轻,所谓"轻可去实也";湿热之邪犯入营血,化火生燥时,药物剂量相对较重,以达到救阴而泄邪的目的。

4. 药食同源,就地取材 薛生白居于江南水乡,药食同源的鲜药品种繁多,物美价廉,质润多津,可就地取材。方诸水即"活蚌水",将活河蚌剖开收集其体内的分泌物,清代赵学敏《本草纲目拾遗》又称之为"蚌泪"。河蚌生于水中,性甘寒,擅长滋阴生津,止渴除烦。西瓜汁、甘蔗汁可作为果蔬榨汁服用,治疗湿热病热重于湿证,意在用甘润之汁以顾护津液,正所谓热病"存津为第一要务"。此外,还有大豆黄卷、鲜稻根、鲜莲子等,这些鲜品体现了中药廉、简、便、验之优,尤其治疗温病时,鲜药有着干药无法替代的功效,诚如《神农本草经》所言:"生者尤良。"

5. 炮制精妙,别具一格 薛生白在《湿热论》中,介绍了几种鲜药的特殊炮制方法,构思巧妙,独具匠心。金银花不用水煎而蒸馏成"银花露",充分发挥了金银花清灵芳润的特性,透热转气功效尤甚。生地汁、西瓜汁等诸汁药磨服木香、香附等诸香药,滋养胃阴又疏通气机,使得养阴而不滋腻。以术治湿,不用煎而用元米汤泡,既养阴不碍湿,又燥湿不伤阴,既巧妙又周致。以生姜汁制酸枣仁，既能宁心安神，又能驱散湿热余邪。由此看出，薛生白用药独具巧思，知其所长，善于通过炮制、煎服方法来避其所短，可谓是"知药善任"。

五、鲜药使用的现实意义

我国应用鲜药的历史悠久，资源比较丰富，结合张昭等的数据可知，采用传统方法应用的常用中草药中，有 22% 以上主要以鲜品入药。鲜药在临床上传统使用方法与普通中药饮片不完全相同，鲜药含有大量的自然汁、丰富的天然活性物质成分，故部分鲜药材比干药气味更浓，汁液更多，清热祛湿、化浊解毒之力更强，轻解宣疏之效更佳，凉血散血之功更捷，滋养阴液之用更速。鲜药的使用方法主要包括直接煎煮法、汁液内服法、蒸露法、捣烂外敷法等，在临床上多应用于治疗重症、急症、血证、热病及皮肤外科疾病等病证，其疗效在某些方面明显优于中药干品。因此，应该加大对鲜药科研的支持力度，尽快将鲜药研发纳入发展计划，重视鲜药的保存、制取工艺，这既关系到提高临床疗效、保持中医药学术优势，又关系到我国药用资源的可持续发展和实现中医药现代化。

六、小　结

笔者通过对薛生白《湿热论》应用鲜药的性味、归经、主治病症等进行综合分析，发现薛生白治疗湿热病时，在运用鲜药上既继承温病学派"存津液"的特点，又具有顾护中焦脾胃、斡旋三焦气机的个人特色。鲜药在中医临床应用历史悠久，历代医家积累了丰富的宝贵经验，随着中药种植、鲜药保存及制取工艺技术的发展，应进一步重视与普及鲜药的运用，为临床治疗手段提供有力的支持。

叶天士和薛生白治疗湿热性温病用药异同研究

北京中医药大学　　肖连宇　黎又乐　刘　倩　赵岩松

温病是由温邪引起的以发热为主症的一类急性外感热病。按病证性质有温热、湿热之分，其中湿热类温病证候复杂，病势缠绵，治疗困难。但治疗该类病证的理论和方法也恰恰体现了温病学这一中医经典学科的特色。本文根据叶天士、薛生白两人著作中的医案，借助中医传承辅助系统，分析比较二者治疗湿热类温病的用药异同及各自的治法特点。

一、数据与方法

1. 数据来源　叶天士方药数据来源于《临证指南医案》中关于湿热类温病的 125 例医案，共有 128 首方剂。薛生白方药数据来源于《湿热病篇》和《扫叶庄医案》中关于湿热类温病的 86 例医案，共有 91 首方剂。

2. 纳入和排除标准　纳入标准：① 病案记录中明确提示病因病机为湿热、湿邪、暑湿。② 所载处方必须有完整药物组成。③ 若无药物组成，但有方剂名称，并且通过方剂名能查出药物组成。④ 有多次就诊记录者，每次调方后，方剂组成有变化。

排除标准：① 因湿邪伤阳寒化而导致的寒湿类病案。② 所处方药重复。③ 处方无药物组成。

3. 数据规范　根据《中药学》新世纪全国高等中医药院校规划教材第七版对中药名称进行规范，如"白术、生于术、炒白术、焦术"统一为"白术"，"沙参、白沙参、南沙参、大沙参"统一为"南沙参"等。数据录完后，由双人审核，为数据提供可靠的保障。

4. 数据分析

（1）关联规则分析：将符合纳入标准的方剂经专人录入中医传承辅助系统——"中医传承辅助平台系统（v2.5）"。该系统可以将零散的、非标准的数据,使用关联规则分析,发现数据项集之间的关联或相关关系,利用关联规则的频繁项集探寻相关方剂中的高频药组,总结出配伍规律。系统中支持度表示 A、B 药物同时出现的概率,置信度表示 A 药物出现时 B 药物出现的概率。由此可以找出方剂中有密切联系的药物,即常用药对。

（2）统计学分析：采用 SPSS20.0 对 R×C 表格数据进行 χ^2 检验,检验水准取 $\alpha=0.05$。

二、结　果

1. 高频药物比较　叶天士、薛生白在治疗湿热类温病时使用频次居前的药物（前 20 位）,共同的有茯苓、陈皮、厚朴、杏仁、滑石、泽泻、半夏、薏苡仁、白术、苍术等 10 味。结果见表 12～表 14。由表 14 可见,叶、薛两家在茯苓、陈皮、厚朴、半夏、薏苡仁、白术、苍术 7 味药物的使用频次上差异不大,而在杏仁、滑石、泽泻 3 味药物的使用中,叶天士要多于薛生白,具有显著性差异。

表 12　叶天士治疗湿热类温病方剂高频药物

序　号	中　药	药物频次	序　号	中　药	药物频次
1	茯苓	54	11	猪苓	22
2	陈皮	38	12	薏苡仁	18
3	厚朴	37	13	白术	16
4	杏仁	34	14	人参	16
5	滑石	33	15	竹叶	15
6	黄芩	28	16	苍术	15
7	泽泻	27	17	黄柏	14
8	半夏	25	18	枳实	13
9	黄连	24	19	生姜	12
10	通草	23	20	白芍	12

表 13　薛生白治疗湿热类温病方剂高频药物

序　号	中　药	药物频次	序　号	中　药	药物频次
1	厚朴	34	11	甘草	34
2	茯苓	31	12	连翘	31
3	陈皮	29	13	藿香	29
4	草果	17	14	木通	17
5	白豆蔻	13	15	生地黄	13
6	杏仁	12	16	六一散	12
7	半夏	12	17	泽泻	12
8	白术	12	18	茵陈	12
9	桔梗	11	19	苍术	11
10	滑石	11	20	薏苡仁	11

表 14　叶、薛二家治疗湿热类温病共同使用药物频率比较

中　药	叶天士(%)	薛生白(%)	χ^2	P
茯苓	42.19	34.07	1.477	0.224
陈皮	29.69	31.87	0.119	0.730
厚朴	28.91	37.36	0.089	0.188
杏仁	26.56	13.19	5.735	0.017*
滑石	25.78	12.09	6.212	0.013*
泽泻	21.09	7.69	7.284	0.007*
半夏	19.53	13.19	1.525	0.217
薏苡仁	14.06	7.69	2.134	0.144
白术	12.50	13.19	0.022	0.881
苍术	11.72	7.69	0.954	0.329

注：经 χ^2 检验，* $P < 0.05$。

2. 关联规则分析　在进行分析之前根据实际情况设定置信度最小 0.5。叶天士治疗湿热类温病方剂共查询到 12 条规则，包含中药 11 味，如表 15；薛生白治疗湿热类温病方剂共查询到 16 条规则，包含中药 7 味，如表 16。叶天士治疗湿热类温病时使用频率较高的药组有茯苓-陈皮-厚朴、黄芩-黄连、猪

苓-泽泻、滑石-竹叶-杏仁等。而薛生白使用较多的药组为茯苓-陈皮-厚朴、
杏仁-厚朴-白豆蔻、陈皮-白术-茯苓、厚朴-茯苓-陈皮-草果等。

表 15　叶天士治疗湿热类温病方剂关联规则分析

序　号	组 方 规 则	置信度 1	置信度 2
1	陈皮-茯苓	0.578 9	0.407 4
2	厚朴-陈皮	0.594 6	0.578 9
3	杏仁-滑石	0.558 8	0.575 8
4	黄连-黄芩	0.625 0	0.535 7
5	猪苓-茯苓	0.681 8	0.277 8
6	竹叶-滑石	0.800 0	0.363 6
7	泽泻-茯苓	0.740 7	0.370 3
8	半夏-杏仁	0.560 0	0.411 8
9	泽泻-猪苓	0.518 5	0.636 4
10	厚朴,茯苓-陈皮	0.777 8	0.368 4
11	陈皮,茯苓-厚朴	0.636 4	0.378 4
12	陈皮,厚朴-茯苓	0.636 4	0.259 3

表 16　薛生白治疗湿热类温病方剂关联规则分析

序　号	组 方 规 则	置信度 1	置信度 2
1	白豆蔻-厚朴	0.769 2	0.294 1
2	草果-厚朴	0.823 5	0.411 8
3	杏仁-厚朴	0.916 7	0.323 5
4	厚朴-陈皮	0.735 3	0.862 1
5	茯苓-厚朴	0.741 9	0.676 5
6	草果-陈皮	0.647 1	0.379 3
7	茯苓-陈皮	0.741 9	0.793 1
8	白豆蔻,杏仁-厚朴	0.900 0	0.264 7
9	厚朴,白豆蔻-杏仁	0.900 0	0.750 0
10	陈皮,草果-厚朴	1.000 0	0.323 5
11	厚朴,草果-陈皮	0.785 7	0.379 3

序　号	组方规则	置信度1	置信度2
12	厚朴,茯苓-陈皮	0.869 6	0.689 7
13	陈皮,茯苓-厚朴	0.869 6	0.588 2
14	陈皮,厚朴-茯苓	0.800 0	0.645 2
15	白术,茯苓-陈皮	0.900 0	0.310 3
16	陈皮,白术-茯苓	0.900 0	0.290 3

三、讨　论

从常用药物配伍来看,在治疗湿热类温病时,叶氏和薛氏都喜用茯苓-陈皮-厚朴配伍。其中茯苓性味平而甘淡,功可利水渗湿,健脾宁心;陈皮性温、味苦辛,有理气健脾、燥湿化痰之效;厚朴性温、味苦辛,可燥湿消痰,下气除满。三药合用,温以行气燥湿,淡以健脾渗湿,体现了《素问·至真要大论》中"湿淫所胜,平以苦热,佐以酸辛,以苦燥之,以淡泄之"的治疗原则。

叶天士治疗湿热类温病除上述常用配伍外,还有茯苓、猪苓、泽泻、陈皮、厚朴等药的配伍,这可看作是四苓散的加减,以起到健脾利水除湿的作用;另外,以黄芩、黄连、厚朴、陈皮为核心的药物的配伍和以半夏、厚朴、杏仁、滑石、竹叶为主的配伍体现了叶氏"用药总以苦辛寒治湿热"的用药特色,常用于热邪渐显或湿热并重的证候,后者当是三仁汤的雏形。

薛生白治疗湿热类温病除与叶氏相同之处外,更有其自己的特色。其厚朴、茯苓、陈皮、白术的配伍较叶氏突出了对白术的使用,体现了薛氏"湿热病属阳明、太阴者居多"的认识,治疗以中焦阳明、太阴为主。薛氏常以厚朴为核心,配合草果和白豆蔻,突出了薛氏"湿热俱盛之候……不得不以辛通开闭为急务"的温通治疗思想。另外杏仁性微温、味苦,苦温降肺又能润肠通便,与厚朴合用,在上可降肺气,在中可理气除满,在下可通腑气。如吴鞠通所说:"肺主一身之气,气化则湿亦化。"这既是对杏仁等肺药治湿言简意赅的诠释,也是温病学派治湿思路的精华体现。

综上所述,后世总结温病治湿的基本方法,如分解湿热、燮理三焦气机、理脾行气、燥湿行气、芳香化湿、淡渗利湿等，在叶天士、薛生白这两位温病奠基者的论著中皆已详述，并在其医案中生动地体现出来了。

（《南京中医药大学学报》，2017 年第 33 卷第 1 期）

后 记

　　医学流派是伴随着众多的名医群体和创新的医学思想而形成的。吴中多名医，吴医多著述，吴门医派作为吴地文化中的一枝奇葩，中医药文化优势明显，历史遗存丰富，文化积淀厚实，在中国医学史上有着重要的地位。据不完全统计，吴门医派有史料记载的医家近 2 000 位，滕伯祥、薛辛、王珪、葛乾孙、倪维德、王履、薛己、缪希雍、吴有性、张璐、喻昌、李中梓、叶桂、薛雪、周扬俊、徐大椿、尤怡、王洪绪、曹存心、李学川、陆九芝、曹沧洲等是其中杰出的代表，这些医家群体给我们留下了 1 900 多部古医籍。

　　当代许多学者聚焦于吴门医派研究，阐述吴门医家的医学思想内核，钩沉其辨证理论与特点，归纳其疾病诊治规律与用药经验，用以指导临床实践，出版了大量相关研究文献。我们意识到汇编"吴门医派代表医家研究文集"，既是吴门医派传承发展的需要，也是服务于建设健康中国的一个举措。于是我们首先选择了薛己、吴有性、张璐、喻昌、叶桂五位吴门医派代表性医家，编撰出版"吴门医派代表医家研究文集"上集，以飨读者。此集出版后引得多方关注，诚有功于吴中医学之传承、创新与发展。本集为"吴门医派代表医家研究文集"下集，选择了柯琴、李中梓、缪希雍、徐大椿、薛雪、尤怡六位吴门医派代表医家，汇集当代学者对他们的研究成果，结集出版。

　　本书辑录了当代学者公开出版的关于吴门医派代表医家薛雪的研究文献，内容包括生平著述辑要、医学思想研究、临床证治探讨、疾病诊治应用四个章节，共 84 篇研究文献。"生平著述辑要"部分主要概述薛雪的生平轨迹、行医经历及评述其代表性著作；"医学思想研究"部分主要阐述薛雪对湿热病证治等的医学思想；"临床证治探讨"部分主要论述薛雪临床辨证论治的证治特点；"疾病诊治应用"则主要收录薛雪对临床具体疾病的诊治经验和当代学者的发挥，以及探析薛氏方药的应用规律等，以冀全面反映当代学者对薛雪学术思想的研究全貌。

　　书中所录文献时间跨度既长，包罗范围又广，原作者学术水平各异，做出判断的角度不同，所参考图书的版本不一，故书中的某些史实及观点不尽相同,甚至互有矛盾之处。我们在编辑时,除对个别明显有误之处作了更正外,一般仍保持文献的原貌,未予一一注明修正,仅在每篇文末注明所载录出版物,亦删去了原文献所列参考文献。对于中医常用词汇如病证、病症等,也仅在同一篇文献中加以统一,而未在全书中加以统一,敬请原作者见谅和读者注意鉴识。书中所载犀角、虎骨等中药材,根据国发〔1993〕39 号、卫药发〔1993〕59 号文,属于禁用之列,均以代用品代替,书中所述犀角、虎骨等相关内容仅作为文献参考。尤其需要加以说明的是,文献作者众多,引用时尽量列举了作者单位,有些文献作者单位难以查证(特别是早期的文献),只能缺如。所引用文献得到了大多数原作者的同意,有些联系不上的作者可在图书出版后与我们联系,以便我们表达对您的谢意。

在本书的编辑过程中,我们得到了苏州市中医药管理局领导的大力支持与帮助,陈燕燕、薛冰、陈颖、吕昭君等研究生同学也参与了本书的收集、文字转换、校稿等工作,谨此表示谢意。本书的出版得到了苏州市吴门医派传承与发展专项和吴门医派杂病流派工作室建设项目经费的资助,深表谢意。

编撰本书也是我们一次很好的学习过程,限于编者的学识与水平,收录文献定有遗珠之憾,书中错误亦在所难免,敬请读者批评指正。

编 者

2022 年 6 月